Nichtorganische Schlafstörungen

Carolin Marx

Nichtorganische Schlafstörungen

Mit 10 Abbildungen

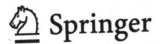 Springer

Carolin Marx
Dresden
Sachsen
Deutschland

ISBN 978-3-662-50271-6   ISBN 978-3-662-50272-3   (ebook)
DOI 10.1007/978-3-662-50272-3

Die Deutsche Nationalbibliothek verzeichnet diese Publikation in der Deutschen Nationalbibliografie; detaillierte bibliografische Daten sind im Internet über http://dnb.d-nb.de abrufbar.

Umschlaggestaltung: deblik Berlin
Fotonachweis Umschlag: © Photographee.eu / fotolia
Zeichner: Fotosatz-Köhler GmbH, Würzburg

Gedruckt auf säurefreiem und chlorfrei gebleichtem Papier

Springer ist Teil von Springer Nature
Die eingetragene Gesellschaft ist Springer-Verlag GmbH Berlin Heidelberg

Vorwort

Ein Mensch verbringt ca. 3000 Stunden jährlich und ca. 24 Jahre seines Lebens mit Schlafen. Doch » ... wohl, dem der schlafen kann ... « (Christoph Martin Wieland, Der Neue Teutsche Merkur, 1808).

Die wissenschaftliche Beschäftigung mit dem Thema Schlaf hat im Gegensatz zu vielen anderen medizinischen und naturwissenschaftlichen Aspekten keine lange Tradition. Viele Jahrhunderte glaubten die Menschen, Schlaf sei ein passiver Zustand (»des Todes Bruder«), bei dem psychophysiologische Aktivitäten heruntergefahren werden oder gar ganz zum Erliegen kommen. Die Schlafforschung wurde 1953 mit der Entdeckung des REM-Schlafs durch Aserinsky und Kleitmann, die erstmals aktive Anteile des Schlafes identifizierten, aufgenommen. Damit erregte das Mysterium Schlaf endlich die Aufmerksamkeit der Humanwissenschaftler.

Aktuell erscheint der Schlaf gut erforscht, insbesondere für die Verfahren der kognitiven Verhaltenstherapie ist die Wirksamkeit bei Schlafstörungen empirisch gut belegt. Umso mehr verwundert es, dass die Versorgung nichtorganischer Schlafstörungen in Deutschland nicht flächendeckend oder überhaupt nicht gewährleistet ist.

Aufgrund des Aufbaus der Diagnosesysteme DSM IV und ICD-10 werden Schlafstörungen meist als Teilsymptomatik anderer Störungen gesehen und nicht explizit kodiert. Daher werden nichtorganische Schlafstörungen häufig übersehen und tauchen oft nicht im Behandlungsplan auf. Sie werden nicht gezielt, sondern nur im Rahmen der Primärerkrankung therapiert. In der Standard-Psychotherapie wird die Symptomatik der Schlafstörungen in der Regel nur angestoßen. Während die Primärerkrankung gut therapiert werden kann, chronifizieren die Schlafstörungen häufig, was wiederum das Rezidivrisiko um ein Vielfaches erhöht. Ein Teufelskreis beginnt.

Im aktuellen DSM-5 hat es für den Bereich der Schlafstörungen eine deutliche Neuerung gegeben, sodass diese nun eigenständiger betrachtet werden können.

Es ist festzustellen, dass die hierzulande eingesetzten Methoden zur Behandlung von Schlafstörungen sehr veraltet sind und in modernen klinischen, randomisierten CBTI-Studien (kognitive Verhaltenstherapie der Insomnie) als Kontrollbedingungen für die Parallelgruppe eingesetzt werden. Dazu gehören Techniken wie Schlafhygiene und Stimuluskontrolle. Bereits mit dem Thema Schlafrestriktion sind viele Therapeuten nicht vertraut, und weiterführende Techniken sind meist gänzlich unbekannt.

Gegenwärtig ist für nichtorganische Schlafstörungen im Wesentlichen eine hausärztliche Versorgung zu erkennen. Auch Psychiater und Neurologen werden mit diesem Problem aufgesucht und reagieren üblicherweise mit der Verschreibung von Arzneimitteln. Die medikamentöse Therapie lindert zügig die meisten Symptome, die Ursachen werden davon jedoch nicht berührt. Als Folge dieser aktuell weit verbreiteten Art der Versorgung von nichtorganischen Schlafstörungen verschlimmern sich diese nach Absetzen der Medikamente häufig. Viele Patienten berichten während der Therapie über deutliche Nebenwirkungen und Überhangeffekte, sie sind auch tagsüber nicht leistungsfähig.

Die begleitend empfohlenen Methoden zur Schlafhygiene und zur Stimuluskontrolle sind auch kombiniert nicht gleichwertig mit einer umfassenden Psychotherapie der Störung. Die Patienten nehmen die Neuattribuierung vor, nur mit Schlafmitteln gut schlafen zu können, was zu weiteren Problemen wie Missbrauch von Alkohol und anderen Substanzen sowie zu langen Krankschreibungen bis hin zur Frühberentung führt. Daneben sind chronische Schlafstörungen ein Risikofaktor für andere psychische und körperliche Erkrankungen, da sich das Immunsystem und die Stressresistenz zunehmend verschlechtern. Weiterhin ist aufgrund von Hoffnungslosigkeit, Insuffizienzerleben und chronischer Überforderung eine erhöhte Suizidrate zu verzeichnen. Insgesamt führt dies zu enormen volkswirtschaftlichen Kosten.

Diese Versorgung im Gesamtsystem entspricht nicht der aktuellen *S3-Leitlinie Nicht erholsamer Schlaf/Schlafstörungen* (DGSM) und muss dringend angepasst werden.

Um dazu beizutragen, diese Versorgungslücke zu schließen, ist von mir 2009 im Universitätsklinikum Dresden die Studie *Dynamik der Schlafstörungen* als Promotionsvorhaben entwickelt worden. Daraus entstand der vorliegende multimodale, kognitiv-verhaltenstherapeutische Leitfaden, der sich eng an den Vorgaben der *S3-Leitlinie* orientiert. Er basiert auf den aktuellen wissenschaftlichen Theorien und jahrelanger Erfahrung im Umgang mit Betroffenen und deren Angehörigen.

Das ausdrückliche Anliegen dieses Buches ist es, die vorhandenen und im Einzelnen erforschten Techniken zur Linderung nichtorganischer Schlafstörungen in möglichst praxisnaher Form in den Alltag von Patienten und Behandlern zu integrieren.

Durch den Aufbau aus verschiedenen Therapiebausteinen ist ein zeitlich und inhaltlich flexibler Einsatz möglich. So können etwa im klinischen Setting Patienten unmittelbar nach ihrer Aufnahme mit der Therapie beginnen und müssen nicht bis zum Neustart einer Gruppenintervention warten. Je nach den Gegebenheiten des Einsatzortes und den Bedürfnissen der Betroffenen kann jeder Teilnehmer zwischen ambulantem und stationärem Setting wechseln und längerfristig an der Therapie teilnehmen. Ein weiterer Vorteil der Therapiebausteine ist die Möglichkeit, dass die Inhalte wiederholt flexibel und individuell an die Problembereiche der Patienten angepasst werden können.

Der Leitfaden vermittelt zum einen theoretisches Wissen über Schlaf und Schlafstörungen und umfasst zum anderen insgesamt 20 Therapiebausteine mit 14 leicht anwendbaren, wirksamen und praktischen Übungen. Anders als bei der Selbsthilfe werden die theoretischen Inhalte nicht nur dargeboten, sondern durch den Therapeuten im sokratischen Dialog mit den Betroffenen auf die individuellen Bedürfnisse und Gegebenheiten möglichst alltagstauglich adaptiert. Wichtig ist dabei, dass die Teilnehmer motiviert werden, die empfohlenen Maßnahmen auch bei anfänglichem Misslingen weiter umzusetzen. Schlafstörungen lassen sich aus verschiedenen Gründen nur sehr träge beeinflussen. Das bedeutet, dass ein wesentlicher Inhalt die fortlaufende Motivierung der Betroffenen ist.

Sowohl in der *S3-Leitlinie* als auch in der einschlägigen Literatur wird immer wieder darauf hingewiesen, dass nichtorganische Schlafstörungen neben einer pharmakologischen stets auch eine psychotherapeutische Behandlung erfordern. Die pharmakologische Therapie lindert oft nur die Symptome, kommt jedoch nicht an die Ursache der Schlafstörung heran. Erst eine tiefgründige Psychotherapie deckt die Ursachen auf und kann diese durch Kombination verschiedener Techniken aus unterschiedlichen Psychotherapiestudien beseitigen.

Um auf der einen Seite pharmakotherapeutisch und auf der anderen Seite psychotherapeutisch in die Dynamik einer nichtorganischen Schlafstörung eingreifen und eine nachhaltige Verbesserung der Symptomatik erzielen zu können, ist eine gute Vernetzung des Behandlungssystems nötig. Dabei hat die medikamentöse Behandlung von nichtorganischen Schlafstörungen ihre Grenzen. Bei dieser kann nur symptomatisch und nicht kausal gearbeitet werden. Die Störungsursachen liegen meist in dysfunktionalen Kognitionen und im Verhalten. Eine ausschließlich medikamentöse Therapie verstärkt meist noch dysfunktionale Gedanken und Gewohnheiten. Diese lassen sich nur mit Psychotherapie erreichen.

Ziel dieses Buches ist es, alle beteiligten Behandler für das Thema Schlafstörungen zu sensibilisieren. Nicht nur Psychotherapeuten sollen Methoden und Techniken an die Hand gegeben werden, sondern es soll insbesondere niedergelassenen Psychiatern, Neurologen, Fachärzten für Allgemeinmedizin und innere Medizin das für diese Symptomatik entscheidende psychotherapeutische Hintergrundwissen vermittelt werden, damit sie einzelne Bausteine in ihr Behandlungskonzept integrieren und letztlich dazu beizutragen können, dass der Betroffene in einem Netz individueller und nachhaltiger Hilfen aufgefangen wird.

Bei meiner 15-jährigen Erfahrung im Umgang mit Personen mit Schlafstörungen habe ich immer wieder die feststellen müssen, dass mit einer unspezifischen Psychotherapie zwar alle Randgebiete der Problematik erfasst wurden, jedoch nie gezielt auf die Schlafstörung und deren Symptomatik eingegangen wurde. Affektive und Angstsymptome konnten nachhaltig gelindert werden, doch die Schlafstörung blieb, oder die Betroffenen wurden ausschließlich pharmakologisch behandelt, was eine Vielzahl von Nebenwirkungen und Folgesymptomen mit sich brachte. Diese Patienten litten oft jahrzehntelang, da sei keine adäquate Hilfe bekommen konnten.

Mit einer gezielten und individuellen kognitiven Verhaltenstherapie, die an der jeweiligen Ursache der Störung ansetzt, konnte bisher fast allen Patienten geholfen werden, die mit den hier vorgestellten Methoden behandelt wurden. In einigen Fällen stellten sich sehr zügig erste Therapieerfolge ein, die in weiteren Sitzungen gefestigt wurden. In anderen Fällen dauerte es etwas länger, bis die Betroffenen ihre Selbstwirksamkeit spürten und sich mit gezielter Anleitung selbst zu einem erholsameren Schlaf verhelfen konnten. In jedem Fall profitierten die Patienten von dieser Art der Therapie.

Das Buch möge Sie, liebe Leser, darin unterstützen, Ihren Patienten aus belastenden Schlafstörungen herauszuhelfen und sie einem erholsamen Schlaf und einer guten Lebensqualität zuzuführen.

Carolin Marx
Dresden, im Herbst 2016

Inhaltsverzeichnis

Gesunder Schlaf

© Springer-Verlag Berlin Heidelberg 2016
C. Marx, *Nichtorganische Schlafstörungen*,
DOI 10.1007/978-3-662-50272-3_1

1.1   Schlafarchitektur

Der gesunde Schlaf unterliegt einer intakten Schlaf-architektur und wird entsprechend in insgesamt 4 Phasen eingeteilt (AASM, American Academy of Sleep Medicine 2005): 3 Non-Rapid-Eye-Move-ment- (NREM) und eine Rapid-Eye-Movement-Phase (REM). Rechtschaffen und Kales (1968) schlugen ursprünglich eine 5-stufige Einteilung vor, nach der neben dem REM-Schlaf 4 NREM-Pha-sen unterschieden wurden. Aufgrund der großen Ähnlichkeit und der schwierigen Abgrenzbarkeit der Phasen 3 und 4 im Hypnogramm (Schlafprofil) wurden diese schließlich zu NREM 3 zusammenge-fasst (◖ Abb. 1.1). Ein Schlafzyklus wird von einem gesunden Schläfer 3- bis 7-mal pro Nacht durchlau-fen. Bei jedem Schlafzyklus durchläuft der Schlä-fer zunächst den leichten Schlaf (N1). Sehr zügig darauf folgt der robustere Schlaf (N2) und der Tief-schlaf (N3). Der REM-Schlaf schließt einen Schlaf-zyklus ab. Meist dauert ein Zyklus zwischen 90 und 110 Minuten. Personen mit Durchschlafstörun-gen berichten dann oft die erste belastende Wach-phase. Gute Schläfer kommen anschließend schnell wieder in einen tieferen Schlaf. Nicht in jedem Zyklus kommt es zum Tiefschlaf. Besonders in den Morgen-stunden ist der Schlaf etwas leichter.

Die typischen Charakteristika der einzelnen Schlafstadien sind in ◖ Tab. 1.1 dargestellt.

In der ersten Nachthälfte findet vorwiegend der Tiefschlaf statt, in der zweiten Nachthälfte eher die Phasen leichteren Schlafes. Das bedeutet nicht, dass die erste Nachthälfte die Wichtigere ist, denn auch im leichteren Schlaf finden viele wichtige Prozesse zur Auf-rechterhaltung der Homöostase (▶ Abschn. 2.2.1) statt.

Das Schlafstadium N1 wird als Übergang vom Wachen zum Schlafen beschrieben, das Stadium N2 als stabiler Schlaf und das Stadium N3 als Tief-schlaf (Stuck et al. 2009). Beim Einschlafen durch-wandert der gesunde Schläfer die Phasen NREM 1–2 sehr zügig. Diese Phasen nehmen insgesamt bis zu 60% der Gesamtschlafdauer ein. Anschließend ver-bringt der gesunde Schläfer etwa eine Stunde im Tief-schlaf. Dieser nimmt ca. 15–25% der Gesamtschlaf-zeit ein. Nach diesem ersten Schlafzyklus lockert sich die Schlaftiefe bis zum Stadium NREM 2, dann fällt der Schläfer wieder in einen tieferen Schlaf. Dieser Zyklus wird in einer Nacht ca. 2- bis 4-mal

durchlaufen. Erst danach setzt für gewöhnlich zum ersten Mal REM-Schlaf ein.

Die Schlafzeit bis dahin wird auch als REM-Schlaf-Latenz bezeichnet und ist ein polysomno-graphischer Parameter zur Klassifikation und Diag-nostik von Schlafstörungen (Shrivastava et al. 2014). Der REM-Schlaf kann bei einem gesunden Erwach-senen bis zu 25% der Gesamtschlafdauer betragen (Stuck et al. 2011).

Die genaue Funktion des REM-Schlafs ist bis heute nicht bekannt. REM-Schlaf wird häufig auch mit Traumschlaf gleichgesetzt, da in diesen Phasen vornehmlich geträumt wird. In neueren Studien wurden jedoch auch Träume von Schläfern berich-tet, die keinen REM-Schlaf hatten (Siclari et al. 2013). Zudem wird der REM-Schlaf sehr empfindlich durch die Einnahme von Medikamenten beeinflusst (Shri-vastava et al. 2014).

Zwischen den Zyklen mit leichterem Schlaf ist es möglich, dass die Schläfer erwachen. Auch der Wachzustand ist Teil des Hypnogramms und kann bei einem gesunden Schläfer bis zu 5% der Gesamt-schlafzeit einnehmen. Ist diese Aufwachzeit kürzer als 3 Minuten, können sich die Schläfer am nächs-ten Morgen nicht daran erinnern. Es ist also völlig »normal«, nachts zu erwachen und schnell wieder einzuschlafen.

Der Schlafphase N1 geht ein entspannter Wach-zustand mit Alpha-Aktivität voraus. Das bedeutet für Personen, die sich vor dem Einschlafen nicht ent-spannen können, dass ein Übergang in Schlafphase N1 nicht möglich ist. Beim Übergang von Schlaf-phase N1 über N2 zu N3 nehmen der Muskeltonus, der Herzschlag und der Puls, die Körpertemperatur um 1°C und die Reizaufnahmefähigkeit immer mehr ab. Aus dem Schlafstadium N3 ist ein Schläfer nur mit einem sehr intensiven Reiz oder einem Schmerz-reiz erweckbar (Kneifen, lautes Geräusch). Im Elek-troenzephalogramm (EEG) spiegelt sich dies durch eine Abnahme der Frequenz und eine Zunahme der Amplitude wider (Stuck et al. 2009).

1.2   Funktion des Schlafes

Schlaf scheint eine Vielzahl von Funktionen im Orga-nismus zu haben, die bislang noch nicht erschöp-fend untersucht worden sind. Horne (1988) und auch

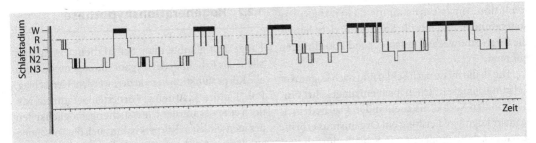

◘ Abb. 1.1 Typisches Schlafprofil eines gesunden Mannes. Es werden 5 Schlafzyklen durchlaufen. Deutlich zu sehen ist der höhere Tiefschlafanteil im ersten Nachtdrittel. Im letzten Nachtdrittel ist eine Zunahme des REM-Schlafs zu beobachten. (Mod. nach Stuck et al. 2009)

◘ Tab. 1.1 Charakteristika der Schlafstadien bei Erwachsenen nach AASM (2005)

Stadium	EEG	EOG	EMG
Wach	Dominierende Alpha- und Beta-Aktivität	Lidschläge, rasche Augenbewegungen, vereinzelt schon langsame, z. T. rollende Augenbewegungen am Übergang zu N1	Hoher Muskeltonus, Bewegungsartefakte
N1	Theta-Aktivität, (Vertex-Zacken)	Langsame, z. T. rollende Augenbewegungen	Abnahme des Muskeltonus (< W)
N2	Theta-Aktivität, K-Komplexe, Schlafspindeln	Keine Augenbewegungen, EEG-Artefakte, vereinzelt noch langsame, z. T. rollende Augenbewegungen beim Übergang aus N1	Abnahme des Muskeltonus (< N1)
N3	Delta-Wellen < 2 Hz (*slow waves*): > 20%	Keine Augenbewegungen, EEG-Artefakte	Abnahme des Muskeltonus (< N2)
REM	Theta-Aktivität (auch langsame Alpha-Aktivität), Sägezahnwellen	Konjugierte, rasche Augenbewegungen, REM	Niedrigster mittlerer Tonus (≤ N3), z. T. phasische Aktivierung

EEG Elektroenzephalogramm, *EOG* Elektrookulogramm, *EMG* Elektromyogramm, *N1–3* Schlafstadien, *W* Wachzustand, *REM rapid eye movement*.

Koella (1988) fassen den derzeitigen Forschungsstand zusammen, indem sie als einzige nachgewiesene Funktion des Schlafes den sog. Entmüdungseffekt sehen. Pollmächer und Lauer (1992) unterstützten diese These mit der Aussage: »Zum gegenwärtigen Zeitpunkt kann nicht eine einzige der möglichen Funktionen experimentell klar belegt werden.« Im Laufe der Zeit wurden verschiedene Hypothesen aufgestellt und theoretisch untermauert. Diese Hypothesen schließen sich gegenseitig nicht aus, sondern haben vielmehr nebeneinander Geltung.

1.2.1 Evolutionäre Hypothese

Aufgrund der Erdrotation unterliegen alle Organismen auf der Erde einem Hell-Dunkel-, also einem Tag-Nacht-Rhythmus. Schon die einfachsten einzelligen Algen richten ihre Aktivität nach dem Sonnenstand. Auch die Blüten verschiedener Pflanzen öffnen und schließen sich in Abhängigkeit vom Sonnenstand, und Sprosse und Blätter werden danach ausgerichtet. Daher besteht die Annahme, dass von Beginn des Lebens auf der Erde an im Rahmen der

Evolution Anpassungen an die Lichtverhältnisse stattgefunden und nur die Spezies überlebt haben, die ihren Stoffwechsel entsprechend koordinieren konnten.

Die Bedürfnisse nach Schlaf und nach kognitiver Leistungsfähigkeit stehen in einem umgekehrt proportionalen Verhältnis zueinander. Das bedeutet, je mehr kognitive Leistung ein Organismus erbringen muss, desto größer ist sein Schlafbedürfnis und desto größer ist wiederum die kognitive Leistungsfähigkeit. Dies betrifft v. a. die Verarbeitung und Speicherung von Informationen. Evolutionär lässt sich begründen, dass mit der Zunahme der Hirnmasse, also der Entwicklung neuronaler Netzwerke, auch die kognitive Leistungsfähigkeit zugenommen hat. Dies bedeutet auch, dass im Verlauf der Evolution das Schlafbedürfnis gestiegen ist (Staedt u. Stoppe 2001).

Zudem hat der Schlaf für tagaktive Lebewesen eine Schutzfunktion in der Dunkelheit. Der Mensch ist kein »Nachttier«. Ihm fehlen die nötigen Ausstattungsmerkmale für eine gute Orientierung im Dunkeln, wie gute Nachtsicht, ein guter Geruchssinn oder andere Orientierungsmöglichkeiten im Dunkeln (z. B. Ultraschall bei Fledermäusen). Diese haben in der Evolution nachtaktiver Tiere eine hohe Spezialisierung erreicht, sind für die tagaktive Lebensweise aber nicht erforderlich. Deshalb war es für den Homo sapiens »ratsam«, sich nachts zurückzuziehen und Schutz zu suchen, um sich von den Anstrengungen des Tages zu erholen. Im Dunkeln schläft der Mensch, ruht sich aus und schafft neue Reserven für den aktiven Lebensteil während des Tages (Zulley 2010). Bei nachtaktiven Tieren ist es umgekehrt. Insgesamt erscheint der Schlaf evolutionär gesehen als Taktgeber zur optimalen Nutzung der Helligkeit und Dunkelheit.

Weitere Theorien besagen, dass der Schlaf-Wach-Rhythmus als Adaptation zweier Biosysteme aneinander gesehen werden kann. Nacht- bzw. tagaktive Organismen können als Nutzer getrennter Lebensräume betrachtet werden (Webb 1974).

Im Sinne der Anpassung an einen ökonomischen Energieeinsatz scheint Schlaf für den Menschen weniger bedeutend zu sein, da der menschliche Organismus nachts eine ähnliche Stoffwechselrate aufweist wie tagsüber. Für kleinere Säugetiere ist dieser Faktor eher von Bedeutung (Horne 1988).

1.2.2 Regenerationshypothese

Lange Zeit glaubte man, Schlaf diene einzig und allein der Erholung der Organe, da augenscheinlich alle Körperfunktionen reduziert werden: Herzschlag, Puls, Blutdruck, Atmung, Körpertemperatur etc. Mit der Verbesserung der Untersuchungsmöglichkeiten des menschlichen Körpers nahm auch die Forschung auf diesem Gebiet stark zu. Heute wissen wir, dass der Schlaf eine Vielzahl von Funktionen hat. Eine grundlegende und bekannte Eigenschaft des Schlafes ist der Abbau von Schlafdruck, um am folgenden Tag wieder aktiv und sowohl körperlich als auch kognitiv leistungsfähig zu sein. Das bedeutet, der Schlaf dient der Erhaltung der Energie.

Nach intensiver körperlicher Aktivität nimmt der Tiefschlaf deutlich zu (Baekeland u. Lasky 1966). Zudem werden in der ersten Nachthälfte, in der üblicherweise mehr Tiefschlaf stattfindet, vermehrt Wachstumshormone ausgeschüttet (Adamson et al. 1974).

Zur Erholung des Körpers ist Ausruhen im Wachzustand ausreichend. Im Experiment konnte nachgewiesen werden, dass wache, sich ausruhende Versuchspersonen etwa ein Drittel mehr Energie benötigen als Schlafende (Van Cauter u. Copinschi 2000; Jung et al. 2011). Im Schlaf wird demzufolge Energie eingespart. Forscher der Harvard Medical School entdeckten zudem im Tierversuch, dass während der Tiefschlafphasen ATP im Gehirn akkumuliert wird, da es nicht durch neuronale Aktivität aufgebraucht wird (Jung et al. 2011; Dworak et al. 2010). Das heißt, eine Reduktion der neuronalen Aktivität führt zum Aufbau eines Energiedepots.

Das periphere System des Menschen toleriert Schlafdeprivation erstaunlich gut und regeneriert sich oft nach einer, maximal zwei erholsamen Nächten. Im Zentralnervensystem (ZNS) hingegen äußert sich zu wenig Schlaf mit deutlichen neurokognitiven Defiziten und emotionaler Instabilität bis hin zu psychotischen Symptomen (Koella 1988). Diesbezüglich paradox und besonders interessant ist, dass in der ersten Nacht nach der Schlafdeprivation v. a. Tiefschlaf zulasten von REM-Schlaf »nachgefordert« wird. Erst in der zweiten Nacht nach intensiver Schlafderivation finden vermehrt REM-Schlaf-Phasen statt. Insgesamt werden ca. drei Viertel des Tiefschlafs »nachgeholt«, jedoch nur ca. ein Drittel der REM-Schlaf-Zeit. Diese Rebound-Effekte finden demnach in zwei Phasen statt:

- dem Kernschlaf, der vornehmlich der Erhaltung und Regeneration grundlegender Strukturen dient, und
- dem adaptiven Schlaf, der es dem Organismus ermöglicht, sich fortwährend auf seine Umwelt und darin stattfindende Ereignisse anzupassen (Horne 1988).

Zudem zeichnet sich eine hohe Korrelation zwischen Wachzeit und anschließender Tiefschlafdauer ab. Die REM-Schlaf-Zeit orientiert sich eher an der zirkadianen Periodik (Dijk u. Czeisler 1995).

1.2.3 Hypothese der synaptischen Homöostase

Aufbauend auf die Regenerationshypothese (▶ Abschn. 1.2.2) ergibt sich die Hypothese, der Schlaf sei notwendig, um die Plastizität des Gehirns zu erhalten. So stellten Tononi und Cirelli (2005) fest, dass während des Tiefschlafs das sog. *synaptic downscaling* (Abbau von synaptischer Aktivität) stattfindet. Während der Wachphase strömen unzählige Stimuli auf den Organismus und somit auch auf das ZNS ein. Durch Langzeitpotenzierung entstehen so neue synaptische Verbindungen zwischen den Nervenzellen. Fände die Erregung dieser Neuronen fortwährend statt, würden unaufhaltsam neue Verbindungen geknüpft. Während des Nachtschlafs wird diese Aktivität durch die Gleichschaltung mehrerer neuronaler Gruppen mit im EEG (Messung elektrischer Aktivität im Gehirn) sichtbaren langwelligen Potenzialen (Delta-Wellen) abgelöst. Die Verbindungsstärke zwischen den Synapsen nimmt ab, und es werden nur noch die starken Verbindungen erhalten. Dies ist notwendig zur Selektion zwischen wichtigen und unwichtigen Informationen, zum Schutz vor Überlastung des ZNS und zur Herstellung der nötigen Plastizität für neue synaptische Aktivität (Tononi u. Cirelli 2005).

1.2.4 Gedächtnisbildungshypothese

Es wird davon ausgegangen, dass der grundlegende Mechanismus zur Gedächtnisbildung während des Schlafes ein »Ausschalten« der Wahrnehmung von externen Reizen ist. Dieser Mechanismus erklärt,

weshalb es beim Schlafen zum Verlust des Bewusstseins kommt (Marshall u. Born 2007). Da das Gehirn zur Verarbeitung externer Stimuli und zur Bildung eines Langzeitgedächtnisses dieselben neuronalen Netzwerke nutzt, ist die Kapazität beschränkt. Durch den zirkadianen Rhythmus kann das Gehirn tagsüber Sinneseindrücke verarbeiten und entsprechende neuronale Verknüpfungen herstellen (Walker u. Strickgold 2004). Nachts werden ausgewählte Eindrücke über Reaktivierung und Rückkopplung in das Langzeitgedächtnis überführt. Somit ist Schlaf essenziell für die Gedächtnisbildung (Marshall u. Born 2007).

Unterschieden wird die hippokampusabhängige deklarative Gedächtnisbildung, die vornehmlich im langsamwelligen Schlaf – also im Tiefschlaf – stattfindet, von der prozeduralen und diskriminativen Gedächtnisbildung während des REM-Schlafs (Marshall u. Born 2007). Die Konsolidierung deklarativer Gedächtnisinhalte beruht auf Rückkopplungen zwischen dem Hippokampus und dem Neokortex. Es wird vermutet, dass die zu speichernden Informationen zunächst im hippokampalen Netzwerk kreisen (Winocur et al. 2010). Dabei werden neue Gedächtnisinhalte im Hippokampus reaktiviert. Dies stimuliert eine Verlagerung der Informationen in der Repräsentation zum Neokortex, und weitere Verknüpfungen können gebildet werden. Dabei synchronisiert die langsamwellige Hirnaktivität Hippokampus und Neokortex. Zusätzlich wird davon ausgegangen, dass die Gedächtnisreaktivierungen während des langsamwelligen Schlafs im ersten Nachtviertel synaptische Verbindungen markieren, die im letzten Nachtviertel im REM-Schlaf gefestigt werden (Born et al. 2006).

Während des schnellwelligen REM-Schlafs werden eher prozedurale und auch emotionale Inhalte memoriert (Rasch u. Born 2007). Gleichzeitig stärkt die REM-Schlaf-Konsolidierung die Ausführung bestimmter Abläufe. So konnten Brand et al. (2010) in einem Experiment zeigen, dass Probanden, die vor dem Schlafen die Ausführung verschiedener neurokognitiver Tests (z. B. Turm von Hanoi) geübt hatten, am nächsten Tag bei ähnlichen und komplizierten Aufgaben besser abschnitten als Probanden ohne vorheriges Training. Weiterhin wird davon ausgegangen, dass im REM-Schlaf Assoziationen bereits gespeicherter Informationen aktiviert werden und somit eine Elaboration mit vielfältigen neuronalen

Verknüpfungen neuer Gedächtnisinhalte stattfindet (Strickgold u. Walker 2007). Dies erklärt möglicherweise, weshalb es leichter fällt, nichtdeklarative Gedächtnisinhalte abzurufen. Zusätzlich fördert der REM-Schlaf die Fähigkeit zu Metakognitionen und Introspektionen (Wagner et al. 2004) sowie den Erwerb von implizitem Wissen (Fischer et al. 2006). Die zugrundeliegenden Mechanismen für diesen Zugewinn konnten noch nicht erschöpfend aufgeklärt werden.

1.2.5 Emotionsregulationshypothese

Die Beziehung zwischen Schlaf, Emotionen und Sozialverhalten sind sehr komplex. Bis heute sind die zugrundeliegenden Mechanismen nicht bekannt (Beattie et al. 2015). Der REM-Schlaf spielt gemeinsam mit der nichtdeklarativen Gedächtnisbildung eine entscheidende Rolle für die Bildung des emotionalen Gedächtnisses (Walker u. Van der Helm 2009).

Minkel et al. (2011) konnten in einer Studie zeigen, dass Schlafdeprivierte bei emotionalen Filmszenen deutlich weniger emotionale Gesichtsausdrücke zeigten als Personen, die geschlafen hatten. Noch größere Unterschiede wurden bei lustigen Filmen gefunden (Cooper et al. 2008). Zudem haben Schlafdeprivierte Schwierigkeiten, bestimmten Gesichtsausdrücken die richtige Emotion zuzuschreiben (Franzen et al. 2008).

Neuroimaging-Studien fanden bei Personen, die über eine schlechte Schlafqualität berichteten, eine psychopathologische Aktivierung der Amygdala, wie sie u. a. auch bei Depressionen und Angststörungen zu finden ist (Prather et al. 2013). Chuah et al. (2010) wiesen bei schlafdeprivierten Personen eine deutlich höhere Konnektivität zwischen dem präfrontalen Kortex und der Amygdala nach. Minkel et al. (2012) führten Magnetresonanztomographie-Untersuchungen (MRT) zur Emotionsregulation durch und baten die Probanden nach Darbietung bestimmter aufwühlender Stimuli, ihre Emotionen wieder in den Griff zu bekommen. Bei Personen, die nicht gut geschlafen hatten, zeigte sich während dieses Prozesses wieder eine deutliche psychopathologische Aktivierung der Amygdala. Diese Ergebnisse verdeutlichen, wie wichtig eine gute Schlafqualität für eine gesunde Psyche ist.

Auch Verhaltenshemmung ist für schlafdeprivierte Personen schwieriger. Außerdem sinkt die emotionale Intelligenz, emotionale Reaktionen sind insgesamt weniger ausgeprägt, und damit werden auch soziale Interaktionen komplizierter (Beattie et al. 2015).

1.2.6 Ontogenese-Hypothese

Schlafperiodik und -architektur sind je nach Lebensalter sehr unterschiedlich. So zeigen Neugeborene einen stark fragmentierten Schlaf. Sie erwachen regelmäßig zur Nahrungs- und Informationsaufnahme, um dann wieder zu schlafen und die gewonnene Energie und die aufgenommenen Informationen zu verarbeiten (Kleitmann 1963). Bereits ca. 20 Wochen alte Feten zeigen erste periodische Aktivitäts- und Ruhezyklen. Es konnten fetale REM-Zyklen von 20–57 Minuten Dauer aufgezeichnet werden (Stermann 1967). Zudem treten bei Neugeboren sehr ausgeprägte REM-Schlaf-Phasen auf, was an die Gedächtnisbildungshypothese anknüpft.

Als Säugling und Kleinkind werden grundlegende Bewegungsmuster, aber auch soziale Fähigkeiten erworben. Diese werden mittels REM-Schlaf gefestigt (Steadt u. Stoppe 2001). Es findet ein »Probehandeln« im Schlaf statt, wobei über die thalamische Verschaltung die tatsächliche Bewegung weitgehend gehemmt wird. Die Erprobung von Bewegungen kann im täglichen Leben von Säuglingen deshalb schnell gefährlich werden. Kritiker merken an, dass Erwachsene ebenfalls REM-Schlaf benötigen und diese Theorie daher nicht erschöpfend ist (Roffwarg et al. 1966).

Schlafmangel führt bei Kleinkindern zu Verhaltensstörungen, zu Störungen der Emotionsregulation, zur Entwicklung von weniger Hirnmasse und zu erhöhter Anfälligkeit der Nervenzellen sowie zu chronischen Schlafproblemen (Mirmian et al. 1983).

Mit fortschreitendem Alter generiert sich der Schlaf um eine zentrale, längere Nachtschlafphase.

1.2.7 Immunsystem-Hypothese

Ein sehr wichtiger Effekt von Schlaf ist der Aufbau und die Erhaltung des Immunsystems (Byrant et al. 2004). Dabei reguliert der Schlaf Hormone, die das Immunsystem beeinflussen. Die Ausschüttung von Kortisol, Noradrenalin und Adrenalin wird gehemmt, die Ausschüttung von Wachstumshormonen und Prolaktin wird gefördert (Lange et al. 2010).

Anders als die Peripherie des Körpers verfügt das ZNS nicht über ein Lymphdrainagesystem, mit dem Schadstoffe abtransportiert werden können. Wissenschaftler entdeckten in Versuchen mit Mäusen, dass sich während des Schlafs die zelluläre Struktur des Gehirns verändert, indem sich die Neuronen zusammenziehen und so Lücken zwischen den Zellen entstehen. In diese Zwischenräume kann nachts Liquor einströmen und Abfallstoffe ausschwemmen (Xie et al. 2013). Die Liquor-Abflussrate ist nachts doppelt so hoch wie tagsüber. Unter anderem werden Prionen, die bei der Alzheimer-Erkrankung eine große Rolle zu spielen scheinen, vermehrt abtransportiert. Das heißt, dass ausreichender Schlaf protektiv gegen das Auftreten schwerer neurodegenerativer Erkrankungen wirken kann (Iliff et al. 2013). Dieser Prozess scheint durch eine Blockade von Noradrenalin gesteuert zu werden.

Zudem wurde festgestellt, dass Schlafentzug eine Anhäufung von Leukozyten im Blut bewirkt (Zager et al. 2007).

Weiterhin fördert Schlaf die Wundheilung. Es wurde beispielsweise beobachtet, dass tiefgreifende Verletzungen von Bären nach dem Winterschlaf deutlich besser verheilen als während der sommerlichen Aktivzeit. Auch bei Ratten wurde festgestellt, dass Brandwunden deutlich besser heilen, wenn die Nager schlafen durften, als bei Schlafentzug (Gumustekin 2004; Mirmiran et al. 1983).

Verschiedene Studien zeigten eine hohe Korrelation zwischen gestörtem Schlaf bzw. dauerhaft verkürzter Schlafdauer und somatischen Erkrankungen wie Diabetes mellitus (Rafaelsen et al. 2010), Adipositas, Hypertonie (Gangwisch et al. 2006), Herzinsuffizienz (Ayas et al. 2003) und frühzeitigem Auftreten von Demenzen (Spira et al. 2014). Weitere Untersuchungen beschreiben sog. Endotoxin-Effekte während des Schlafens (Haak et al. 2001). Endotoxine werden von bestimmten Bakterien abgegeben oder bei ihrem Zerfall freigesetzt und können im menschlichen Körper Entzündungen und Fieber hervorrufen. Sie verursachen zunächst einen leichteren, kurzwelligen Schlaf. Nach der Immunantwort des Körpers auf die Endotoxine tritt vermehrt Tiefschlaf auf.

Das Schlafbedürfnis von akut leicht Erkrankten (z. B. Infektion mit Grippeviren, Rhinitis, Pharyngitis) steigt im hohem Maß an. Während des Schlafs werden vermehrt Interleukine und andere Botenstoffe freigesetzt, die zum einen den Schlaf anstoßen und zum anderen die Infektion bekämpfen (Pollmächer et al. 1993). Dies stützend, wurde in einer Studie zum Immunaufbau nach einer Hepatitis-A-Impfung gefunden, dass sich bei Personen, die nach der Impfung einen normalen Nachtschlaf hielten, deutlich mehr Antikörper bildeten als bei Probanden, die ca. 36 Stunden wach bleiben sollten (Efe 2012).

1.2.8 Stoffwechselhypothese

Gesunde Menschen haben gegenüber Schlafgestörten eine erhöhte Stoffwechselrate (Bonnet u. Arandt 2003). Daher tritt bei Personen mit Schlafstörungen deutlich mehr Übergewicht auf als bei Gesunden (Knutson u. van Cauter 2008). Der Schlaf übernimmt jedoch nicht die komplette hormonelle Steuerung des Energiestoffwechsels, sondern beeinflusst das Hunger- bzw. Sättigungsgefühl. Personen, die durchschnittlich 5 Stunden schlafen, haben ein 50% höheres Risiko, übergewichtig zu sein, verglichen mit Personen, die zwischen 7 und 9 Stunden schlafen. Ausschlaggebend ist jedoch nicht die effektive Schlafzeit der Probanden, sondern der Zeitpunkt, zu dem die Betroffenen zu Bett gehen: Personen, die sehr spät zu Bett gehen, sind deutlich häufiger übergewichtig als Personen, die früher zu Bett gehen (Markwald et al. 2013).

1.2.9 Kalibrationshypothese

Die Kalibrationshypothese integriert alle angeführten Hypothesen zur Funktion des Schlafes. Der gesunde, ausreichende Schlaf soll alle Vorgänge im Körper (Stoffwechsel, Verarbeitung von physikalischen und chemischen Reizen) für einen reibungslosen Ablauf synchronisieren. Während der Wachphasen werden sehr unterschiedliche Anforderungen an den Körper gestellt, je nachdem, wie aktiv oder passiv das Individuum ist, welche und wie viel Nahrung es zu sich nimmt etc. Das bedeutet, dass das Herz-Kreislauf-System, das Verdauungssystem etc. in unterschiedlichen Geschwindigkeiten mit unterschiedlicher Intensität arbeiten. Dies stört das Gleichgewicht des Körpers und wird durch einen ausgewogenen und rhythmischen Nachtschlaf wieder balanciert (Dijk u. Lockley 2002) und unterstützt die grundlegende Homöostase-Theorie.

Literatur

Adamson JW, Dale DC, Elin RJ (1974) Hematopoiesis in the grey collie dog. Studies of the regulation of erythropoiesis. J Clin Invest 54: 965

American Academy of Sleep Medicine (AASM) (2005) International classification of sleep disorders. Diagnostic and coding manual (ICSD-2). Westchester, IL. http://www.aasmnet.org

Ayas NT, White DP, Manson JE et al (2003) A prospective study of sleep duration and coronary heart disease in women. Arch Intern Med 163: 205–209

Baekeland F, Lasky R (1966) Exercise and sleep patterns in college athletes. Percept Motor Skill 23: 1203–1207

Beattie L, Kyle SD, Espie CA, Biello SM (2015) Social interactions, emotion and sleep: a systematic review and research agenda. Sleep Med Rev 24C: 83–100

Bonnet MH, Arand DL (2003) Insomnia, metabolic rate and sleep restoration. J Intern Med 254: 23–31

Born J, Rasch B, Gais S (2006) Sleep to remember. Neuroscientist 12: 410

Brand S, Opwis K, Hatzinger M, Holsboer-Trachsler E (2010) REM sleep is related to the transfer of implicit procedural knowledge following metacognitive learning. Somnologie 14: 213–220

Bryant PA, Trinder J, Curtis N (2004) Sick and tired: does sleep have a vital role in the immune system? Nat Rev Immunol 4: 457–467

Chuah LYM, Dolcos F, Chen AK et al (2010) Sleep deprivation and interference by emotional distracters. Sleep 33: 1305–1313

Cooper RM, Rowe AC, Penton-Voak IS (2008) The role of trait anxiety in recognition of emotional facial expressions. J Anxiety Disord 22: 1120–1127

Dijk DJ, Czeisler CA (1995) Contribution of the circadian pacemaker and the sleep homeostat to sleep propensity, sleep structure, electroencephalographic slow waves, and sleep spindle activity in humans. J Neurosci 15: 3526–3538

Dijk DJ, Lockley SW (2002) Integration of human sleep-wake regulation and circadian rhythmicity. J Appl Physiol 92: 852–862

Dworak M, McCarley RW, Kim T et al (2010) Sleep and brain energy levels: ATP changes during sleep. J Neurosci 30(26): 9007–9016

Efe D (2012) Einfluss des Schlafes auf den Impferfolg nach Hepatitis-A-Impfung. Dissertation, Universität zu Lübeck, Medizinische Fakultät

Fischer S, Drosoupolos S, Tsen J, Born J (2006) Implicit learning-explicit knowing: a role for sleep in memory system interaction. J Cogn Neurosci 18: 311–319

Franzen PL, Siegle GJ, Buysse DJ (2008) Relationship between affect, vigilance, and sleepiness following sleep deprivation. J Sleep Res 17: 11–34

Gangwisch JE, Heymsfield SB, Boden-Albala B et al (2006) Short sleep duration as a risk factor for hypertension: analyses of the first National Health and Nutrition Examination Survey. Hypertension 47: 833–839

Gumustekin K, Seven B, Karabulut N et al (2004) Effects of sleep deprivation, nicotine, and selenium on wound healing in rats. Int J Neurosci 114(11): 1433–1442

Haack M, Schuld A, Kraus T, Pollmächer T (2001) Effects of sleep on endotoxin-induced host responses in healthy men. Psychosom Med 63(4): 568–578

Horne J (1988) Why we sleep. Oxford University Press, Oxford

Iliff JJ, Lee H, Yu M et al (2013) Brain-wide pathway for waste clearance captured by contrast-enhanced MRI. J Clin Invest 123(3): 1299–1309

Jung CM, Melanson EL, Frydendall EJ et al (2011) Energy expenditure during sleep, sleep deprivation and sleep following sleep deprivation in adult humans. J Physiol 589: 235–244

Kleitmann N (1963) Sleep and wakefulness. University of Chicago Press, Chicago, IL

Knutson KL, Van Cauter E (2008) Associations between sleep loss and increased risk of obesity and diabetes. Ann NY Acad Sci 1129: 287–304

Koella WP (1988) Die Physiologie des Schlafs. Fischer, Stuttgart

Lange T, Born J (2011) The immune recovery function of sleep – tracked by neutrophil counts. Brain Behav Immun 25(1): 14–15

Markwald RR, Melanson EL, Smith MR et al (2013) Impact of insufficient sleep on total daily energy expenditure, food intake, and weight gain. Proc Natl Acad Sci USA 110(14): 5695–5700

Marshall L, Born J (2007) The contribution of sleep to hippocampus-dependent memory consolidation. Trends Cogn Sci 11(10): 442–450

Minkel J, Htaik O, Banks S, Dinges D (2011) Emotional expressiveness in sleep-deprivated healthy adults. Behav Sleep Med 9: 5–14

Minkel JD, McNealy KN, Gianaros PJ et al (2012) Sleep quality and neural circuit function supporting emotion regulation. Biol Mood Anxiety Dis 2: 1–9

Mimriran M, Scholtens J, De Poll NEV et al (1983) Effects of experimental suppression of active (REM) sleep during early development upon adult brain and behavior in the rat. Dev Brain Res 7: 277–286

Pollmächer T, Bohr K (1993) Differentialdiagnose erhöhter Tagesmüdigkeit. TW Neurologie Psychiatrie 7: 550–558

Pollmächer T, Lauer C (1992) Physiologie von Schlaf und Schlafregulation. In: Berger M (Hrsg) Handbuch des normalen und gestörten Schlafs. Springer, Berlin Heidelberg New York, S 1–44

Literatur

Prather AA, Bogdan R, Hariri AR (2013) Impact of sleep quality on amygdala reactivity, negative affect, and percieved stress. Psychosomat Medic 75: 350–358

Rafaelsen L, Donahue RP, Stranges S et al (2010) Short sleep duration is associated with the development of impaired fasting glucose: the western New York health study. Ann Epidemiol 20(12): 883–889

Rasch B, Born J (2007) Maintaining memories by reactivation. Curr Opin Neurobiol 17: 698–703

Rechtschaffen A, Kahles A (1968) A manual of standardized terminology, techniques and scoring system for sleep stages of human subjects. University of California, Brain Information Service/Brain Research Institute, Los Angeles, CA

Roffwarg HP, Muzio JN, Dement WC (1966) Ontogenetic development of the human sleep-dream cycle. Science 152: 604–619

Shrivastava D, Jung S, Saasat M et al (2014) How to interpret the results of a sleep study. J Community Hosp Intern Med Perspect 4(5): 24983

Siclari F, LaRocque JJ, Postle BR, Tononi G (2013) Assessing sleep consciousness within subjects using serial awaking paradigm. Front Psychol 4 (542): 1–8

Spira AP, Chen-Edinboro LP, Wu MN, Yaffe K (2014) Impact of sleep on the risk of cognitive decline and dementia. Curr Opin Psychiatry 27(6): 478–483

Staedt J, Stoppe G (2001) Evolution und Funktion des Schlafes. Fortschr Neurol Psychiatrie 69: 51–57

Sterman MB (1967) Relationship of intrauterine fetal activity to maternal sleep stage. Exp Neurol (Supp 4): 98–106

Strickgold R, Walker M (2007) Sleep-dependent memory consolidation and reconsolidation. Sleep Med 8: 331–343

Stuck BA, Mauerer JT, Schredl M, Weeß HG (2009) Praxis der Schlafmedizin. Springer, Berlin Heidelberg New York

Stuck BA, Mauerer JT, Schredl M et al (2011) Praxis der Schlafmedizin, 2. Aufl. Springer, Berlin Heidelberg New York

Tononi G, Cirelli C (2005) Sleep function and synaptic homeostasis. Sleep Med Rev 10(1): 49–62

Van Cauter E, Copinschi G (2000) Interrelations between growth hormone and sleep. Growth Horm 10(Suppl B): 57–62

Wagner U, Gais S, Haider H et al (2004) Sleep inspires insight. Nature 427(6972): 352–355

Walker MP, Strickgold R (2004) Sleep-dependent learning and memory consolidation. Neuron 44: 121–133

Walker MP, Van der Helm E (2009) Overnight therapy? The role of sleep in emotional brain processing. Psychol Bull 135: 731–748

Webb WB (1974) Sleep as an adaptive response. Percept Motor Skill 38: 1023–1027

Winocur G, Moscovitch M, Rosenbaum RS, Sekeres M (2010) An investigation of the effects of hippocampal lesions in rats on pre- and postoperatively acquired spatial memory in a complex environment. Hippocampus 20: 1350–1365

Xie L, Kang H, Xo Q et al (2013) Sleep drives metabolite clearance from the adult brain. Science 342: 373–377

Zager A, Andersen ML, Ruiz FS et al (2007) Effects of acute and chronic sleep loss on immune modulation of rats. Am J Physiol Regul Integr Comp Physiol 293(1): R504–R509

Zulley J (2010) Mein Buch vom guten Schlaf: Endlich wieder richtig schlafen. Goldmann, München

Nichtorganische Schlafstörungen: Grundlagen

© Springer-Verlag Berlin Heidelberg 2016
C. Marx, *Nichtorganische Schlafstörungen*,
DOI 10.1007/978-3-662-50272-3_2

2.1 Typische Symptome

Die Symptomatik unterscheidet sich je nach Art der Schlafstörung, doch es gibt zahlreiche Symptome, die Betroffene störungsübergreifend angeben. Allen Schlafstörungen ist gemeinsam, dass bereits die Schlafstörung an sich oft als Symptom wahrgenommen und verstanden wird. Daher berichten Betroffene vornehmlich von einem sehr belastenden Gefühl des Nichtschlafenkönnens bei Schlaflosigkeit bzw. permanenter Müdigkeit und Erschöpfung. Nach schlafgestörten Nächten beginnen die Tage meist mit einer starken Unlust, morgens aufzustehen, sie sind gekennzeichnet durch ausgeprägte Tagesmüdigkeit, Antriebslosigkeit, Dysphorie, Affektlabilität, eingeschränkte Leistungsfähigkeit, Konzentrationsmangel und Gedächtnisdefizite. Auch körperliche Beschwerden wie Kopf-, Muskel- und andere Schmerzen, Übelkeit bis zum Erbrechen, Schwindelgefühle, kardiovaskuläre Symptome oder vegetative Überaktivität werden häufig genannt.

Die spezifische Symptomatik der nichtorganischen Schlafstörungen Insomnie, Hypersomnie, Störung des Schlaf-Wach-Rhythmus, Schlafwandeln, Pavor nocturnus und Albträume wird in ▶ Abschn. 2.3 näher erläutert.

2.2 Dynamik der Schlafstörungen

Die hier vorgestellten Interventionen wurden auf dem Dynamikmodell der Schlafstörungen (Marx, unveröffentlichte Daten) aufgebaut (◘ Abb. 2.1). Beim gesunden Schlaf greifen viele kleine Prozesse ineinander. Werden einer oder mehrere dieser Prozesse unterbrochen oder verhindert, kann kein gesunder Schlaf mehr stattfinden.

Da das Modell die Dynamik von nichtorganischen Schlafstörungen darstellt, wird grundsätzlich von einem gestörten Schlaf ausgegangen. Prinzipiell ist es dabei egal, welche Form von Schlafstörung vorliegt. Da ein homöostatischer Prozess als Grundlage angenommen wird, sind störungsbedingte Schlafveränderungen in jede Richtung möglich.

Gestörter Schlaf führt zu Tagesmüdigkeit (Pollmächer u. Bohr 1993). Dabei ist Tagesmüdigkeit, im Gegensatz zur Müdigkeit am Abend, ein unerwünschter Zustand. Dies ist eng mit Erschöpfung, kognitiven Leistungseinbußen, körperlichen Beschwerden wie

Kopfschmerzen, gastrointestinalen Beschwerden, Verspannungen, Schwindel, Kopfschmerzen, Halluzinationen, Euphorie, Konzentrations-, Aufmerksamkeits- und Gedächtnisstörungen sowie Schlappheit, Energie- und Antriebslosigkeit verbunden (z. B. APA 2014; Parkes 1985; Rosenthal et al. 1991).

Im Modell wird davon ausgegangen, dass Tagesmüdigkeit zu willkürlichem und unwillkürlichem Schonungsverhalten führt. Es ist möglich, dass sich Betroffene bewusst schonen, indem sie morgens länger oder mittags schlafen, generell deutlich mehr Zeit im Bett verbringen, wichtige Aufgaben und Termine ausfallen lassen oder verschieben (Riemann et al. 2007). Bewusst, jedoch ungewollt, kann ein Sekundenschlaf einsetzen, der je nach aktueller Tätigkeit sehr gefährlich werden kann (Findley et al. 1988). Überdies ist heute bekannt, dass sich einige große Umweltkatastrophen in der Nachtschicht ereignet haben, wie etwa die Reaktorexplosion in Tschernobyl 1986 oder die Chemiegaskatastrophe in Bhopal 1984 (Knauth 2003).

Auch bei geistiger Arbeit setzt nach einer gewissen Dauer und Beanspruchung ein Ermüdungseffekt ein. Die Gründe für die psychische Ermüdung sind bis heute nicht abschließend geklärt (Birbaumer u. Schmidt 2010), und sie kann beispielsweise mit einem Aufgabenwechsel blitzartig verschwunden sein. Auch kognitive Tätigkeiten gehen mit erhöhtem Sauerstoff- und Glukoseverbrauch einher. Je nach Art der kognitiven Aufgabe erfolgt ein Anstieg oder Abfall verschiedener physiologischer Parameter wie Herzfrequenz, Blutdruck, Puls, Körpertemperatur, Atemfrequenz (Birbaumer u. Schmidt 2010). Es existiert also ein enger Zusammenhang zwischen Physiologie und Psyche, sie bedingen sich gegenseitig (Rohmert 1973). Auch durch den ausbleibenden Ermüdungseffekt aufgrund von fehlender kognitiver Beanspruchung wird bis zum Abend nicht ausreichend Schlafdruck aufgebaut. Somit kann dem inneren Rhythmus nicht adäquat begegnet werden, und der gesamte Zyklus ist gestört.

Andererseits führen mangelnde Leistungsfähigkeit und Schonungsverhalten zu Insuffizienzerleben in vielen Bereichen und damit zu Sorgen (Borkovec et al. 1991). Betroffene haben oft das Gefühl, in ihrem Alltag insuffizient zu sein und wichtige berufliche und private Aufgaben nicht mehr befriedigend erledigen zu können. Dies kann zu Sorgen führen über

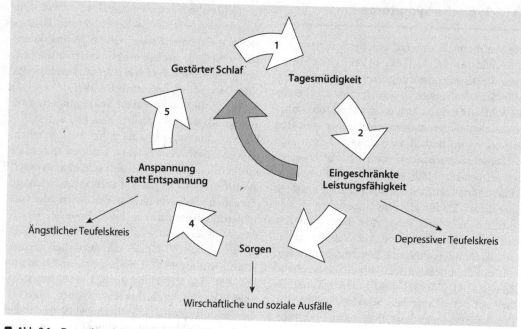

■ **Abb. 2.1**   Dynamikmodell der Schlafstörungen

die Beziehung zum Partner und zu den Kindern sowie über die berufliche Situation und zu Angst vor einer möglichen Abmahnung oder Kündigung. Abends, schlaflos im Bett, können sich diese Sorgen gut verankern, indem sich feste synaptische Verbindungen mittels Rehersal bilden. Die Person gewöhnt sich daran, im Bett zu grübeln, anstatt zu schlafen. Das bedeutet, das Im-Bett-Liegen wird mittels operanter Konditionierung eng an das Sich-Sorgen gekoppelt und nicht an Entspannung und Schlaf.

An dieser Stelle ist ein Einbruch in eine depressive oder ängstliche Symptomatik sehr naheliegend, da die betroffenen Personen vermehrt die Erfahrung machen, nicht mehr leistungsfähig zu sein, und wenig Selbstwirksamkeit erleben. Mit dem Prozess des Sich-Sorgens bzw. der dauerhaften Erschöpfung geht oft ein sozialer Rückzug einher. Dies bedeutet, dass die Betroffenen Verluste hinnehmen müssen. Empirisch gut geprüfte Modelle, die dies einschließen, sind

- das Verstärker-Verlust-Modell (Lewinson 1974),
- das Modell der erlernten Hilflosigkeit nach Seeligman (1975),
- das psychophysiologische Modell der Angst (Ehlers u. Margraf 1990).

Als Thomas Borkovec und seine Kollegen in den 1970er Jahren Untersuchungen zu den Eigenschaften und zur Behandlung von Schlafstörungen machten, stießen sie auf das Phänomen des Sich-Sorgens. Sie fanden, dass das Sich-Sorgen zu körperlicher Anspannung führt, die von den Betroffenen z. T. überhaupt nicht bemerkt wird. Diese Anspannung hindert letztlich am Einschlafen. Dabei kommen die Sorgen automatisch, ungewollt und drängen sich geradezu auf (Borkovec u. Hennings 1978; Borkovec 1982; Borkovec u. Costello 1993). Ein entspannter Wachzustand mit Alpha-Aktivität geht der Einschlafphase N1 normalerweise voraus (Stuck et al. 2009). Wenn das nicht möglich ist, kann weder ein Einschlafen noch ein Übergang in tiefere Schlafphasen erfolgen. Betroffene berichten oft, »gar nicht« geschlafen zu haben. Hypnogramme geben dies selten wieder. Es trifft eher zu, dass die Personen kurzzeitig und fortlaufend in einen leichten Schlaf gefallen waren, der jedoch nicht zur Erholung und Aufrechterhaltung der Homöostase ausreicht. Hinzu kommt die Tatsache, dass Entspannungsverfahren wirksam gegen Schlafstörungen sind (Perlis et al. 2000).

Die Assoziation des Bettes mit Sorgen und Anspannung fördert zudem Durchschlafstörungen.

Sobald die betroffene Person, der natürlichen Schlafarchitektur folgend, nachts erwacht, stellt sich der Automatismus des Sich-Sorgens und Grübelns und daraufffolgend auch der Anspannung ein. Es kann sich auch um Gedanken handeln, die unmittelbar den Schlaf bzw. das Erwachen betreffen (Spiegelhalder et al. 2008).

Anspannung führt zu erhöhtem Muskeltonus, erhöhtem Blutdruck, Herzklopfen und beschleunigter Atmung (Birbaumer u. Schmidt 2010). Alle diese physiologischen Parameter sollten während des Schlafes heruntergefahren werden. Kann dies aufgrund von Anspannung nicht erfolgen, kommt der Betroffene nicht zur Ruhe (Riemann et al. 2010).

Diese Prozesse führen in der Folge wiederum zu gestörtem Schlaf, der sich in verschiedenen Formen ausdrücken kann: Ein- und Durchschlafstörungen, Früherwachen, Hypersomnie, Albträume und grundlegend gestörter Schlaf-Wach-Rhythmus.

Das Dynamikmodell der Schlafstörungen kann auf verschiedenen Ebenen betrachtet und für die Therapie genutzt werden:

Dynamikmodell der Schlafstörungen – Ebenen

- Ursachenebene
  - Warum hat der Betroffene die Schlafstörungen?
  - Das Modell kann zur Erstellung eines biopsychosozialen Bedingungsmodells herangezogen werden.
- Auswirkungsebene
  - Welche Bereiche des Alltags des Betroffenen werden mit der Schlafstörung tangiert?
- Biologische Ebene
  - Inwiefern greift die Schlafstörung in physiologische und psychologische Rhythmen ein?
- Symptomebene
  - Welche Symptome werden von der Schlafstörung hervorgerufen?
- Verhaltensebene
  - Wie verhält sich der Betroffene aufgrund seiner Schlafstörung?
  - Womit begünstigt er ihre Aufrechterhaltung?

Die Betrachtung der verschiedenen Ebenen im Modell kann Aufschluss darüber geben, an welcher Stelle der Betroffene diese Dynamik durchbrechen kann, um wieder erholsam zu schlafen und frisch und ausgeruht den Alltag zu bewältigen.

Das Dynamikmodell kann deshalb in enger Zusammenarbeit mit dem Patienten im Rahmen einer kognitiven Verhaltenstherapie als »Werkzeug« zur Veranschaulichung seiner individuellen Symptomatik, zur Aufdeckung dysfunktionaler Denk- und Verhaltensweisen und zu deren Umstrukturierung verwendet werden.

2.2.1 Homöostaseprinzip

Die Dynamik des Schlafes unterliegt dem Homöostaseprinzip. Der Begriff Homöostase kommt aus dem Griechischen und beschreibt eine Art der Selbstregulation von Systemen. Im biologisch-medizinischen Kontext bezeichnet Homöostase einen dynamischen Regelprozess zur Aufrechterhaltung des physiologischen Gleichgewichts und dient der Konstanthaltung des inneren Milieus. Homöostase beschreibt keinen starren Gleichgewichtszustand, der einmal eingestellt wird und dann grundsätzlich ausgeglichen ist, sondern unterliegt ständigen Schwankungen und wird fortwährend wieder neu angepasst.

Ebenso funktioniert dies auch beim Schlaf. Viele Jahrhunderte lang wurde der Tod als »des Schlafes Bruder« bezeichnet. Man ging davon aus, dass während des Schlafes alle Köperfunktionen reduziert würden und der Schlaf ein sehr passiver Zustand sei.

Heute ist bekannt, dass der Schlaf alles andere als passiv ist, sondern vielmehr ein sehr aktives Stadium. Es findet eine Vielzahl biochemischer, physiologischer und regenerativer Prozesse statt, die während der Wachphasen überhaupt nicht oder nicht im notwendigen Umfang ausgeführt werden können.

Derzeit bekannte und wichtige Prozesse werden im Folgenden dargestellt. Dabei spielt der Schlaf-Wach-Rhythmus eine wesentliche Rolle.

Nach dem Aufwachen am Morgen steigt im Laufe des Tages der Schlafdruck kontinuierlich an, bis er am Abend, kurz vor dem Einschlafen, sein Maximum erreicht (Borbély u. Achermann 1999). Bereits im 18. Jahrhundert sprach der Arzt Christoph Wilhelm Hufeland vom »Abendfieber«, das sich nach 12–16 Stunden »ununterbrochener Dauer intensiven Lebens« einstelle (Hufeland 1797). Wie man heute weiß, reichert sich während dieses Prozesses das müde machende Hormon Adenosin tagsüber an und fördert den Schlafdruck (Cajochen 2009). Parallel dazu läuft als zweiter grundlegender Prozess im menschlichen Körper die zirkadiane Rhythmik ab.

2.2.2 Der zirkadiane Prozess

Trotz des stetig steigenden Schlafdrucks nimmt beim gesunden Schläfer die subjektiv spürbare Müdigkeit nicht kontinuierlich zu, sondern wird durch das *circadian alerting signal* (CAS, auch zentral gesteuertes Wecksignal genannt) (Dijk u. Edgar 1999; Borbély u. Achermann 1999) antagonistisch unterdrückt. Das bedeutet, dass parallel zum Anstieg des Schlafdrucks auch das CAS ansteigt, sodass Menschen über einen längeren Zeitraum nahezu unverändert wach und leistungsfähig bleiben. Dabei ist dieser zweite, parallel ablaufende Prozess als zentral gesteuerte zirkadiane Rhythmik (Biorhythmus) zu verstehen, der eine Vielzahl von biochemischen Teilprozessen beinhaltet. Diese biochemischen Prozesse unterliegen u. a. auch dem Homöostaseprinzip (▶ Abschn. 2.2.1). Dies wurde erstmals 1982 von Borbély im Zwei-Prozess-Modell der Schlafregulation beschrieben und später von ihm und seiner Arbeitsgruppe sowie von anderen Kollegen aufgegriffen und modifiziert (Borbély 1982).

Im Verlauf des Tages gibt es ab und an »Einbrüche« des CAS, die als Müdigkeit verspürt werden (Cajochen 2009). Besonders deutlich wird dies beim von vielen erlebten »Mittagsloch«, meist zwischen 13:00 und 14:00 Uhr, das häufig auf die Einnahme eines zu schweren Mittagessens zurückgeführt und dann in Fachkreisen als postprandiale Somnolenz (Müdigkeit nach der Mahlzeit) bezeichnet wird. Doch auch Personen, die berichten, mittags nur leichte Kost zu sich zu nehmen bzw. keine Mittagspause zu machen, erleben diesen Einbruch.

Grundlegend steigt das CAS gemeinsam mit dem Schlafdruck und der Adenosinkonzentration kontinuierlich bis zum Abend und zur natürlichen Zubettgehzeit an. Danach fällt es ab, und Müdigkeit wird spürbar (Revell u. Eastman 2005). Gehen Menschen also über ihre normale Zubettgehzeit hinaus, sinkt das CAS, und sie spüren deutlich den Schlafdruck in Form von Müdigkeit. Bei einem gesunden Rhythmus ist das CAS am Abend, um dem massiven Schlafdruck entgegenzustehen, am höchsten. Viele Menschen empfinden es als nahezu unmöglich, gegen ihren gewohnten Rhythmus vor ihrer natürlichen Einschlafzeit einzuschlafen (z. B. wenn sie am nächsten Morgen ausnahmsweise sehr zeitig aufstehen müssen) (Cajochen 2009). Beim oft nur sehr kurzen, ungewollten Einschlafen, z. B. abends vor dem Fernseher, wird das CAS bereits vom Schlafdruck überlagert. Dabei kann der Schlafdruck in nur wenigen Sekunden oder Minuten deutlich unter das CAS sinken. Das spätere Einschlafen im Bett wird damit deutlich schwieriger, da das CAS dann wieder viel stärker ausgeprägt ist als der Schlafdruck (Czeisler et al. 1995).

In der ersten Nachthälfte sinkt das CAS beträchtlich, und der Schlafdruck ist noch immer sehr ausgeprägt. Daher kann der Schlaf bei gesunden Personen in dieser Zeit gut aufrechterhalten werden. Nach ca. 4 Stunden Schlaf ist der Schlafdruck gemeinsam mit der Adenosinkonzentration deutlich gefallen, was vermutlich am Durchlaufen mehrerer Tiefschlafphasen in der ersten Nachthälfte liegt (Dijk u. Czeisler 1995). Geht man also zu spät ins Bett, wird der Schlafdruck bis zum Morgen nicht vollständig abgebaut und das CAS ist nicht stark genug ausgebildet, um dem Schlafdruck antagonistisch zu begegnen. Betroffene fühlen sich müde und nicht leistungsfähig (Czeisler et al. 1995).

Das CAS ist an die »innere Uhr« gekoppelt und wird gemeinsam mit vielen anderen Prozessen über den Biorhythmus synchronisiert. Somit reagiert es relativ träge auf Veränderungen. Der Schlafdruck dagegen ist abhängig von den täglichen Besonderheiten und kann je nach Aufstehzeit, Mittagsruhe, Zubettgehzeit oder auch Verzehr von Mahlzeiten und anderen aktiven und passiven Tätigkeiten variiert werden.

> ◗ Die Synchronisation von Schlafdruck und CAS ist wichtig für einen gesunden und erholsamen Schlaf. Deshalb ist es v. a. für Schlafgestörte sehr sinnvoll, gleichmäßige Schlafenszeiten einzuhalten und auch den Tagesablauf darauf abzustimmen.

2.2.3 Einflüsse auf die Dynamik des Schlafes – Licht

Evolutionär war Licht ein wichtiger Taktgeber für die Synchronisation vieler endokriner, physiologischer, aber auch gesellschaftlich-sozialer Abläufe. Da sich die Gesellschaft in den letzten 10.000 Jahren deutlich schneller entwickelt hat, als die Evolution voranschreiten konnte, sind im modernen Menschen Informationen zur Steuerung endogener Abläufe genetisch verankert, die aus der Zeit der Höhlenmenschen stammen (Perrez u. Baumann 2005). Somit ist Licht nach wie vor ein sehr wichtiger Faktor, der heute übergangen werden kann und teilweise auch muss, z. B. aufgrund künstlicher Lichtreize während der Nachtschicht, wegen schädlicher nächtlicher Gewohnheiten oder aber auch aufgrund der Möglichkeit, sich tagsüber im Dunkeln aufzuhalten. Vor allem Schichtarbeiter leiden unter derartigen Bedingungen, und es kann zum sog. Schichtarbeitersyndrom kommen (Angerer u. Petru 2010). Dieses führt zu einer Desynchronisation grundlegender Prozesse im Körper und zu schweren Schlafstörungen (Rodenbeck 2007).

Bereits Anfang der 1990er Jahre entdeckten Foster und Kollegen (Foster et al. 1991) neben den Stäbchen (zum Hell-Dunkel-Sehen) und den Zapfen (zum Farbensehen) einen dritten Fotorezeptortyp in der Retina (Netzhaut) von Säugetieren: die photosensitiven Ganglienzellen. Diese sind im Gegensatz zu den beiden anderen Photorezeptortypen über die gesamte Netzhaut verteilt.

Lichtreize treffen auf die photosensitiven Ganglienzellen in der Retina, die das Photopigment Melanopsin enthalten, und es kommt zu einer komplexen chemischen Reaktion. Die Impulse werden über den retinohypothalamischen Trakt an den Nucleus supraspachiasmaticus (SCN), die »innere Uhr«, die den Tag-Nacht-Rhythmus im menschlichen Körper steuert, übermittelt. Dort wird bei Lichtstimulation die Aktivierung der Melatoninausschüttung in der Epiphyse (Zirbeldrüse) unterdrückt (Lewy et al. 1989). Bei fehlender Lichtstimulation wird die Hemmung im SCN aufgehoben und aus der Epiphyse Melatonin ausgeschüttet. Die Ausschüttung von Melatonin wird also zentralnervös vom SCN (und auch vom Ganglion cervicale superius) gesteuert.

Zusätzlich zur Synchronisation der zirkadianen Rhythmik kann Melatonin den Schlaf einleiten (Lewy et al. 1998). Pharmakologische Studien mit der oralen Gabe von Melatonin zur Schlafinitiierung zeigten jedoch wenig Wirksamkeit bei der Behandlung von Schlafstörungen (Macchi u. Bruce 2004). Während am Tag bereits die Gabe kleiner Dosen müde machte, wurden nachts sehr hohe Melatonindosen benötigt, um überhaupt eine Wirksamkeit zu erkennen.

Integrierte Zeitinformationen vom SCN werden zu den Schlaf-Wach-Zentren des Gehirns weitergeleitet und dort durch eine komplexe Integration verschiedener endogener, aber auch sozialer und umweltbedingter Informationen zum Schlaf-Wach-Rhythmus zusammengefasst (Reid u. Zee 2009).

> **Da Licht die Produktion unterdrückt, wird Melatonin nur in der Nacht bzw. in der Dunkelheit ausgeschüttet (Czeisler et al. 1986). Das heißt, dass die Melatoninproduktion aufgrund nachteiliger Gewohnheiten, wie Lichtexposition während der Nacht, aus dem Rhythmus gebracht werden kann (Rheinberg u. Ashkenazi 2008). Dieser Sachverhalt sollte in der Psychoedukation bei Psychotherapien unbedingt besprochen werden.**

Neben den biologischen Grundlagen spielen v. a. auch gesellschaftliche Normen und Anforderungen eine entscheidende Rolle bei der Rhythmisierung der Tagesstruktur. Seit es gutes künstliches Licht gibt, ist man nicht mehr auf Tageslicht angewiesen, um aktiv zu sein. Das verschiebt bei vielen Menschen den Schlaf-Wach-Rhythmus nachhaltig und nachteilig.

Die Melatoninausschüttung wird durch den Lichteinfall in das Auge über den Tag hinweg natürlich gehemmt und kommt erst wieder mit zunehmender Dunkelheit in den Abendstunden zur Aktivierung. Mit seinem raschen Anstieg ist es schlafeinleitend und aufrechterhaltend. Um dieses natürliche Phänomen nutzen zu können, sollten Schlafphasen möglichst im Dunkeln stattfinden (Kryger et al. 2014).

Interessanterweise synchronisieren sich verschiedene Hormone, die Körpertemperatur und der Schlaf-Wach-Rhythmus in einem ungefähren

24-Stunden-Intervall. Dies erfolgt auch ohne äußere Taktgeber wie Helligkeit/Dunkelheit, Tageszeit u. a. (Cajochen 2009). Daran wird die starke genetische Verankerung des 24-Stunden-Rhythmus deutlich.

Es ist allgemein bekannt, dass der Mensch auf verschiedene visuelle, auditive oder olfaktorische Reize mit Emotionen und auch vegetativen Effekten reagiert. Licht hat nicht nur einen Einfluss auf die Steuerung des Biorhythmus, auch die Farbe des Lichts kann physiologische und psychische Prozesse, wie die Stimmung, maßgeblich beeinflussen (Rosenthal et al. 1990).

Zur Behandlung von Depressionen wird diese Erkenntnis bereits genutzt. Aufgrund intensiver Forschung ist nun auch für den Schlaf bekannt, welch großen Einfluss die verschiedenen Spektren von Licht auf den Biorhythmus haben, und die Lichttherapie wird zunehmend zur Behandlung von Schlafstörungen genutzt (Rosenthal et al. 1990).

Die Empfindlichkeit der retinalen photosensitiven Ganglienzellen verändert sich in Abhängigkeit von der Wellenlänge des Lichts. Im Jahr 2001 bestimmten die Wissenschaftler der Arbeitsgruppe um K. Thapan anhand der Unterdrückung der Melatoninausschüttung deren spektrale Sensitivität und ihr zirkadianes Wirkungsspektrum (Thapan et al. 2001).

Es ist ersichtlich, dass sich die spektrale Sensitivität im Tagesverlauf ändern. Der Kortisolspiegel unterliegt einem 24-Stunden-Rhythmus und ist am Vormittag am höchsten (Rodenbeck u. Hajak 2001). Das bedeutet, dass wir in dieser Zeit besonders stresstolerant und leistungsfähig sind. Dies kann beispielsweise beruflich gut genutzt werden, indem der Tagesrhythmus entsprechend gestaltet wird. Der genaue Rhythmus ist individuell sehr verschieden und kann beispielsweise durch chronischen Stress stark negativ beeinflusst werden, was wiederum eine Reihe anderer physiologischer und endokriner Reaktionen hervorruft (ILO 1996).

Die physiologische Ausschüttung von Kortisol erreicht ihr Minimum abends und nachts. Besonders beeindruckend sind die Arbeiten von Rodenbeck und Hajak (2001) zu diesem Thema. Die Arbeitsgruppe fand eine enge Korrelation zwischen der Konzentration des in der Zeit von 17:00–20:00 Uhr ausgeschütteten Kortisols im Speichel und der Qualität des anschließenden Nachtschlafs. Gesunde Probanden mit einem zu dieser Tageszeit erhöhten Kortisolspiegel schliefen deutlich schlechter als Personen mit einem Kortisolspiegel im Normalbereich. Bei Personen mit chronischen Schlafstörungen war der Kortisolspiegel generell erhöht.

Die Wachheit entwickelt sich über den Vormittag hinweg und findet ihren Höhepunkt in den Mittagsstunden (Zulley 1979). Dies stimmt mit dem Zwei-Prozess-Modell der Schlafregulation (▶ Abschn. 2.2.2) überein, das besagt, dass das CAS nach einem Mittagsloch wieder voll ausgebildet ist, um dem sich aufbauenden Schlafdruck entgegenzuwirken (Dijk u. Edgar 1999). Das bedeutet, dass der frühe Nachmittag eine gute Zeit ist, kognitiv anspruchsvolle Aufgaben zu lösen.

Die physiologische Veränderung der Körpertemperatur über einen 24-Stunden-Zyklus wurde sehr intensiv beforscht. Im Verlauf eines Tages folgt die Körpertemperatur einer sinusähnlichen Kurve, die ihren Tiefpunkt um 2:00 Uhr nachts und ihr Maximum am Nachmittag erreicht (Zulley 1976). Im Tierexperiment wurde gezeigt, dass dauerhafter Schlafentzug zu einer Stoffwechselentgleisung führt, die über eine Dysregulation der Körpertemperatur bei Ratten tödlich endet (Everson 1995). Beim Menschen zeigte Schlafentzug über 5–10 Tage keine schwerwiegenden psychischen oder physischen Schäden. Es folgte eine starke Müdigkeit, die es unmöglich machte, die Probanden über mehrere Minuten wach zu halten, sie schliefen unmittelbar wieder ein (Vaitl 2012). Es ist nicht bekannt, dass Menschen an dauerhaftem Schlafentzug gestorben wären, da es einen zentralen Schutzmechanismus gibt, durch den der Mensch vorher einschläft.

Wenn Personen mit Schlafstörungen also ihren sozialen/gesellschaftlichen Rhythmus mit dem natürlich vorgegeben Rhythmus synchronisieren, kann die Dynamik der Schlafstörungen abgefangen werden, und die Betroffenen können wieder gut schlafen.

Die hier dargestellten Zyklen sind nur einige Beispiele für wichtige Abläufe, die über den Biorhythmus synchronisiert werden. Es sind viele weitere Faktoren bedeutend für den Schlaf-Wach-Rhythmus, wie beispielsweise die Ernährung, körperliche und

kognitive Aktivitäten, Medikamenteneinnahme, die Komorbidität mit anderen psychischen und somatischen Erkrankungen. Der Abgleich aller beteiligten Systeme wird als synchronisierender Oszillationsprozess bezeichnet. Folglich führt ein unregelmäßiger Schlaf-Wach-Rhythmus zu einer Desynchronisation verschiedenster körperlicher Funktionen.

2.3   Diagnostik und Klassifikation

Schlafstörungen können in vielen Formen auftreten, wobei sie bei jedem Patienten eine eigene, individuelle Dynamik aufweisen.

Zuerst müssen organische Ursachen für die Symptomatik ausgeschlossen werden. Die Diagnostik von nichtorganischen Schlafstörungen an sich ist nicht schwierig. Aufgrund der Gliederung der Diagnosesysteme ICD-10 (Internationale statistische Klassifikation der Krankheiten und verwandter Gesundheitsprobleme, WHO; http://www.dimdi.de/static/de/klassi/icd-10-who/kodesuche/onlinefassungen/htmlamtl2016/index.htm) und DSM IV-TR (*Diagnostic and Statistical Manual of Mental Disorders*, APA; https://www.psychiatry.org/psychiatrists/practice/dsm) werden Schlafstörungen allerdings meist nur als Symptom zu einer anderen psychischen Störung gezählt und nicht ausdrücklich als Diagnose oder Komorbidität kodiert. Die ICD-10-GM (*German Modification*) gibt vor, dass die nichtorganische Schlafstörung nur dann als Extradiagnose vergeben werden sollte, wenn »die Schlafstörung eine der Hauptbeschwerden darstellt und als eigenständiges Zustandsbild aufgefasst wird« (Dilling u. Mombour 2013). Bislang wurden damit vorrangig die primären Schlafstörungen (nichtorganische Insomnie, nichtorganische Hypersomnie) explizit in der Diagnostik und auch in der (Psycho-)Therapie beachtet. Betroffene berichten jedoch häufig, dass neben den Symptomen einer anderen vorliegenden psychischen Störung die Schlafstörungen und die begleitende Müdigkeit das Wohlbefinden sehr belasten.

Daher wurde der Diagnosemodus im aktuellen DSM-5 an die Bedürfnisse der Betroffenen und der Behandler angepasst, indem nun die Diagnose einer psychisch bedingten Schlafstörung zusätzlich

vergeben werden kann. Die Einteilung in primäre und sekundäre Schlafstörungen fällt weg und wird von einem übergreifenden Konzept der »insomnischen Störungen« abgelöst (Riemann et al. 2011). Zudem wird der Begriff »Schlafstörungen« durch »Störungen des Schlaf-Wach-Rhythmus« ersetzt. Dies soll Behandler, die keine Experten für nichtorganische Schlafstörungen sind, sensibilisieren, diese Störungen öfter zu erkennen, zu diagnostizieren und damit auch zu behandeln (Müller 2013).

2.3.1   Nichtorganische Insomnie

Die nichtorganische Insomnie (F51 nach ICD-10-GM) umfasst Ein- und Durchschlafstörungen sowie Früherwachen. Diese Störungen müssen zur Diagnosevergabe mindestens 3-mal pro Woche über mindestens einen Monat auftreten. Betroffene klagen über eine schlechte Schlafqualität, und diese wirkt sich störend auf die soziale und berufliche Leistungsfähigkeit aus (WHO 1946). Einschlafstörungen sind durch eine verlängerte Schlaflatenz (Einschlafdauer) gekennzeichnet, die das »gesunde Maß« überschreiten. Einheitliche Zeitgrenzen für ein »gesundes Maß« sind in der Literatur nicht zu finden. In der Praxis (und auch in der vorliegenden Studie) wird von ca. 30 Minuten ausgegangen. Maßgeblich bei dieser Komponente ist der Leidensdruck der Betroffenen, der z. T. schon bei einer Einschlaflatenz von 20 Minuten beginnt. Bei Durchschlafstörungen erwachen die Betroffenen mehrfach in der Nacht und können erst verzögert wieder einschlafen. Es werden Einschlafzeiten von 2 Stunden und mehr berichtet. Kann eine Person nach nächtlichem oder deutlich zu frühem Erwachen nicht wieder einschlafen, spricht man von Früherwachen.

Auch hier gibt es keine einheitlichen zeitlichen Angaben dazu, wie lange die Einschlaflatenz bzw. das nächtliche Erwachen andauern darf oder wie viel zu früh die Person aufwachen muss, damit von einer Insomnie gesprochen werden kann. Wieder sind der Leidensdruck der Betroffenen und die sozialen Normen zu beachten. Wenn ein Betroffener beispielsweise um 8:00 Uhr morgens erwacht, obwohl er bis 11:00 Uhr schlafen wollte, kann nach sozialer

Norm nicht von einer Schlafstörung gesprochen werden. Trotzdem kann ein großer Leidensdruck vorliegen. Hinzu kommt, dass der Schlaf keine erfrischende Wirkung zeigt und dass Einschränkungen der Leistungsfähigkeit im Alltag resultieren (Dilling u. Mombour 2013).

Nichtorganische Schlafstörungen

Nichtorganische Insomnie (F51 nach ICD-10-GM)

- Insomnie als Anpassungsstörung
    - Vorübergehend
    - Als Folge eines klar definierten Ereignisses
    - Vollremission, wenn Stressor ausgeschaltet
→ Psychotherapie

- Psychophysiologische Insomnie
    - Erhöhtes Erregungsniveau
    - Dysfunktionale Kognitionen über den Schlaf
→ Psychotherapie

- Paradoxe Insomnie
    - Gekennzeichnet durch Unterschätzung der effektiven Schlafzeit
→ Psychotherapie

- Idiopathische Insomnie
    - Ähnlich psychophysiologischer Insomnie
    - Krankheitsbeginn in frühester Kindheit
    - Ursache möglicherweise genetisch/neurologisch
→ Überweisung zum Hausarzt bzw. Neurologen

- Insomnie im Rahmen psychischer Erkrankungen
    - Schlafstörungen gemeinsam mit Depressionen, Angststörungen, Manien, Schizophrenien, Essstörungen, Demenzen
    - Im Rahmen von Suchterkrankungen
→ Psychotherapie

- Inadäquate Schlafhygiene
    - Schlafstörungen aufgrund ungünstiger Gewohnheiten und Umgebungsbedingungen
→ Psychotherapie

Weitere nichtorganische Schlafstörungen (nach ICD-10 GM)

- Verhaltensbedingte Insomnie im Kindesalter
    - Schlafstörungen im Kindes- und Jugendalter
- Insomnie im Rahmen von Drogen- oder Substanzgebrauch
    - Schlafstörungen treten im Rahmen von Suchterkrankungen und durch Substanzeinnahme auf
→ Psychotherapie und Suchtberatung

- Insomnie im Rahmen einer organischen Erkrankung (wird in der ICD-10 GM unter G47.0+Grunderkrankung kodiert)
    - Schlafstörungen treten im Rahmen einer körperlichen Erkrankung und/oder von Schmerzen auf
→ Überweisung an den Hausarzt und ggf. den entsprechenden Facharzt

Nicht näher bezeichnete nichtorganische Insomnie

- F51.1 Nichtorganische Hypersomnie
- F51.2 Nichtorganische Störung des Schlaf-Wach-Rhythmus
- F51.3 Schlafwandeln
- F51.4 Pavor nocturnus
- F51.5 Albträume
- F51.8 Andere nichtorganische Schlafstörungen

■ ■ **Differenzialdiagnostik**

Wichtig ist die differenzialdiagnostische Abgrenzung zu den organischen Schlafstörungen, da einige Störungsbilder phänotypisch identisch erscheinen. Bereits an der Kodierung der jeweiligen Störungen ist erkennbar, welche in den Aufgabenbereich der Psychotherapie fallen (alle F-Diagnosen) und welche von den jeweiligen Fachärzten (G-Diagnosen) untersucht und behandelt werden sollten. In der nachstehenden Übersicht sind die von der ICSD vorgeschlagenen Klassifizierungen mit den jeweiligen Diagnosekriterien aufgeführt:

Diagnosekriterien organischer und nicht-organischer Schlafstörungen

- Schlafbezogene Atmungsstörungen = Schlafapnoe-Syndrom (G47.3)
    - Unregelmäßiges, z. T. lautes Schnarchen
    - Atempausen (Aussetzer) während des Schlafes
    - Unruhiger und nichterholsamer Schlaf
    - Abruptes Aufwachen mit Atemnot
    - Vigilanz am Tage; Wahrscheinlichkeit, in Situationen der Ruhe einzuschlafen deutlich erhöht
    → Überweisung in ein Schlaflabor

- Hypersomnien zentralen Ursprungs = Narkolepsie (G47.4); erhöhte Tagesschläfrigkeit mit unbezwingbaren Einschlafattacken
    - Plötzlich auftretender Verlust des Muskeltonus (eines einzelnen oder aller Muskeln)
    - Schlaflähmung (Bewegungshemmung nach dem Aufwachen)
    - Halluzinationen beim Einschlafen bzw. Aufwachen
    - Nächtliche Durchschlafstörung
    → Medikamentöse Therapie durch den Neurologen

- Zirkadiane Schlaf-Wach-Rhythmus-Störungen = nichtorganische Störung des Schlaf-Wach-Rhythmus (F51.2)
    - Typische Insomniebeschwerden
    - plus starker Drang, am Tage zu schlafen
    - Effektive Schlafzeit innerhalb von 24 h geringer
    - Tritt häufig auf bei Schichtarbeitern und Jetlag und bei Personen ohne täglichen Taktgeber (z. B. Langzeitarbeitslose, Studenten)
- Parasomnien
    - Bewegung bis zum Herumlaufen während des Schlafens = Schlafwandeln (F51.3)
    - Abruptes (Teil)Erwachen, z. T mit aggressiven Handlungsimpulsen = Pavor nocturnus (F51.4)
    - Realistisch erscheinende Träume mit Angsterleben, die im Zusammenhang mit anderen Schlafstörungen, v. a. mit anderen Parasomnien auftreten können = Albträume (F51.5)

- Schlafbezogene Bewegungs-störungen = Restless-Legs-Syndrom (G25.8)
    - Gekennzeichnet durch Missempfindungen in den Beinen (ggf. auch Armen), wenn diese zur Ruhe kommen, meist abends
    - Führt zu Einschlafproblemen
    → Überweisung zum Neurologen; progressive Muskelrelaxation (PMR)

- Isolierte Symptome und Normvarianten
- Sonstige nicht eindeutig zuordenbare Schlafstörungen

ICSD-2 ist aufgrund differenzierter Aussagen über Ursachen und Erscheinungsbild der Symptome für die Therapie der Schlafstörungen am besten geeignet. Damit können nicht nur die auftretenden Symptome behandelt, sondern es kann auch auf die Ursachen der Schlafstörungen eingegangen werden.

2.3.2 Nichtorganische Hypersomnie

Die Hypersomnie (F51.1) ist im Gegensatz zur Insomnie mit einer deutlich verlängerten Schlafdauer oder einer erhöhten Schlafneigung verbunden, die organisch nicht erklärbar ist. Von einer Hypersomnie ist auch dann die Rede, wenn der Betroffene große Schwierigkeiten hat, nach dem Schlafen in den Wachzustand zu gelangen. Die nichtorganische Hypersomnie tritt häufig in Verbindung mit depressiven Störungen auf.

2.3.3 Nichtorganische Störung des Schlaf-Wach-Rhythmus

Bei der nichtorganischen Störung des Schlaf-Wach-Rhythmus (F51.2) sind die Schlaf- und Wachphasen des Betroffenen tageszeitlich so verschoben, dass sie mit dem sozialen Rhythmus kollidieren und zu Leidensdruck führen. Es ist ebenfalls möglich, dass der Schlaf stark fragmentiert ist und zu jeder Tages- und Nachtzeit Schlaf- oder Wachphasen auftreten. Betroffene können sowohl spezifische Symptome der Insomnie als auch der Hypersomnie schildern.

2.3.4 Schlafwandeln (Somnambulismus)

Personen, die vom Schlafwandeln (F51.3) betroffen sind, verlassen das Bett, während sie schlafen. Sie befinden sich zu diesem Zeitpunkt in einer veränderten Bewusstseinslage. Es ist möglich, dass diese Personen ansprechbar erscheinen und adäquat reagieren, oder sie sind gar nicht ansprechbar und handeln ungewöhnlich. Nach dem Erwachen können sich die meisten Betroffenen nicht an ihren nächtlichen Ausflug erinnern.

Als Ursache des Schlafwandels wird eine unzureichende Hemmung im Thalamus vermutet. Diese Hemmung ist dafür verantwortlich, dass äußere Reize vom Schlafenden abgeschirmt werden und imaginative Traumbilder nicht in tatsächliche Muskelbewegungen oder Sprache umgewandelt werden. Bei Kindern ist das ZNS noch nicht vollständig ausgebildet, und diese Schlafstörung tritt deutlich häufiger bei Kindern als bei Erwachsenen auf. Betroffene klagen nach den Nächten, in denen sie schlafgewandelt sind, über verstärkte Müdigkeit, Erschöpfung, mangelnde Konzentration und ein schlechteres Gedächtnis. Daneben leiden die Betroffenen häufig unter der Angst, während des Schlafwandelns etwas Gefährliches oder Peinliches zu tun.

2.3.5 Pavor nocturnus

Pavor nocturnus (Schlafterror) (F51.4) ist gekennzeichnet durch einen stark angstgeprägten Nachtschlaf mit heftigen Bewegungen (wie im Kampf, bei der Flucht etc.). Betroffene schrecken meist mit einem Initialschrei auf und können sich nur an wenige Traumbilder erinnern. Nach dem Erwachen fällt die erste Orientierung im Hier und Jetzt zunächst schwer.

2.3.6 Albträume

Albträume (bzw. Alpträume) (ICD-10; F51.5; DSM IV; 307.47) sind gekennzeichnet durch ein sehr reales, bildhaftes und detailreiches Traumerleben mit großer Angst. Oft werden gleiche oder ähnliche Inhalte wiederholt geträumt. Derartige Träume werden von den Betroffenen als sehr belastend empfunden. Sie können zudem mit einer erhöhten Erwartungsangst vor dem Schlafengehen einhergehen. Nach dem Erwachen sind die Betroffenen schnell orientiert und ansprechbar.

2.4 Störungswahrnehmung

Betroffene berichten vorranging von einem sehr unangenehmen Gefühl des schlechten Schlafens an sich. Als besonders belastend werden lange Einschlafzeiten, häufiges nächtliches Erwachen mit teilweise deutlich verzögerten Wiedereinschlafzeiten, ein starkes Unruhegefühl und Unwohlsein im Bett empfunden. Je nach Art der Schlafstörung sprechen die Patienten von stark angstauslösenden Albträumen bzw. von einer ausgeprägten Angst vor dem Zubettgehen oder dem Wiedereinschlafen.

Schlafstörungen äußern sich tagsüber in Form von Erschöpfung, Müdigkeit, subjektiv empfundener herabgesetzter Leistungsfähigkeit, Gedächtnis- und Konzentrationsdefiziten. Untersuchungen haben jedoch gezeigt, dass auch Personen mit Schlafstörungen durchschnittliche bis überdurchschnittliche Ergebnisse in kognitiven Testungen erreichen können. Lediglich bei Aufgaben, bei denen eine lange Konzentrationsspanne nötig ist, schneiden schlafgestörte Personen schlechter ab als gesunde Kontrollpersonen.

> **Häufig unterschätzen Personen mit Schlafstörungen ihre effektive Schlafzeit deutlich.**

2.5   Epidemiologie und Ätiologie

Fast jeder zweite Allgemeinarztpatient berichtet über Schlafstörungen. Ungefähr ein Viertel der deutschen Bevölkerung leidet unter länger anhaltenden Insomnien, den häufigsten Schlafstörungen. Nur die Hälfte der von Insomnien Betroffenen wird erkannt, und wiederum lediglich die Hälfte der Patienten mit dieser Diagnose erhalten eine Therapie, meist mit Naturheilmitteln, Hypnotika, Sedativa und Antidepressiva. Psychotherapie wird nur selten angewendet (Wittchen et al. 2001).

Die Häufigkeitsangaben internationaler Studien für Insomnien schwanken zwischen 4% und 26% (Ohayon 2011), wobei weniger als 20% der von Insomnien Betroffenen korrekt diagnostiziert werden. In der aktuellen Primärstudie von Schlack et al. (2013) berichteten über 40% der Befragten über Schlafstörungen. Bei ca. einem Drittel der untersuchten Personen lagen klinisch relevante Ein- und Durchschlafstörungen vor. Insgesamt konnte eine Punktprävalenzrate für Insomnien für Deutschland von ca. 5,7% aufgedeckt werden. Dabei waren Frauen doppelt so häufig betroffen wie Männer. Von diesen 5,7% sucht wiederum nur ca. ein Drittel der Betroffenen einen Arzt oder anderen Behandler auf (Schlack et al. 2013). Viele Schlafstörungen bleiben also unbehandelt.

Zudem existiert mit einer Prävalenzrate von 75% eine hohe Komorbidität mit anderen psychischen und somatischen Störungen (Roth 2007).

Die schwankenden Häufigkeitsangaben liegen v. a. an den Kriterien zur Erfassung der einzelnen Schlafstörungen.

Schlafstörungen sind meist chronische psychische Erkrankungen mit enormen Belastungen. Das DSM-5 sieht erstmals vor, eine Schlafstörung bei deutlicher Ausprägung zusätzlich zu anderen psychischen Störungen wie Depression, Angststörungen etc. zu kodieren (Riemann et al. 2011). Dies ermöglicht künftig eine bessere Erfassung der Schlafstörungen und somit auch mehr Beachtung bei der Therapieplanung. Bislang wurde die Symptomatik der Schlafstörungen in der Psychotherapie zwar angestoßen, aber nur selten gezielt behandelt.

Je nach Art und Dynamik der Schlafstörung ist die Entstehung sehr individuell. Es zeigte sich jedoch, dass viele Betroffene den Beginn ihrer Schlafstörung an ein Ereignis oder eine besonders stressige Zeit koppeln können. Der Körper signalisiert mit der Schlafstörung Überlastung. Besonders paradox erscheint dies bei Insomnie: Trotz Vielbeschäftigung am Tag und ausreichender Ermüdung gelingt es nicht, abends einzuschlafen. Die Schlafstörung – sei es eine Insomnie, eine Hypersomnie oder auch eine Parasomnie – wird oft begleitet durch typische Symptome einer Anpassungsstörung oder akuten Belastungsreaktion in Form von depressiver Verstimmung, Ängsten, Sorgen, Freudverlust, Antriebsmangel, sozialem Rückzug, Unruhe und Anspannung. Diese akuten Reaktionen auf besondere Ereignisse münden nicht selten in depressive Episoden, die persistieren oder wiederkehren können.

Ein weiterer typischer Ausgangspunkt von Schlafstörungen ist chronische Überforderung. Diese kann beruflicher oder auch privater Natur sein. Aufgrund der Dauerbelastung ist der Kortisolspiegel chronisch erhöht. Dies führt zu teilweise sehr massiven Schlafstörungen.

Sich zu sorgen und Gedanken zu machen, sind die am häufigsten berichteten Schlafräuber. Wie bereits dargestellt, erhöht das Sich-Sorgen und Grübeln den Muskeltonus. Dies führt zur körperlichen Anspannung. Zum Einschlafen ist jedoch ein entspannter Wachzustand nötig. Sobald der Betroffene nachts erwacht, setzten oft automatisch und z. T. auch unbewusst die gewohnten Grübelgedanken ein. Dies führt zu einem raschen Anstieg der Körperspannung und macht ein zügiges Wiedereinschlafen unmöglich.

Durch dysfunktionale Verhaltensweisen, wie z. B. Licht anmachen, essen oder sich darüber ärgern, nun wieder nicht schlafen zu können, werden die abendlichen bzw. nächtlichen Wachphasen noch verstärkt.

Betroffene, die schon länger unter Schlafstörungen leiden, fürchten sich oft bereits vor dem Zubettgehen. Diese Erwartungsangst vor einer schlaflosen Nacht oder längeren nächtlichen Wachphasen erhöht den Muskeltonus und sorgt für ein Unruhegefühl und Anspannung. Das wiederum verhindert den entspannten Wachzustand, der nötig ist, um in den Schlaf zu finden.

Schichtarbeit geht, angepasst an die jeweilige Arbeitszeit, mit einer Verschiebung des Schlaf-Wach-Rhythmus einher. Besonders kritisch ist es, wenn Betroffene ausschließlich in Nachtschichten arbeiten, wie beispielsweise Angestellte von Sicherheitsdiensten. Auch wenn ein gleichmäßiger Schlafrhythmus am Tag möglich wäre, würde dies starke Verschiebungen im Hormon- und Neurotransmitterhaushalt geben, denn der Mensch ist tagaktiv und kein »Nachttier«.

Streit und Ärger bedingen sehr oft schlaflose Nächte. Dies liegt an der erhöhten Körperspannung, die diese emotional sehr aufwühlenden Zustände mit sich bringen. Jedoch auch Verliebtsein oder (Vor-) Freude kann das Einschlafen stark erschweren. Positive Lebensereignisse können ebenfalls Stress für die Psyche darstellen.

> **Jede Art von intensiven Gefühlen kann schlaflose Nächte mit sich bringen. Handelt es sich nur um vorübergehende Zustände, die nur eine gewisse Zeit lang bestehen, ist das kein Problem, und ein gesunder Mensch kann sie gut verkraften. Vorsicht ist jedoch geboten, wenn sich diese Gefüge chronifizieren.**

Hat ein Mensch Schmerzen, kann er nicht oder nur sehr schlecht schlafen. Aus Schlafstadium 3, also dem Tiefschlaf, kann nur ein Schmerzreiz erwecken. Folglich können Schmerzen Betroffene aus jeder Phase des Schlafes herausreißen bzw. von vornherein gar nicht erst in den Schlaf finden lassen. Analog zu den Schlafstörungen können auch Schmerzen chronisch werden. Schlaflosigkeit wiederum kann das Schmerzempfinden verstärken. Diese Beeinträchtigungen bedingen sich dann gegenseitig und erhalten sich gegenseitig aufrecht.

Die meisten Betroffenen bemerken sehr schnell, dass sie leichter in den Schlaf finden und diesen auch besser aufrechterhalten können, wenn sie abends ein »Bierchen« oder ein »Gläschen Rotwein« trinken. Es spricht nichts dagegen, dies gelegentlich und v. a. zum Genuss zu tun. Alkohol bewirkt zwar tatsächlich einen schnelleren Übergang vom Wachzustand in den Schlaf, er unterdrückt jedoch weitgehend den Tiefschlaf, zerstört also die Schlafarchitektur und begrenzt somit die Erholungsfunktion des Schlafes. Alkohol gezielt als Einschlafhilfe einzusetzen, erhöht sehr deutlich das Risiko für eine Abhängigkeitserkrankung, denn Alkohol ist eine Substanz, die körperlich abhängig macht. Das bedeutet, dass bei regelmäßigem Gebrauch eine Toleranzentwicklung stattfindet: entweder wirkt der Alkohol dann überhaupt nicht mehr, oder die Betroffenen benötigen deutlich mehr Alkohol, um die gleiche Wirkung zu erzielen. Ähnlich verhält es sich mit Substanzen wie Marihuana und anderen Drogen und mit Schlafmitteln.

Schlafräuber Nummer 1 sind Kinder. Besonders belastend sind meist die ersten beiden Jahre, da Kinder einen sehr fragmentierten Schlaf haben. Manche Kinder schlafen relativ zügig durch, es gibt jedoch auch Kinder, die noch länger häufiger nachts erwachen, etwas trinken möchten oder einfach Nähe brauchen. Wenn diese erste Zeit überstanden ist, schließen sich Kinderkrankheiten und Albträume an. Es folgt die Pubertät der Kinder mit Sorgen, die den Eltern ihren Schlaf rauben.

Schlafstörungen beeinflussen das gesamte Leben maßgeblich, sodass kein entspannter Umgang mit dem Thema Schlaf mehr möglich ist. Häufig drehen sich die meisten Gedanken der Betroffenen darum, und viele alltägliche Verhaltensweisen werden darauf ausgerichtet. Beispielweise trinken viele Personen mit Schlafstörungen überhaupt keinen Kaffee oder Tee mehr, sie schlafen getrennt vom Partner, nehmen morgens keine Termine wahr, gehen abends nicht mehr aus, und sie planen unverhältnismäßig viel Zeit für das Bett ein, um insgesamt auf die entsprechende Schlaf- und Erholungsmenge zu kommen. Sie fahren nur ungern oder selten in Urlaub, übernachten ohnehin ungern auswärts, da sie dort nicht ihre gewohnten nächtlichen Rituale ausführen können.

Auffällig ist häufig eine nahezu pathologische Informationssuche nach allen Artikeln, Sendungen, Webseiten, Zeitungen und Büchern, die sich zum Thema Schlaf und Schlafstörungen finden lassen. Der ständige Gedanke an den Schlaf ist ein stark aufrechterhaltender Faktor der Störung, ganz im Gegensatz zu dem Motto: »Weg vom Schlaf ist hin zum Schlaf« (Crönlein 2010).

Störende Einflüsse von außen können den Schlaf massiv beeinflussen. Infrage kommen Lärm, Licht, Wärme, stickige Luft, eine schlechte Matratze oder auch Juckreiz und Harndrang.

Der Schlaf ist ein sehr sensibles Konstrukt. Störungen oder Überforderungen im Alltag zeichnen sich häufig zuerst im Schlaf ab. Da ein erholsamer Schlaf dringend nötig ist, um tagsüber leistungsfähig und fit zu sein, muss dieser funktionieren. Solange das so ist, verschwenden die wenigsten Menschen Gedanken an den Schlaf. Erst wenn der Schlaf nicht mehr erholsam ist, setzt ein deutlicher Leidensdruck ein.

2.6 Pharmakotherapie

Nichtorganische Schlafstörungen werden in den meisten Fällen von Hausärzten, Psychiatern, Neurologen oder anderen Fachärzten medikamentös mit Hypnotika behandelt. Eine pharmakologische Behandlung von Schlafstörungen hat den Vorteil, dass die Symptome meist sicher reduziert werden können und eine Wirkung eintritt. Medikamente können jedoch die Ursache nichtorganischer Schlafstörungen nicht beheben, zudem kann die Behandlung nicht beliebig lange fortgesetzt werden. Nach Absetzen der medikamentösen Therapie kann sich die Symptomatik sogar verschlimmern. Insofern ist abzuwägen, inwiefern eine pharmakologische Behandlung angebracht und sinnvoll ist und ob der zu erwartende Nutzen das mögliche Risiko übersteigt.

Unter dem Begriff Hypnotika werden verschiedene Arzneimittel zusammengefasst, die als Schlafmittel eingesetzt werden. Er handelt sich um einen Sammelbegriff für alle Wirkstoffgruppen und pharmakologischen Behandlungsansätze von Schlafstörungen. Gemeinsames Merkmal ist, dass sie den Schlaf günstig beeinflussen, ihn also in den meisten Fällen einleiten und aufrechterhalten sollen. Es steht eine Vielzahl von Arzneimitteln zur Verfügung:

> **Hypnotika – Substanzgruppen**
> - Benzodiazepinhypnotika
> - Benzodiazepinähnliche Substanzen (Non-Benzodiazepinhypnotika, Benzodiazepinrezeptoragonisten oder »Z-Substanzen«)
> - Antidepressiva
> - Antipsychotika (Neuroleptika)
> - Antihistaminika
> - Pflanzliche Präparate (Phytopharmaka)

Es muss ein Präparat ausgewählt werden, das die aktuellen Beschwerden des Patienten auffängt und dessen Nebenwirkungen möglichst gering sind bzw. sich so wenig nachteilig wie möglich auswirken (Hajak u. Riemann 2008). Hypnotika verringern zwar aktuell und zumeist zügig den Leidensdruck und die Symptomatik der Betroffenen, sie wirken sich aber nicht nachhaltig auf die Ursache der nichtorganischen Schlafstörung aus. Die medikamentöse Behandlung bringt oft weitere Nachteile mit sich wie

- Toleranzentwicklung,
- Abhängigkeitsrisiko und
- Überhangeffekte (Hang-over-Effekte).

Je nach Indikation und Nebenwirkungsprofil schlagen Hajak und Rüther (1995) »ideale« Schlafmittel zur Behandlung von Insomnien vor. Eine medikamentöse Therapie der Insomnie sollte möglichst erst nach Ausschöpfen nichtpharmakologischer Verfahren begonnen werden (Benkert. u. Hippius 2014). Andere Publikationen weisen darauf hin, dass »Schlafmittel keine kausale Therapie darstellen« (Stuck et al. 2009, S. 101) und grundsätzlich mit nichtmedikamentösen Verfahren kombiniert werden sollten. Dabei liegen die Vorteile bei Benzodiazepinen und Non-Benzodiazepinen v. a. in einem raschen und sicheren Wirkungseintritt. Die Nachteile, d. h. Toleranzentwicklung und Abhängigkeitspotenzial, überwiegen jedoch (Hajak u. Rüther 1995). Antidepressiva und Antipsychotika, die schlafanstoßend wirken, zeigen keine derart rasche und sichere Wirkung, sie bringen jedoch auch keine Toleranzentwicklung und kein Abhängigkeitsrisiko mit sich. Es ist aber zu beachten, dass diese Präparate intensiv auf den Neurotransmitterhaushalt wirken und neben einer schlafanstoßenden Funktion auch die Stimmung und die Wahrnehmung des Betroffenen beeinflussen.

Die meisten Hypnotika setzen am Orexinsystem an. Dieses spielt bei der Schlaf-Wach-Regulation im ZNS eine wesentliche Rolle. Unterschieden werden Orexin 1 und Orexin 2. Diese Neuropeptid-Hormone werden im Hypothalamus gebildet. Sie regulieren sowohl den REM- als auch den NREM-Schlaf. Bei Orexinmangel kommt es zu Müdigkeit bis hin zur Narkolepsie. Orexin ist außerdem an Stoffwechselerkrankungen wie Diabetes mellitus, Anorexie oder Adipositas beteiligt (Hungs u. Emmanuel

2001). Es konnten auch Zusammenhänge mit der Alkoholabhängigkeit nachgewiesen werden.

Daneben wird der Tiefschlaf von GABA (γ-Aminobuttersäure) über Komponenten des monoaminergen aufsteigenden Systems gesteuert. Mit einer Projektion hemmt dieses System histaminerge Hirnstrukturen, die Wachheit fördern. Somit kann pharmakologisch sowohl über das GABAerge als auch das histaminerge System Einfluss auf den Schlaf genommen werden.

Wie bei vielen psychischen Störungen ist bei den nichtorganischen Schlafstörungen die HPA-Achse (Hypothalamus-Hypophysen-Nebennieren-Achse) von Bedeutung. Hier beeinflussen sich das schlafverhindernde Kortikotopin-Releasing-Hormon und das schlaffördernde Growth-Hormone-Releasing-Hormon gegenseitig. Beide steuern die Freisetzung des Hormons Kortisol (zur Herstellung von Leistungsfähigkeit und Stressresistenz) sowie des Wachstumshormons. Daher wird noch immer die Hypothese gehalten, dass zu wenig Schlaf Kinder im Wachstum hemmt. Wenn die Balance dieser beiden Releasing-Hormone und somit auch der Folgehormone aus dem Gleichgewicht gerät, wird der Schlaf nachhaltig beeinträchtigt. Somit kann durch eine pharmakologische Wiederherstellung des Gleichgewichts positiv auf den Schlaf eingewirkt werden.

Allen Hypnotika gemeinsam ist die Beeinflussung der Schlafarchitektur auf mehr oder weniger invasive Art. Mit der Manipulation der Schlafarchitektur hat der menschliche Körper nicht mehr die Möglichkeit, alle nächtlichen Prozesse zur Regeneration, Kalibration sowie zum Auf- und Abbau verschiedener Strukturen, Zellen und Gewebe optimal zu durchlaufen. Das bedeutet, dass alle Vorgänge, die tagsüber nicht ablaufen, weil durch das wache Bewusstsein die Kapazitäten dafür fehlen, unter Hypnotika nachts gar nicht oder nur eingeschränkt stattfinden können. Daher berichten viele Betroffene trotz messbarem Schlaf keine ausreichende Entmüdungswirkung.

Es gibt die Möglichkeit, kürzer wirksame Arzneimittel einzusetzen, die nur bei Einschlafstörungen sinnvoll sind. Diese Präparate verkürzen die Einschlaflatenz und zerstören nicht die Schlafarchitektur, sodass viele Prozesse, die ausschließlich oder vorrangig im Schlaf stattfinden, trotzdem ablaufen können.

Für die kurzzeitige Behandlung schwerer Schlafstörungen schlagen Hajak und Mitarbeiter (Hajak u. Rüther 1995) Benzodiazepin- oder Non-Benzodiazepinhypnotika vor. Da diese ein hohes Abhängigkeitsrisiko mit Toleranzentwicklung aufweisen, werden für eine längere Behandlung eher sedierende Antihistaminika und Antidepressiva empfohlen. Phytopharmaka wie Baldrian oder Hopfen sind »harmlos« und zeigen ein geringes Nebenwirkungsprofil, sie sind allerdings meist nicht ausreichend wirksam. Insgesamt liegen derzeit keine ausreichenden Daten für eine Langzeitbehandlung mit Hypnotika vor.

Am besten ist die Wirksamkeit verschiedener Psychopharmaka zur Behandlung von Insomnien untersucht. Die medikamentöse Behandlung von Albträumen, Schlafwandeln und Pavor nocturnus (Parasomnien) wurde vorwiegend in Fallstudien berichtet; es gibt nur sehr wenige verwertbare klinische Studien. Einige Präparate zeigten Wirksamkeit, die Ergebnisse konnten jedoch in kontrollierten klinischen Studien nicht repliziert werden. Da die Parasomnien generell schwer behandelbar, sehr individuell ausgeprägt und mit einem hohen Leidensdruck der Betroffenen verbunden sind, werden im Folgenden die dargestellten Präparate auch für diese Störungen bewertet.

> **Generell gilt, dass Hypnotika kontinuierlich nicht länger als 4 Wochen eingesetzt werden sollten.**

Bei intermittierenden Schlafstörungen ist die Einnahme von Hypnotika in 4–6 Nächten pro Monat vertretbar (Benkert u. Hippius 2014). Es sollte immer mit einer niedrigen Dosis begonnen werden und so lange aufdosiert werden, bis ein sicherer Eintritt und eine genügende Aufrechterhaltung des Schlafes stattfinden. Dabei sollten nicht verschiedene Schlafmittel kombiniert werden. Bei älteren Patienten ist meist eine geringere Dosis anzuraten.

2.6.1 Benzodiazepinhypnotika

Benzodiazepinhypnotika (◻ Tab. 2.1) wurden in der Vergangenheit als »Schlafmittel der ersten Wahl« eingestuft (Parkes 1985). Je nach Wirkstoff und Dosierung wirken Benzodiazepine entspannend und

⬛ Tab. 2.1 Charakteristika der Benzodiazepinhypnotika

Indikationen	Zugelassen zur Kurzzeitbehandlung von Schlafstörungen
Kontraindikationen	Bei generell erhöhter Suchtvulnerabilität und bestehenden Abhängigkeitserkrankungen, Allergie gegen einen Inhaltsstoff, Schlafapnoe-Syndrom, Atem- und Leberinsuffizienz, Glaukom
Vorteile	Schneller und sicherer Wirkungseintritt, große therapeutische Breite
Nachteile	Auch in geringer Dosierung schnell abhängigkeitserzeugend, fördert den Rebound-Effekt, Veränderung der Schlafarchitektur
Wichtige Nebenwirkungen	Sedierend, Überhangeffekte, erhöhte Tagesmüdigkeit, Defizite in der kognitiven Leistungsfähigkeit, verlängerte Reaktionszeiten, evtl. Angstzustände oder Amnesien, Absetzsymptomatik, Muskelhypotonie, Ataxie und nächtliche Stürze, Kopfschmerzen, Appetenzverlust, Missbrauchs- und Abhängigkeitspotenzial
Wirkprinzip	Vermitteln eine Steigerung der Affinität für GABA an $GABA_A$-Rezeptoren, somit wird die inhibitorische Wirkung von GABA im ZNS verstärkt und der Tiefschlaf gefördert
Anwendungsempfehlungen	Kurzzeitig und bei Bedarf, sorgfältige Risiko-Nutzen-Abwägung, v. a. bei älteren Patienten
Therapieziel	Schnelle und kurzfristige Symptomlinderung

schließlich auch schlafbahnend. Bei akuten Belastungsreaktionen, die eine sichere und schnelle Entspannung des Organismus notwendig machen, sind auch heute Benzodiazepine die Medikamente der Wahl. Für eine längerfristige Anwendung zur Behandlung von Schlafstörungen sind sie jedoch nicht geeignet, da zügig eine Toleranzentwicklung eintritt und ein hohes Abhängigkeitsrisiko besteht.

Benzodiazepinhypnotika stellen einen stabilen und scheinbar tiefen Schlaf mit deutlich weniger Unterbrechungen her. Sie verlängern somit die effektive Schlafzeit und die Schlafeffizienz. Sie können jedoch auch den Anteil an Tief- und REM-Schlaf verringern (Borbély et al. 1981) und beeinflussen bzw. zerstören demnach die natürliche Schlafarchitektur. Somit ist es möglich, dass verschiedene Funktionen des Schlafes, wie Gedächtnisbildung und Emotionsregulation, trotz phänotypischem Schlaf nicht erfüllt werden können. Auch in der Folgenacht ohne vorherige Einnahme eines Benzodiazepins kann die Nachwirkung bemerkbar bleiben. Vereinzelt wurden auch paradoxe Reaktionen beobachtet, d. h., trotz Einnahme eines Benzodiazepins ist kein Schlaf eingetreten, und die Patienten blieben ganze Nacht wach. Zudem ist zu beachten, dass sich Insomnien nach dem Absetzen von Benzodiazepinen deutlich

verstärken können. Beim Einsatz von Benzodiazepinen ist daher eine sorgfältige Risiko-Nutzen-Abwägung vorzunehmen. Zur Behandlung chronischer Schlafstörungen sind Benzodiazepine eher ungeeignet. Die Methode der Wahl bei chronischen Schlafstörungen ist Psychotherapie (Quasem et al. 2016).

Unterschieden werden ultrakurz-, kurz- und langwirksame Benzodiazepine. Als Kompromiss wurden zusätzlich mittellang wirksame Präparate entwickelt. ⬛ Tab. 2.2 gibt eine Übersicht über häufig eingesetzte Präparate.

2.6.2 Barbiturate

Barbiturate galten viele Jahrzehnte lang als Schlafmittel der Wahl. Heute sind sie, bis auf wenige Ausnahmen, in Deutschland und der Schweiz nicht mehr als Schlafmittel zugelassen. Sie werden zur Einleitung und Aufrechterhaltung von Narkosen eingesetzt. Im Gegensatz zu Benzodiazepinhypnotika wirken Barbiturate nicht nur schlafanstoßend, sondern schlaferzwingend. Paradoxe Reaktionen unter Barbituraten sind daher nicht möglich.

Gründe für den Wegfall als Schlafmedikament sind das schwer kontrollierbare und hohe Risiko des

◘ Tab. 2.2 Häufig eingesetzte Benzodiazepinhypnotika (Auswahl)

Präparat	Wirkstoff	Äquipotente Dosierung (mg/Tag)	$t_{1/2}$ (h)
Flunibeta, Fluninoc, Flunitrazepan	Flunitrazepam	0,5–2	17–27
Loretam, Lormetazepam acis, Lormetazepam AL	Lormetazepam	0,5–2	8–14
Eatan N, Mogadan Nitrazepam AL	Nitrazepam	2,5–5	18–30
Norkotral Tema, Planum	Temazepam	10–20	5–13
Halcion	Triazolam	0,125–0,25	1,5–5

$t_{1/2}$ Halbwertszeit.

◘ Tab. 2.3 Charakteristika der Non-Benzodiazepinhypnotika

Indikationen	Zugelassen zur Kurzzeitbehandlung von Schlafstörungen mit bedeutsamem Schweregrad
Kontraindikationen	Pathologische Muskelschwäche, Schlafapnoe-Syndrom, Atemschwäche
Vorteil	Schneller und sicherer Wirkungseintritt
Nachteile	Abhängigkeitspotenzial, Beeinflussung der Schlafarchitektur
Wichtige Nebenwirkungen	Erhöhte Tagesmüdigkeit, Kopfschmerzen, Sehstörungen, Amnesien, Unruhe, Reizbarkeit, Sinnestäuschungen, Wahnvorstellungen
Wirkprinzip	GABA-Agonist, erhöht die Bindungsfreudigkeit an GABA-Rezeptoren, das ARAS wird gehemmt und Tiefschlaf gefördert
Anwendungsempfehlung	Kurzzeitig
Therapieziel	Schnelle und kurzfristige Symptomlinderung

GABA γ-Aminobuttersäure, *ARAS* aufsteigendes retikuläres Aktivierungssystem.

Einsatzes von Barbituraten. Sie weisen sehr lange Halbwertszeiten auf und erfordern oft ein Gegenpräparat, um wieder Wachheit herstellen zu können. Zudem besteht die Gefahr einer Atemlähmung, die zum Tod führen kann. Barbiturate wurden oft missbräuchlich bei suizidalen Handlungen benutzt.

Prominente Beispiele für Todesfälle im Zusammenhang mit Barbituraten sind Marylin Monroe und Judy Garland.

Heute werden Barbiturate in der Sterbehilfe angewendet, da damit ein angenehmer Übertritt vom Wachzustand in den Schlaf und schließlich in den Tod möglich ist.

2.6.3 Non-Benzodiazepinhypnotika

Die neueren Non-Benzodiazepinhypnotika (◘ Tab. 2.3) haben ebenso wie Benzodiazepinhypnotika einen sicheren Wirkungseintritt. Sie unterscheiden sich strukturell von diesen, setzen jedoch an denselben Rezeptoren an. Als GABA-Rezeptoragonisten verstärken sie die inhibitorische Wirkung von GABA im ZNS. Das aufsteigende retikuläre Aktivierungssystem (ARAS) wird gehemmt und der Tiefschlaf gefördert. Dabei haben neuere Hypnotika ein deutlich geringeres Abhängigkeitspotenzial, da die Toleranzentwicklung langsamer verläuft

◘ **Tab. 2.4** Häufig eingesetzte Non-Benzodiazepinhypnotika (Auswahl)

Präparat	Wirkstoff	Äquipotente Dosierung (mg/Tag)	$t_{1/2}$ (h)
Stilnox, Bikalm, Zolpidem	Zolpidem	5–10	5–2,5
Espa-dorm, Somnosam, Optidorm, Ximovam, Zopiclodura, Zopiclon	Zopiclon	7,5	2–6
Sonata	Zaleplon	5–20	1–1,5

$t_{1/2}$ Halbwertszeit.

als bei Benzodiazepinen, und sie weisen eine geringere muskelentspannende Wirkung auf. Nach heutigem Stand der Wissenschaft stellen sie die Mittel der Wahl zur pharmakologischen Behandlung von Insomnien dar. Die Präparatenamen beginnen mit »Z« (Zaleplon, Zolpidem und Zopiclon), weshalb die Non-Benzodiazepinhypnotika auch »Z-Substanzen« genannt werden.

In ◘ Tab. 2.4 sind die gebräuchlichen Non-Benzodiazepinhypnotika aufgeführt.

2.6.4 Anxiolytika

Als Anxiolytika werden angstlösende Substanzen bezeichnet. Benzodiazepinanxiolytika sind die Hauptvertreter, da sie eine muskelentspannende und sedierende Wirkung aufweisen. Früher wurden derartige Substanzen auch Tranquilizer genannt, da sie beruhigend auf den Organismus wirken. Haupteinsatzgebiet ist die Therapie von Angststörungen, in der sie nur begleitend zu einer Psychotherapie eingesetzt werden sollten.

In der Therapie von nichtorganischen Insomnien werden Anxiolytika vermittelnd zur Förderung der somatischen Entspannung eingesetzt. Vorrangiges Ziel ist es also, einen entspannten Wachzustand hervorzurufen, der zwingend notwendig ist, um in den Schlaf zu finden. Gezielt werden Anxiolytika zur Unterstützung der Therapie von Albträumen verordnet. Sie bewirken eine REM-Schlaf-Suppression und verhindern somit intensives und ausgiebiges Träumen. Dies kann nur bedingt und begrenzt erfolgen, da Träume eine wichtige Rolle bei der Gedächtnisbildung und der Emotionsregulation spielen. Wird der REM-Schlaf dauerhaft unterdrückt, sind die Betroffenen emotional instabil, leicht reizbar, und sie weisen deutliche Gedächtnisdefizite auf. Träume haben eine wichtige Funktion, und ihre Unterdrückung ist nicht ausschließlich vorteilhaft. Daher sollte mithilfe einer Psychotherapie die Ursache der Albträume analysiert und möglichst behoben werden.

Darüber hinaus gibt es im Bereich der Anxiolytika weitere Wirkstoffgruppen, die bei nichtorganischen Schlafstörungen verordnet werden können, wie beispielsweise: Pregabalin, Buspiron, Opipramol oder verschiedene Phytopharmaka, deren Wirkung auf einer Entspannungswirkung durch Muskelrelaxation beruhen.

Eine sehr positive Eigenschaft von Anxiolytika ist die positive Beeinflussung von Schmerzen.

2.6.5 Antidepressiva

In den vergangenen Jahren hat sich der Einsatz von sedierenden Antidepressiva (◘ Tab. 2.5) in der Therapie chronischer Schlafstörungen sehr bewährt. Da Schlafstörungen häufig Leitsymptom einer depressiven Störung sind bzw. Schlafstörungen Depressionen verursachen können, ist die Verordnung eines Antidepressivums mit schlafanstoßender Wirkung eine naheliegende Maßnahme. Moderne Antidepressiva wie SSRI (selektive Serotoninwiederaufnahmehemmer) oder SNRI (selektive

◼ **Tab. 2.5** Charakteristika von Antidepressiva bei Schlafstörungen

Indikationen	Schlafstörungen (es besteht keine Zulassung für diese Indikation)
Kontraindikationen	Herz-Kreislauf-Erkrankungen, Suizidalität, manische Episoden, Blutbildveränderungen, evtl. Epilepsie, gastrointestinale Blutungen. Cave: zentrales Serotoninsyndrom
Vorteil	Therapieren neben der Schlafstörung auch die häufig komorbid auftretende affektive Symptomatik, längerfristige Verordnung möglich
Nachteile	Hang-over-Effekte, Antriebshemmung, Wirkungseintritt erst nach 7–14 Tagen
Wichtige Nebenwirkungen	Mundtrockenheit, Kopfschmerzen, Appetenzverlust, Einfluss auf die Schlafarchitektur, andere psychovegetative Symptome möglich
Wirkprinzip	Schlafinduzierende Wirkung vermittelt über antihistaminische und $5-HT_2$-antagonistische Eigenschaften, Steuerung des Tag-Nacht-Rhythmus über die Aktivierung serotonerger oder noradrenerger Rezeptoren, Blockade von adrenergen Rezeptoren
Anwendungsempfehlung	Niedrige Dosierung, kann längerfristig verordnet werden
Therapieziel	Erhöhung der effizienten Schlafzeit, Stabilisierung des Schlafes bzw. Antriebssteigerung bei Hypersomnie

Serotonin-Noradrenalin-Wiederaufnahmehemmer) haben ein schmales Nebenwirkungsprofil und sind für die meisten Patienten mach den ersten beiden Wochen sehr gut verträglich. Trotzdem greifen diese Substanzen maßgeblich in die natürlichen Abläufe des ZNS ein und beeinflussen Reizübertragungen und hormonelle Zyklen. Dabei können Antidepressiva maßgeblich die Schlafarchitektur beeinflussen und so wichtige Prozesse unterdrücken. Doxepin beispielsweise unterdrückt den REM Schlaf. Es ist daher gut wirksam bei Albträumen, greift jedoch in die Gedächtnisbildung und Emotionsregulation ein. Einige Präparate verkürzen den Tiefschlaf, was wiederum Effekte auf den subjektiv erlebten Erholungseffekt und die Gedächtnisbildung hat. Daher sollten trotz allgemein guter Verträglichkeit Risiko und Nutzen immer gut gegeneinander abgewogen werden.

Ein weiterer positiver Aspekt ist die Möglichkeit der Langzeitverordnung ohne Abhängigkeitsrisiko. Je nach Ursache der Schlafstörung berichten Betroffene jedoch, keine Wirksamkeit bezüglich der Schlafstörung zu verspüren. Antidepressiva haben also keinen derart sicheren Wirkungseintritt wie Z-Substanzen oder Benzodiazepine.

In ◼ Tab. 2.6 sind die bei Schlafstörungen gebräuchlichen Antidepressiva aufgelistet.

2.6.6 Antipsychotika

Antipsychotika (oder auch Neuroleptika) (◼ Tab. 2.7) werden in der Psychopharmakologie primär zur Behandlung von psychotischen Störungen und bei Schizophrenien eingesetzt.

Neben dem Einsatz bei Insomnien liegt der Vorteil der Verordnung von Antipsychotika in der Möglichkeit, Parasomnien medikamentös zu erreichen. Aufgrund der dämpfenden Wirkung auf das dopaminerge System werden die Auftretenswahrscheinlichkeit von Träumen mit großer emotionaler Belastung und emotionale Ausbrüche (wie bei Pavor nocturnus, der mit plötzlicher großer Angst verbunden ist) gesenkt. Es ist zu beachten, dass Antipsychotika die Schlafarchitektur beeinflussen und somit wichtige nächtliche Prozesse unterdrückt oder gehemmt werden. Träume haben die Funktion der Gedächtnisbildung und der Emotionsregulation. Werden diese nächtlichen Sequenzen unterdrückt, verschlimmert sich die eigentliche Symptomatik möglicherweise. Schlafstörungen mit Antipsychotika zu behandeln, erscheint im ersten Eindruck sehr vielversprechend, da die meisten Patienten gut darauf reagieren und eine Wirkung spürbar ist. Bei einer leichteren Symptomatik ist eine gründliche Abwägung von Risiko und Nutzen besonders wichtig, da

Tab. 2.6 Bei Schlafstörungen häufig eingesetzte Antidepressiva (Auswahl)

Präparat	Wirkstoff	Äquipotente Dosierung (mg/Tag)	$t_{1/2}$ (h)
Saroten, Tryptizol	Amitriptylin (TZA, *off-label*)	25–50	8–51
Aponal	Doxepin, unterdrückt den REM-Schlaf (TZA, *off-label*)	50	17
Remergil, Remeron	Mirtazapin (SNRI)	15–45	20–40
Thombran, Trittico	Trazodon (SSRI)	100	13
Herphonal, Stangyl	Trimipramin (TZA)	100	24

TZA trizyklisches Antidepressivum, *SNRI* selektiver Serotonin-Noradrenalin-Wiederaufnahmehemmer, *SSRI* selektiver Serotoninwiederaufnahmehemmer.

Tab. 2.7 Charakteristika von Antipsychotika bei Schlafstörungen

Indikationen	Schlafstörungen (zugelassen für diese Indikation sind Melperon und Pipamperon)
Kontraindikationen	Akute Intoxikation, Epilepsie oder hirnorganische Schäden, verschiedene Funktionsstörungen im Stoffwechsel-/Ausscheidungssystem
Vorteil	Geringes Suchtpotenzial, Langzeitverordnung möglich, z. T. stimmungsaufhellende Wirkung
Nachteile	Hang-over-Effekte, allgemein dämpfende Wirkung, Reduktion der Lebensqualität, keine Anwendung bei älteren Patienten
Wichtige Nebenwirkungen	Anticholinerge Eigenschaften: Delir, Arrhythmien, Blasenfunktionsstörung, Spätdyskinesen, erhöhte Tagesmüdigkeit, vorübergehend Dysphorie, Induktion euphorischer Stimmung, erhöhte Reizbarkeit
Wirkprinzip	Dämpfung der dopaminergen Überaktivität im ZNS
Anwendungsempfehlung	Kurzeitig bis mittelfristig
Therapieziel	Sichere Symptomlinderung

der Einsatz von Antipsychotika hier oft übertrieben wäre und günstigere Behandlungsoptionen bestehen.

In **Tab. 2.8** sind die bei Schlafstörungen gebräuchlichen Antipsychotika aufgelistet.

2.6.7 Antihistaminika

Antihistaminika (**Tab. 2.9**) werden vorwiegend bei der Behandlung von Allergien eingesetzt. Sie wirken hemmend auf den körpereigenen Histaminkomplex und unterdrücken dort Überreaktionen, wie sie für Unverträglichkeiten auf primär ungefährliche Stoffe (Pollen, Nüsse u. ä.) typisch sind. Beim Einsatz gegen Allergien haben sie eine unerwünschte Wirkung, die bei der Therapie von Schlafstörungen, insbesondere bei Insomnie, durchaus erwünscht ist: sie machen müde. Sie haben über die Blockade von Histamin-H_1-Rezeptoren eine schlaffördernde Wirkung.

Positiv für Betroffene ist, dass diese Substanzen frei verkäuflich sind. Medikamente, die grundsätzlich zur Behandlung von Schlafstörungen gedacht

◨ Tab. 2.8 Bei Schlafstörungen eingesetzte Antipsychotika (Auswahl)

Präparat	Wirkstoff	Äquipotente Dosierung (mg/Tag)	$t_{1/2}$ (h)
Zyprexa	Olanzapin	5–40	23–43
Seroquel, Quentiax	Quetiapin	200–800	6–11
Leponex, Elcrit	Clozapin	25–600	8–16
Dipiperon	Pipamperon	20–80	17–22
Dominal	Protipendyl	40–80	2–3
Melperon-Generika	Melperon	50–400	4–6

◨ Tab. 2.9 Charakteristika von Antihistaminika bei Schlafstörungen

Indikation	Kurzzeitbehandlung von Schlafstörungen
Kontraindikationen	Akute Intoxikation, Atemwegserkrankungen, verschiedene Funktionsstörungen im Stoffwechsel-/Ausscheidungssystem
Vorteil	Schneller und sicherer Wirkungseintritt
Nachteile	Abhängigkeitspotenzial, Hang-over-Effekte mit ausgeprägter Tagesmüdigkeit; da nicht rezeptpflichtig, weniger Kontrolle der Interaktion mit anderen Medikamenten
Wichtige Nebenwirkungen	Erhöhte Tagesmüdigkeit, Magen-Darm-Störungen
Wirkprinzip	Vermittlung einer schlafinduzierenden Wirkung über die Blockade zentraler H_1-Rezeptoren
Anwendungsempfehlung	Kurzzeitig
Therapieziel	Sichere Symptomlinderung

sind, haben eine entsprechende Bezeichnung, die ihre schlaffördernde Funktion nahe legen.

In ◨ Tab. 2.10 sind Präparate aufgelistet, die zur Behandlung von Schlafstörungen angeboten werden.

2.6.8 Melatonin

Melatonin (◨ Tab. 2.11) ist ein Hormon, das in der Epiphyse (Zirbeldrüse) produziert wird. Die Produktion von Melatonin wird bei Licht unterdrückt. Mit schwankender Helligkeit bzw. Dunkelheit des Tagesrhythmus unterliegen auch die Melatoninproduktion und -ausschüttung einem periodischen Wechsel: tagsüber, wenn es hell ist, wird die Produktion unterdrückt, und es ist wenig oder keine Müdigkeit vorhanden. Dann würde es ausreichen, mit einer kleinen

Dosis Melatonin Müdigkeit hervorzurufen und sogar den Schlaf einzuleiten. Mit zunehmender Dunkelheit wird Melatonin verstärkt produziert und ausgeschüttet. Zwischen 3:00 und 4:00 Uhr nachts erreicht die Sekretion ihr Maximum. Zur Förderung des Einschlafens und zur Aufrechterhaltung des Schlafes sind zu dieser Zeit sehr hohe Dosen nötig, um einen spürbaren Effekt zu erzielen.

Auch die sog. saisonale affektive Störung (»Winterdepression«) ist an den melatonergen Rhythmus gekoppelt. Im Winter ist es auch tagsüber viele Stunden lang dunkel. Die Sonne geht z. T. erst vormittags auf und bereits in den Nachmittagsstunden wieder unter. Die vorhandene Helligkeit reicht dann oft nicht aus, um die Melatoninproduktion zu unterdrücken. Es wird folglich mehr Melatonin produziert als in den helleren Frühlings- und Sommermonaten,

Tab. 2.10 Bei Schlafstörungen häufig eingesetzte Antihistaminika (Auswahl)

Präparat	Wirkstoff	Äquipotente Dosierung (mg/Tag)	$t_{1/2}$ (h)
Atosil, Closin, Promethazin	Promethazin	25–50	10–12
Gittalun, Hoggar Night, Schlaftabs, Sedaplus	Doxylamin[a]	25	17–27
Betadorm, Dolestan, Emesan, Halbmond, Hevert-Dorm	Diphenhydramin	50	7–12

[a] Nicht rezeptpflichtig; von der Einnahme ist abzuraten.

Tab. 2.11 Charakteristika von Melatonin

Indikationen	Primäre Insomnie (zugelassen), Störungen des Schlaf-Wach-Rhythmus und Jetlag-Syndrom (off label)
Kontraindikationen	Leber- und Nierenfunktionsstörungen; Patienten mit hereditärer Galaktoseintoleranz, Laktasemangel oder Glukose-Galaktose-Malabsorption sollen Circadin nicht einnehmen; Patienten mit Autoimmunerkrankungen wird die Einnahme nicht empfohlen
Vorteil	Mittelfristige Gabe (über 13 Wochen) möglich, nicht abhängigkeitserzeugend
Nachteile	In Deutschland verschreibungspflichtig, kein sicherer Wirkungseintritt, Patienten berichten von Überempfindlichkeit gegen das Präparat
Halbwertszeit	40–50 min
Wichtige Nebenwirkungen	Übelkeit, Erbrechen, Kopfschmerzen, Reizbarkeit, Nervosität, Unruhe, Schwindel, Verstopfung, Schläfrigkeit
Wirkprinzip	Synthese in der Epiphyse aus Serotonin, schlafeinleitend, -aufrechterhaltend, steuert den Schlaf-Wach-Rhythmus
Anwendungsempfehlung	Mittelfristig, bis zu 13 Wochen bei primärer Insomnie
Dosierung	0,5–5 mg vor dem Schlafengehen
Therapieziel	Schnelle und kurzfristige Symptomlinderung
Handelsname	Circadin

und Müdigkeit entsteht. Zudem entsteht ein relativer Serotoninmangel, der eine depressive Symptomatik zur Folge haben kann. Neben niedergeschlagener Stimmung und der Antriebslosigkeit wird bei den Betroffenen auch Müdigkeit gefördert. Dies kann der Beginn einer Abwärtsspirale in eine depressive Symptomatik sein. An dieser Stelle kann mit Tageslichtlampen oder auch medikamentös interveniert werden.

Ab wann ein Melatonindefizit vorliegt, ist bislang noch nicht definiert worden. Trotzdem wird es seit seiner Zulassung auf dem deutschen Markt 2013 als Medikament eingesetzt.

Nachdem das Melatonin erstmals synthetisch hergestellt werden konnte, machte sich bei Betroffenen und Versorgern große Hoffnung breit. Zunächst wurde das synthetische Hormon auf dem amerikanischen Markt eingeführt und erforscht, 2013 wurde es auch auf dem deutschen Markt eingeführt. Bereits 2009 konnte Melatonin als rezeptpflichtiges Arzneimittel in der Schweiz erworben werden.

Allerdings stellte sich der gewünschte Effekt einer besseren Steuer- und Kontrollierbarkeit des Schlaf-Wach-Rhythmus bzw. einer Schlafhilfe für Personen mit Insomnien durch die Gabe von

Melatonin nicht ein. Da der Melatoninspiegel mit abnehmender Helligkeit im natürlichen Zyklus zum Abend hin ansteigt, mussten für eine spürbare Intervention sehr hohe Melatonindosen verabreicht werden. Diese waren für die Betroffenen oft nicht mehr verträglich, und sie reagierten mit Übelkeit und Erbrechen.

Da Melatonin mittlerweile zwar auf dem deutschen Markt erhältlich, aber nur eingeschränkt zugelassen und verschreibungspflichtig ist, bemühen sich einige Betroffene nach wie vor darum, entsprechende Präparate im Ausland zu erwerben. Zum einen ist dies u. U. mit hohen Kosten verbunden und zum anderen ist die Qualität von ausländischen Präparaten nicht immer gewährleistet.

2.7   Umgang mit schlafgestörten Patienten

2.7.1   Vorerfahrungen

Da Schlafstörungen meist einen chronischen Verlauf nehmen, leiden die Betroffenen oft bereits viele Jahre, bevor sie den Weg zum Arzt oder Therapeuten finden. Selbsthilfe ist in diesem Bereich weit verbreitet, und es gibt eine Vielzahl sehr guter und informativer Bücher, CDs und anderer Hilfsmittel. Nicht selten sagen Patienten, sie hätten schon alles probiert. Und tatsächlich haben viele Betroffene schon viel versucht. Doch leider lassen sich in der Therapie nichtorganischer Schlafstörungen keine nachhaltigen Erfolge erzielen, wenn man etwas »einmal probiert«. Es geht in der Therapie darum, die Patienten zu motivieren, auch die Dinge, die sie eventuell schon einmal angewendet haben, erneut anzuwenden – dieses Mal jedoch konsequent und über einen längeren Zeitraum.

Viele Patienten sind sehr belesen, und es kann vorkommen, dass es in der Therapie für sie auf rein informativer Ebene wenig Neues gibt. Der Leidensdruck ist groß, und sie warten auf eine »Wunderwaffe« gegen ihre Schlafstörung. Manchmal gibt es diese sogar, und der Schlaf verbessert sich innerhalb weniger Tage drastisch, doch meist ist die Therapie ein längerer Prozess mit Rückschlägen. Daher ist es wichtig, dass die Therapeuten zuversichtlich bleiben, die Patienten motivieren, dabei zu bleiben und, trotz gegenteiliger Lehrmeinungen, den Patienten Hoffnung machen.

Da Personen mit Schlafstörungen meist ein gutes theoretisches Wissen zu diesem Thema haben, ist es denkbar, dass die Kompetenz des Therapeuten infrage gestellt wird. Auch der Therapeut kann von seinen Patienten sehr viel lernen. Bei der Therapie von Schlafstörungen geht es zum einen um die Erweiterung der theoretischen Kenntnisse und zum anderen um eine kontinuierliche Anwendung gezielt ausgewählter Therapieinhalte im Alltag des Patienten. Hier ist Ihre Kompetenz als Therapeut gefragt, die theoretischen Kenntnisse so auf die Patienten zuzuschneiden, dass sie dauerhaft im Alltag umgesetzt werden können.

Da die Patienten oft bereits viele verschiedene Strategien zur Linderung ihrer Schlafstörungen ausprobiert haben, sind sie manchmal der Meinung, dass nichts mehr helfe. Dieses Bild festigt sich v. a. dann, wenn Sie als Therapeut keine neuen Techniken anbieten können. Fühlen Sie sich jedoch nicht unter Druck, ständig etwas Neues anbieten zu müssen. In der Therapie von Schlafstörungen geht es v. a. um Kontinuität und Gleichmäßigkeit für den Patienten. Ein sprunghaftes Wechseln zu anderen Techniken bringt sicherlich keinen Erfolg.

Patienten mit Schlafstörungen werden meist müde und erschöpft zu Ihnen in die Therapie kommen. Das bedeutet, es geht ihnen nicht gut, und sie sind eventuell schlecht gelaunt und gereizt. Emotionsregulation ist eine wichtige Funktion des Schlafes, die vornehmlich in der zweiten Nachthälfte stattfindet. Diese erleben viele Patienten nicht, und deshalb können sie missmutig, den Tränen nahe und sehr stimmungslabil sein. Nehmen Sie derartige Verstimmungen nicht persönlich, denn sie sind Teil des Beschwerdebildes und sollten in die Therapie einbezogen werden.

Die meisten Patienten wollen Termine, die eher später am Tage liegen, um morgens länger im Bett bleiben zu können. Mit frühen Therapiesitzungen können Sie Ihre Patienten bei der Bettzeitrestriktion unterstützen und sie mit mehr Druck auffordern, das Bett zeitiger zu verlassen. Diese Situation mit starker Müdigkeit kann gleichzeitig in der Therapie genutzt werden, um Strategien zum Wachhalten und Munterwerden sowie für Verhaltensexperimente der meist deutlich unterschätzten kognitiven und auch körperlichen Leistungsfähigkeit genutzt werden.

Wie die meisten anderen Patienten auch, sind Betroffene von Schlafstörungen eher ungeduldig. Am liebsten wäre es ihnen, wenn es eine »Pille« gegen die Schlafstörung gäbe, die man einmal nimmt und dann wären alle Sorgen vergessen. Leider gibt es diese Pille in der Realität (noch) nicht. Ganz im Gegenteil: Zur Linderung bzw. Beseitigung der Schlafstörung müssen die Patienten sehr viel selbst beitragen und teilweise sehr hart an sich arbeiten. Dieses können Sie als Therapeut Ihren Patienten nicht abnehmen. Ein guter Weg, die für die Betroffenen u. U. drastischen Therapiemethoden zugänglich zu machen, ist eine möglichst individuelle Adaptation an ihren Alltag.

Viele Patienten berichten, analog zur eigentlichen Bedeutung von Insomnie, sie würden »gar nicht mehr« schlafen. Im Einzelfall könnte das tatsächlich zutreffen. Es ist jedoch sehr unwahrscheinlich, dass Menschen über einen längeren Zeitraum nicht oder kontinuierlich weniger als 3 Stunden pro Nacht schlafen. Insomnie-Patienten unterschätzen häufig ihre effektiven Schlafzeiten. Auf der einen Seite kann dies mit somnographischen Messungen wie Aktimetrie o. ä. überprüft werden. Auf der anderen Seite ist für die Psychotherapie der subjektive Leidensdruck maßgeblich. Das bedeutet, wenn die Betroffenen unter ihrem schlechten Schlaf leiden und sie dies deutlich in ihrer Lebensqualität einschränkt, besteht Therapiebedarf.

> ❯ Möglicherweise überzogene Vorstellungen über einen erholsamen Schlaf und dessen Auswirkungen auf den Alltag und die Lebensqualität sollten in die Therapie einbezogen werden. Dies betrifft die nötige Schlafdauer, die Schlaftiefe und mögliche Erholungsphasen am Tag. Es ist schön, wenn die Therapie dazu führt, dass die betroffene Person in 7 Nächten pro Woche mindestens 7 Stunden schläft. Realistische Therapieziele sollten jedoch konservativer gesetzt werden.

Viele Personen mit Schlafstörungen denken fast unablässig an ihren schlechten Schlaf und dessen Auswirkungen. Es baut sich häufig eine Erwartungsangst vor schlaflosen Nächten auf, die dann tatsächlich zu einem gestörten Schlaf führt. Daher solle die Therapie dazu anleiten, sich zunehmend weniger Gedanken um den Schlaf zu machen.

2.7.2 Abhängigkeitserkrankungen

Die Zahl der Betroffenen von Schlafstörungen in Kombination mit Abhängigkeitserkrankungen ist hoch. Dabei ist ein Gefälle zwischen männlichen und weiblichen Patienten zu beobachten: In den Statistiken tauchen deutlich mehr Frauen mit Schlafstörungen auf. Vermutlich sind ebenso viele Männer betroffen, diese sind jedoch hinter Abhängigkeitserkrankungen und Selbstmedikation maskiert. Umgekehrt kann Suchtmittelmissbrauch zu deutlichen Schlafstörungen jeglicher Art führen.

Viele Substanzen haben eine beruhigende Wirkung, die den Übergang vom Wach- zum Schlafzustand zu erleichtern. Dies können Medikamente und auch Alkohol und illegale Drogen sein. Besonders häufig wird Bier eingesetzt, da es neben der sedierenden Wirkung des Alkohols die beruhigende Wirkung des Hopfens hat. Häufig werden auch schwerer Rotwein, Marihuana oder Schlafmedikamente verwendet. Beim Konsum von vielen dieser Substanzen setzt rasch eine Toleranzentwicklung ein. Es wird also immer mehr von der Substanz benötigt, um die entspannende Wirkung hervorzurufen, bzw. zeigt dieselbe Dosis zunehmend weniger Wirkung. Nach Absetzten der Substanz verschlimmert sich die Schlafstörung meist noch.

Doch auch der Schlaf an sich ist nach dem Substanzkonsum weniger oder gar nicht erholsam. Alkohol beispielsweise ist ein Zellgift und muss aktiv vom Körper abgebaut werden. Mithilfe des Alkohols ist zwar ein rascher Übergang zum Schlaf möglich, die Schlaftiefe ist anschließend jedoch nicht so ausgeprägt wie beim Schlaf im nüchternen Zustand. Das bedeutet, dass der Alkohol die Schlafarchitektur zerstört. Analog verhält es sich zu anderen Substanzen, die bestimmte Schlafanteile unterdrücken und so den Regenerationsprozess stören.

Aufputschende Substanzen oder Partydrogen beeinträchtigen den Schlaf-Wach-Rhythmus nachhaltig, und der Organismus kommt aus dem Gleichgewicht. Zudem können Psychostimulanzien zu Parasomnien führen, die auch nach dem Absetzen weiterbestehen können.

▪▪ Psychische Verhaltensstörungen durch Hypnotika und Sedativa (F13)

Hypnotika- oder Schlafmittelabhängigkeit sind weit verbreitet. Etwa 1,5% der deutschen Bevölkerung ist benzodiazepinabhängig, wobei die Prävalenz mit steigendem Alter zunimmt. Dies führt zu einer bis zu 2-fach erhöhten Mortalität und zu mangelnder Lebensqualität, die in depressive Störungen münden kann. Meist sind Betroffene und auch Behandler zu wenig über den Einsatz und die Folgen der Einnahme von Hypnotika und über Behandlungsalternativen informiert.

Betroffene von Schlafstörungen kommen meist mit einem deutlichen Leidensdruck zum Hausarzt oder Neurologen und wünschen sich eine schnelle und sichere Linderung der Schlafstörungen. Ein zu schneller Griff zum Rezeptblock kann schlimme Folgen für Patienten mit Schlafstörungen haben. Häufig tastet man sich in der Behandlung über Phytopharmaka und leichtere schlafanstoßende Mittel an die Störung heran. Diese zeigen jedoch oft keine Wirkung. Erfahrungsgemäß wird dann auf die sicher wirksamen Benzodiazepine oder auf Z-Substanzen (Zaleplon, Zolpidem oder Zopiclon) zurückgegriffen.

An dieser Stelle erhalten Betroffene in der Regel zu wenig Aufklärung über die Wirkmechanismen dieser Hypnotika und das hohe Abhängigkeitspotenzial. Die verordnenden Ärzte sind häufig nur unzureichend über den Einsatz dieser Substanzen und über Alternativen informiert. Benzodiazepine und auch Non-Benzodiazepine (Z-Substanzen) sollten nicht länger als 4 Wochen zum regelmäßigen Gebrauch verordnet werden. Über einen längeren Zeitraum können sie bei Bedarf eingesetzt werden.

Der Einsatz dieser Arzneimittel kann neben der Abhängigkeit weitere Probleme mit sich bringen, wie Schlafrhythmusstörungen, den Rebound-Effekt bei Insomnien, und sie können zur Hypersomnie führen.

Vielen und insbesondere älteren Betroffenen sind ihr Suchtrisiko und auch ihre eventuell bereits vorliegende Abhängigkeit nicht bewusst. Im Praxisalltag sind immer wieder Personen anzutreffen, die z. T. seit Jahrzehnten Benzodiazepine einnehmen und ohne diese gar nicht mehr schlafen können. Glücklicherweise kommen aber auch viele Betroffene, bevor die Sucht voll ausgebildet ist und lediglich ein schädlicher Gebrauch vorliegt.

Wenn der Patient neben der Schlafstörung und eventuellen anderen psychischen Störungen eine Abhängigkeitserkrankung hat, muss diese immer zuerst behandelt werden, denn jegliche andere Therapie bei wäre ungelöster Suchtproblematik umsonst.

Das bedeutet: bevor die eigentliche Therapie beginnen kann, muss Abstinenz oder zumindest die Kontrolle über den Substanzkonsum erreicht worden sein. Unterstützen Sie ihre Patienten beim Abstinenzziel, legen Sie realistische Zwischenziele fest, motivieren Sie und überlassen Sie diese Patienten nicht sich selbst.

Die meisten Betroffenen kommen mit dem deutlichen Vorsatz, den Gebrauch von Hypnotika völlig einzustellen und wieder ohne Hilfsmittel einschlafen zu können. Es ist wichtig, diese Motivation zu stärken und aufrechtzuerhalten, da nach dem Absetzen der Medikamente meist ein Rebound-Effekt einsetzt und sich die Symptomatik zunächst verschlimmert. Daher ist ein Ausschleichen der Medikation ratsam.

Literatur

APA (American Psychiatric Association) (2000) Diagnostic and statistical manual of mental disorders. DSM-5. American Psychiatric Association, Washington, DC. http://www.dsm5.org/Pages/Default.aspx

Angerer P, Petru R (2010) Schichtarbeit in der modernen Industriegesellschaft und gesundheitliche Folgen. Somnologie 14: 88–97

Benkert O, Hippius H (2014) Kompendium der Psychiatrischen Pharmakotherapie, 10. Aufl. Springer, Berlin Heidelberg New York

Birbaumer N, Schmidt RF (Hrsg) (2010) Biologische Psychologie, 7. Aufl. Springer, Berlin Heidelberg New York

Borbély A (1982) A two process model of sleep regulation. Hum Neurobiol 1: 195–204

Borbély A, Achermann P (1999) Sleep homeostasis and models of sleep regulation. J Biol Rhythms 14: 557–568

Borbély AA, Baumann F, Brandeis D et al (1981) Sleep deprivation; effect on sleep stages and EEG power density in man. Electroencephalogr Clin Neurophysiol 51: 483–493

Borkovec TD (1982) Insomnia. J Consult Clin Psychol 50(6): 880–895

Borkovec TD, Castello E (1993) Efficacy of applied relaxation and cognitive-behavioral therapy in the treatment of generalized anxiety disorder. J Consult Clin Psychol 61(4): 611–619

Borkovec TD, Hennings BL (1978) The role of physiological attention-focusing in the relaxation treatment of sleep disturbance, general tension, and specific stress reaction. Behav Res Ther 16(1): 7–19

Borkovec TD, Shadick RN, Hopkins M (1991) The nature of normal and pathological worry. In: Rapee RM, Barlow DH (eds) Chronic anxiety: generalized anxiety disorder and mixed anxiety-depression. Guilford, New York

Cajochen C (2009) Schlafregulation. Somnologie 13(2): 64–71

Crönlein T (2010) Schlafstörungen - Ursachen erkennen und behandeln. compact via, München

Czeisler CA, Allan JS, Strogatz SH et al (1986) Bright light resets the human circadian pacemaker independent of the timing of the sleep-wake cycle. Science 233(4764): 667–671

Czeisler CA, Shanan TL, Klerman EB et al (1995) Suppression of melatonin secretion in some blind patients by exposure to bright light. N Engl J Med 332: 6–11

Dijk DJ, Czeisler CA (1995) Contribution of the circadian pacemaker and the sleep homeostat to sleep propensity, sleep structure, electroencephalographic slow waves, and sleep spindle activity in humans. J Neurosci 15: 3526–3538

Dijk DJ, Edgar DM (1999) Circadian and homeostatic control of wakefulness and sleep. In: Turek FW, Zee PC (eds) Regulation of sleep and wakefulness. Marcel Dekker, New York

Dilling H, Mombour W (2013) Internationale Klassifikation psychischer Störungen: ICD-10 Kapitel V (F) Klinisch diagnostische Leitlinien. Huber, Bern

Dumont M, Blais H, Roy J, Paquet J (2009) Controlled patterns of daytime light exposure improve circadian adjustment in simulated nightwork. J Biol Rhythms 24: 427–437

Ehlers A, Margraf J (1990) Agoraphobien und Panikanfälle. In: Reinecker H (Hrsg) Lehrbuch der Klinischen Psychologie. Modelle psychischer Störungen. Hogrefe, Göttingen, S 73–106

Everson CA (1995) Functional consequences of sustained sleep deprivation in the rat. Behav Brain Res 69(1–2): 43–54

Findley LJ, Fabrizzio M, Toni G, Suratt P (1988) Automobile crashes in patients with obstructive sleep apnea. Am Rev Respir Dis 147: 56

Foster RG, Provencio I, Hudson D et al (1991) Circadian photoreception in the retinally degenerate mouse (rd/rd). J Comp Physiol A. 169(1): 39–50

Hajak G, Riemann D (2008) Diagnose und Therapie von Schlafstörungen. Neurologe & Psychiater 7: 21–30

Hajak G, Rüther E (1995) Insomnie – Schlaflosigkeit – Ursachen, Symptomatik und Therapie. Springer, Berlin Heidelberg New York

Hufeland CW (1797) Die Kunst das menschliche Leben zu verlängern. Akademische Buchhandlung, Jena

Hungs M, Emmanuel M (2001) Hypocretin/orexin, sleep and narcolepsy. BioEssays 23: 397–408

ILO (Internationale Arbeitsorganisation der UNO) (1996) 25 Grundregeln für den richtigen Umgang mit Stress – Gesundheitsinformation Nr. 8 der Gesellschaft für Regulationsmedizin (Hrsg) (Lose Blattsammlung). DGRM – Deutsche Gesellschaft für Regulationsmedizin, Chausseestraße 111, 10115 Berlin

Knauth P (2003) Schichtarbeit, Nachtarbeit. In: Triebig G, Kentner M, Schiele R (Hrsg) Arbeitsmedizin. Handbuch für Theorie und Praxis. Gentner, Stuttgart, S 733–742

Kryger MH, Avidan AY, Berry RB (eds) (2014) Atlas of clinical sleep medicine, 2nd edn. Elsevier Sounders, Philadelphia, PA

Lewinsohn PM (1974) A behavioral approach to depression. In Friedman RJ, Katz MM (eds) The psychology of depression: contemporary theory and research. Wiley, New York

Lewy AJ, Bauer VK, Ahmed S et al (1989) The human phase response curve (PRC) to melatonin is about 12 hours out of phase with the prc to light. Chronobiol Int 15(1): 71–83

Lewy AJ, Bauer VK, Cutler NL, Sack RL (1998) Melatonin treatment of winter depression: a pilot study. Psych Res 77: 57–61

Macchi MM, Bruce JN (2004) Human pineal physiology and functional significance of melatonin. Front Neuroendocrinol 25(3-4):177–195

Müller T (2013) Eine neue Landkarte für die Seele. Ärzte Zeitung, 12.07.2013

Ohayon MM (2011) Epidemiological overview of sleep disorders in the general population. Sleep Med Rev 2: 1–9

Parkes JD (1985) Sleep and its disorders. Sounders, Philadelphia, PA

Perrez M, Baumann U (Hrsg) (2005) Lehrbuch Klinische Psychologie – Psychotherapie, 3. Auf. Huber, Bern

Perlis M, Aloia M, Millikan A et al (2000) Behavioral treatment of insomnia: a clinical case series study. J Behav Med 23: 149–161

Pollmächer T, Bohr K (1993) Differentialdiagnose erhöhter Tagesmüdigkeit. TW Neurologie Psychiatrie 7: 550–558

Qaseem A, Kansagara D, Forciea MA et al; Clinical Guidelines Committee of the American College of Physicians (2016) Management of chronic insomnia disorder in adults: a clinical practice guideline from the American College of Physicians. Ann Intern Med, doi: 10.7326/M15-2175 [Epub ahead of print]

Reid KJ, Zee PC (2009) Circadian rhythm disorders. Semin Neurol 29(4): 393–405

Revell VL, Eastman CI (2005) How to trick mother nature into letting you fly around or stay up all night. J Biol Rhythms 20(4): 353–365

Rheinberg A, Ashkenazi I (2008) Internal desynchronization of circadian rhythms and tolerance to shiftwork. Chronobiol Int 25: 625–643

Riemann D, Spiegelhalder K, Vorderholzer U et al (2007) Primäre Insomnien: Neue Aspekte der Diagnostik und Differentialdiagnostik, Äthiologie und Pathophysiologie sowie Psychotherapie. Somnologie 11: 57–71

Riemann D, Spiegelhalder K, Feige B et al (2010) The hyperarousal model of insomnia: a review of a concept and its evidence. Sleep Med Rev 14: 19–31

Riemann D, Morin C, Reynolds C (2011) Das Kapitel Schlafstörungen im DSM-V – ein Zwischenbericht. Z Psychiatr Psychol Psychot 59(4): 275–280

Rodenbeck A (2007) Zirkadiane Rhythmusschlafstörungen. In: Peter H, Penzel T, Peter JH (Hrsg) Enzyklopädie der Schlafmedizin. Springer, Berlin Heidelberg New York

Rodenbeck A, Hajak G (2001) Neuroendocrine dysregulation in primary insomnia. Rev Neurol 157(11 Pt 2): 57–61

Rohmert W (1973) Formen physischer Beanspruchung. In: Schmidtke H (Hrsg) Ergonomie 1. Hanser, München, S 225–255

Rosenthal NE Jr, Levendorsky AA, Johnston SH et al (1990) Phase-shifting effects of bright morning light as treatment for delayed sleep phase syndrome. Sleep 13(4): 354–361

Rosenthal L, Roehrs T, Zwyghnizen-Doorenbos A et al (1991) Alerting effects of caffeine after normal and restricted sleep. Neuropsychopharmacology 4: 103–108

Roth T (2007) Insomnia: definition, prevalence, etiology, and consequences. J Clin Sleep Med 3(Suppl 5): 7–10

Schlack R, Hapke U, Maske U et al (2013) Häufigkeit und Verteilung von Schlafproblemen und Insomnie in der deutschen Erwachsenenbevölkerung. Ergebnisse der Studie zur Gesundheit Erwachsener in Deutschland (DEGS1. Bundesgesundheitsblatt 56: 740–748

Seeligman MEP (1975) Helplessness: on depression, development, and death. Freeman, San Francisco, CA

Spiegelhalder K, Espie C, Nissen C, Riemann D (2008) Sleep-related attentional bias in patients with primary insomnia compared with sleep experts and healthy controls. J Sleep Res 17: 191–196

Stuck BA, Mauerer JT, Schredl M, Weeß HG (2009) Praxis der Schlafmedizin. Springer, Berlin Heidelberg New York

Thapan K, Arendt J, Skene DJ (2001) An action spectrum for melatonin suppression: evidence for a novel non-rod, non-cone photoreceptor system in humans. J Physiol 535(Pt 1): 261–267

Vaitl D (2012) Veränderte Bewusstseinszustände. Schattauer, Stuttgart

WHO (World Health Organization) (1946) Verfassung der Weltgesundheitsorganisation. New York

Wittchen HU, Krause P, Höfler M et al (2001) NISAS-2000 – die »Nationwide Insomnia Screening and Awareness Study«. Insomnien und Schlafstörungen in der allgemeinärztlichen Versorgung. Nervenheilkunde 20(1): 4–16

Zulley J (1976) Schlaf und Temperatur unter freilaufenden Bedingungen. In: WH Tack (Hrsg) Berichte 30. Kongress der Deutschen Gesellschaft für Psychologie. Hogrefe, Göttingen, S 398–399

Zulley J (1979) Der Einfluß von Zeitgebern auf den Schlaf des Menschen. Fischer, Frankfurt/Main

Therapiekonzept bei nichtorganischen Schlafstörungen

© Springer-Verlag Berlin Heidelberg 2016
C. Marx, *Nichtorganische Schlafstörungen*,
DOI 10.1007/978-3-662-50272-3_3

Kognitive Verhaltenstherapie ist die Methode der Wahl, um die Ursachen von Schlafstörungen nachhaltig zu behandeln, damit den Leidensdruck der Betroffenen zu verringern und eine Abhängigkeit von Hypnotika zu vermeiden (DGSM 2009). Den größten Behandlungserfolg bei einer akuten oder chronischen Schlafstörung verspricht eine Kombination aus pharmakologischer Therapie und Psychotherapie.

Schlafstörungen sind meist chronisch, d. h., Betroffene leiden oft Jahrzehnte lang darunter. In dieser Zeit informieren sich viele Betroffene sehr ausführlich über das Störungsbild und werden nicht zuletzt dank der über das Internet zur Verfügung stehenden Informationsvielfalt zum Experten ihrer eigenen Erkrankung. Auf rein informativer Ebene können Therapeuten ihren Patienten daher oft wenig Neues anbieten.

> **Es ist besonders wichtig, dass Therapeuten sich in ihrer Therapie von der reinen Selbsthilfe abgrenzen. Die theoretischen Inhalte sollten individuell auf den Patienten, seinen Alltag und sein Wertesystem abgestimmt werden.**

Die Patienten können ggf. selbst im sokratischen Dialog zur Lösungsfindung animiert werden, was zu einer nachhaltigen Übernahme theoretisch begründeter Verhaltensweisen und deren Integration in den Alltag führen kann. Das Wissen, das sich die Patienten selbst angeeignet haben, wird somit aufgegriffen und verstärkt im besten Fall das Verständnis ihrer Situation und gleichfalls ihre Motivation, besprochene Lösungsansätze auch längerfristig zu verfolgen. In diesem Kontext werden Verhaltensübungen zur Erprobung in den Alltag mitgegeben und können in der jeweils darauffolgenden Sitzung mit Blick auf die Alltagstauglichkeit und den Effekt der Übung auf den Schlaf des Patienten besprochen und ggf. angepasst werden.

> **Die Patienten sollten ermuntert werden, auch bei anfänglichem Misslingen die Dinge weiterhin umzusetzen. Ein wesentlicher Inhalt der Therapie und eine wichtige Aufgabe des Therapeuten ist die fortlaufende Motivierung der Betroffenen.**

Zur Ergänzung des theoretischen Wissens über Schlaf und Schlafstörungen werden in diesem Leitfaden viele nützliche Therapiebausteine der kognitiven Verhaltenstherapie und der »neuen Welle« der Verhaltenstherapie beschrieben und deren Einsatz anhand verschiedener Kriterien dargestellt. Die Reihenfolge der Theoriebausteine und das jeweilige Angebot für den Patienten sollte flexibel gehandhabt werden, je nachdem, welche Defizite und Bedürfnisse in den vorausgehenden Sitzungen aufgedeckt wurden. Die Wiederholung einzelner Aspekte ist dabei erwünscht und als unkritisch anzusehen, da Wiederholung eine Festigung der Inhalte schafft und insbesondere schlafgestörte Personen unter Gedächtnisdefiziten leiden. Bedeutsam ist, dass die Umsetzung im Alltag und die eventuelle Automatisierung von neuen Verhaltensweisen Zeit braucht. Der Schlaf verbessert sich nicht schlagartig oder kurzfristig, sondern es dauert oft mehrere Wochen bis Monate, bis eine nachhaltige Verbesserung für den Patienten spürbar ist.

Anhand von drei ausführlichen Falldarstellungen (▸ Serviceteil) wird das Vorgehen nach diesem Therapiekonzept exemplarisch dargestellt.

3.1 Formale Struktur und Rahmenbedingungen der Therapie

Die im Folgenden vorgestellten Therapiebausteine sind sowohl für das Einzel- als auch das Gruppensetting geeignet und wurden im stationären, teilstationären und ambulanten Rahmen erprobt. Die theoretischen Hintergründe wurden den Patienten abwechselnd und wiederholt vermittelt. Überschneidungen und Wiederholungen wurden von den Betroffenen als wenig kritisch gesehen. Personen mit Schlafstörungen berichten häufig von kognitiven Defiziten und insbesondere von Gedächtnisstörungen. Durch die Wiederholungen konnte somit sichergestellt werden, dass die Inhalte verstanden, behalten und v. a. angewendet werden konnten.

Wichtigstes Anliegen dieses Buches ist es, Therapeuten und Ärzte in die Lage zu versetzen, bei den Betroffenen das Verständnis zu wecken, dass nur sie selbst für das Umsetzen der theoretischen Inhalte im Alltag verantwortlich sein können. Die eigentliche Therapie findet zwischen den Sitzungen zu Hause, bei der Arbeit oder in der Freizeit statt. Es ist wichtig, alle Übungen so anzupassen, dass sie für die Betroffenen über einen längeren Zeitraum gut umsetzbar sind.

Für eine Therapiesitzung wird empfohlen, ein Flipchart mit verschiedenfarbigen Stiften griffbereit zu haben, um bestimmte Themen graphisch zu verdeutlichen. Viele Patienten machen sich während der Sitzungen gerne Notizen. Daher ist es günstig, für den Betroffenen auch etwas zum Schreiben bereitzuhalten und dem auch angemessene Zeit einzuräumen.

Die diesem Leitfaden zugrundeliegende didaktische Struktur hat zum Ziel, dass möglichst viele der angebotenen Inhalte für den Patienten akut abrufbar sind. Deshalb sollten die theoretischen Hintergründe – wann immer es zum Therapiethema passt – wiederholt und in die entsprechenden Alltagssituationen eingeflochten werden. Dies ermöglicht zum einen, dass der Patient die jeweilige Technik üben und sein Wissen über die Störung elaborieren kann, zum anderen werden die Techniken so leichter abruf- und anwendbar. Der sokratische Dialog zwischen Patienten und Therapeuten ist der Königsweg der Verhaltenstherapie. Dieser sollte auch hier Anwendung finden. Wenn sich die Patienten die Begründung der einzelnen Techniken selbst herleiten können, sichert dies das Verständnis und erhöht die Wahrscheinlichkeit, dass diese im Alltag berücksichtigt werden.

Ein wesentlicher Bestandteil der Therapie ist das Spüren-Lassen gewisser Elemente. Es sollte dem Patienten folglich nicht nur beschrieben werden, was wie zu tun ist, sondern es darf und sollte auch in den jeweiligen Therapiesitzungen in Ansätzen aktiv ausprobiert werden. Es hat sich als hilfreich erwiesen, den Patienten mit Rollenspielen, Achtsamkeits- und Entspannungsübungen zu vermitteln, wie sich verschiedene Situationen anfühlen, welche Gedanken und Signale aufkommen.

> **Die Behandler sollten nicht für den Patienten zu Ende denken. Eine Therapiesitzung muss nicht rund sein – ganz im Gegenteil – eine gewisse und auch erträgliche Unruhe im Patienten am Ende der Sitzung fördert das Voranschreiten der Therapie zwischen den Treffen. Je mehr sich die Patienten inhaltlich**

und v. a. praktisch im Alltag selbst erarbeiten, desto nachhaltiger ist der Therapieerfolg.

Therapeuten für nichtorganische Schlafstörungen sollten verschiedene Entspannungsverfahren beherrschen (progressive Muskelrelaxation, autogenes Training, Elemente des Yoga, Meditation, Achtsamkeit, Phantasiereisen). Sie müssen darin keine Experten sein, doch es ist hilfreich, das Wirkungsprinzip verstanden zu haben und einzelne Elemente zur Übung anbieten zu können.

Außerdem sollte für jeden Patienten eine systemimmanente und verständliche Sprache gewählt werden. Betroffene von Schlafstörungen finden sich in allen Alters- und Bildungsgruppen. Im Praxisalltag können verschiedene kulturelle Hintergründe und Religionen bedeutsam sein. Ein guter Therapeut bzw. Arzt ist in der Lage, sich auf seine Patienten einzulassen. Für einen nachhaltigen Behandlungserfolg ist es für den Behandler unerlässlich, sich so gut wie möglich in das System des Patienten hineinzuversetzen und bei der individuellen Anpassung der Therapieinhalte sowohl dessen Sprache als auch sein Verhalten zu berücksichtigen. Vor allem die Verwendung des entsprechenden Vokabulars (z. B. Jugendsprache bei Jugendlichen, einfache und kurze Sätze bei Menschen mit niedrigerem Bildungsniveau, Fachbegriffe und Fremdwörter bei Akademikern) bewirken ein größeres Vertrauen und Verständnis des Patienten seinem Therapeuten gegenüber.

Der Behandler sollte eine für den Patienten angenehme und v. a. angstfreie Atmosphäre schaffen. Der Gang zum Psychotherapeuten ist für die meisten Menschen schwer, gerade wenn sie mit Psychotherapie vorher noch nichts zu tun hatten. Die meisten Betroffenen kommen erst dann zur Therapie, wenn es für sie wirklich nicht mehr anders geht.

Daher liegt ein besonderes Augenmerk auf dem Erstgespräch. Hier müssen die Patienten aufgefangen und geleitet werden. Längere rhetorische Pausen des Therapeuten sind beispielsweise unangebracht und verunsichern den Betroffenen unnötig. Dem Patienten sollte viel Wertschätzung entgegengebracht werden, und ihm sollte signalisiert werden, dass ihm aktiv zugehört und ein Rahmen geboten wird, in dem er Vertrauen zum Therapeuten entwickeln kann. Hilfreich ist es, den Patienten auf vermutete Befindlichkeiten anzusprechen und ihm anschließend Zeit zum Reden zu geben. Besonders zu Beginn der Therapie sollten entlastende Gespräche stattfinden, in denen die Patienten die Möglichkeit haben, ihren meist sehr langen Leidensweg darzustellen. Dies fördert bereits das innere Erleben und die Auseinandersetzung mit Krankheitsaspekten.

> ❯ Der Therapeut sollte auf eine gute Balance zwischen Interesse, emotionaler Wärme und Direktheit achten. Darüber hinaus muss Wert auf ein strukturiertes Vorgehen gelegt werden und eine gewisse Ordnung in das »unkontrollierbare Durcheinander«, das von vielen Patienten geschildert wird, zu bringen.

Die Verwendung von Metaphern hat sich als günstig erwiesen. Sie fördern die Veranschaulichung von Problemen und ermöglichen eine gleichsam bildhafte Darstellung der Lösung. Die Therapie nichtorganischer Schlafstörungen kann für die Betroffenen sehr mühsam sein und erfordert viel Disziplin. Daher ist die Entwicklung lerntheoretischer Verstärkerpläne hilfreich und motivierend.

Dem Therapeuten kommt dabei die Rolle eines Modells für Offenheit und Freundlichkeit zu. Er sollte darauf achten, beobachtete Gefühle und Gedanken klar zu benennen.

Ressourcenorientiertes Arbeiten ist ebenfalls von Bedeutung. Dabei muss sichergestellt werden, dass die eingesetzten Ressourcen nachhaltig zur Verfügung stehen und stabil sind. Besonders in der Therapie nichtorganischer Schlafstörungen kann es zu Nebeneffekten in Form von Auseinandersetzungen mit dem Partner kommen (indem z. B. ein getrenntes Schlafzimmer für die Zeit der Therapie eingerichtet wird). Die Aufgabe des Therapeuten ist es, dem Patienten für die Aufarbeitung und den Umgang mit diesen Situationen zur Seite zu stehen. An diesem Punkt wird nochmals die Abgrenzung deutlich, die erfolgen muss, um den Patienten klar zu machen, dass eine Psychotherapie weitaus mehr ist als eine Anleitung zur Selbsthilfe nach Art der vielen guten Ratgeber zur Selbsthilfe bei Schlafstörungen. Klare Hilfestellungen und plausible Änderungsinstruktionen für Alltagssituationen zu geben, ist die Aufgabe des Therapeuten. Das therapeutische Ziel muss durchgängig transparent und v. a. für den Betroffenen nachvollziehbar sein und sinnvoll sowie hilfreich erscheinen.

> ❯ Neben allen diesen Techniken und Theorien ist insbesondere die therapeutische Beziehung wichtig. Ein Psychotherapeut kann seine Patienten nur dann gut behandeln, wenn eine tragfähige Beziehung besteht. Er sollte seine Patienten mögen und umgekehrt.

Während einer Therapie von Schlafstörungen werden sehr intime Dinge besprochen. Nur wenn eine vertrauensvolle Beziehung besteht, in der auch gelacht werden kann und alle Emotionen zulässig sind, kann es zu einem nachhaltigen Therapieerfolg kommen.

3.2 Therapiebausteine

Die im Folgenden beschriebenen Therapiebausteine haben sich in der Behandlung von Schlafstörungen im Rahmen einer verhaltensorientierten Psychotherapie als außerordentlich wirksam erwiesen. Die Bausteine sind jeweils in sich abgeschlossen und sollen modular als Teilaspekt einer Behandlung von Schlafstörungen eingesetzt werden. Um den Therapieeffekt zu verstärken, ist eine Wiederholung der Anwendung einzelner Bausteine innerhalb der Therapie ausdrücklich erwünscht.

Um die Anwendung dieser Bausteine zu erleichtern, folgt dieses Buch einem klaren Aufbau: Ein Kurzüberblick stellt jeweils die Anwendung und Indikationen der Bausteine vor. Im Anschluss wird der fachliche und theoretische Hintergrund eingehend beschrieben, und es werden konkrete Hinweise zum praktischen Vorgehen und zur Anwendung des Bausteins innerhalb der Therapie gegeben.

3.2.1 Baustein: Schlafrestriktion

Kurzüberblick (◨ Tab. 3.1)

Hintergrund

Schlafrestriktion ist einer der wichtigsten Therapiebausteine. Der Einsatz dieser Technik sollte bei jedem Patienten gleich zu Beginn der Therapie erwogen werden. Mit Schlafrestriktion werden von Beginn an regelmäßige Bettzeiten im Alltag des

◻ Tab. 3.1 Baustein: Schlafrestriktion

Indikationen	Ein- und/oder Durchschlafstörungen, Früherwachen, Hypersomnie, paradoxe Insomnie
Kontraindikationen	Tätigkeiten mit hohem Unfallrisiko tagsüber, Vorsicht bei bipolarer Störung
Nebenwirkungen	Erhöhte Tagesmüdigkeit, vorübergehend Stimmungsverschlechterung, Induktion von euphorischer Stimmung, erhöhte Reizbarkeit
Wirksamkeit	Sehr gut nachgewiesen
Wirkprinzip	Kurzfristige Schlafdeprivation führt zu schnellerem, kontinuierlichem und tieferem Schlaf (Borbély 1981); regelmäßige, limitierte Schlafzeiten stärken den homöostatischen Schlafdruck, hinderlicher Tagesschlaf oder wache Ruhephasen im Bett werden unterbunden und die Schlaftiefe erhöht
Behandlungsvoraussetzungen	Kenntnis der Schlafrestriktionsmethode, gute Motivation des Patienten
Behandlungsziel	Verbesserte Schlafeffizienz (schnelles Einschlafen, durchgehender Schlaf), erhöhte Schlaftiefe, regelmäßiger Schlafrhythmus

Patienten eingeführt, und diese werden im Verlauf der Therapie an den Lebensrhythmus des Patienten angepasst. Dabei sollte auf Schul- und Arbeitszeiten, die Versorgung von Angehörigen und Haustieren sowie auf andere Aufgaben Rücksicht genommen werden.

Bei der Schlafrestriktion wird durch eine verkürzte Bettliegezeit über den Tag ein erhöhter Schlafdruck erzeugt. Dieser erleichtert nach einer gewissen Gewöhnungszeit das Einschlafen und begünstigt einen kompakteren Schlaf mit höheren Tiefschlafanteilen. Bei Anwendung dieser Methode als Einzelverfahren wurden z. B. mittlere prozentuale Verbesserungen der Einschlaflatenz von 59% unmittelbar nach Ende der Intervention und von 42% in der 1-Jahres-Katamnese beobachtet.

Es gibt »Schlafschulen« bzw. Therapiemanuale (Müller u. Paterok 2010), die einzig auf diesem Konzept aufbauen. Erstmals angewendet wurde die Methode von Spielman et al. (1987). Ihr Effekt konnte in vielen Folgestudien repliziert werden.

Der Grund für die hohe Effektivität der Schlafrestriktion liegt in der Veränderung der typischen Verhaltensweisen von Patienten mit Schlafstörungen: Der schlechte Schlaf in der Nacht führt dazu, dass die Patienten versuchen, das empfundene Schlafdefizit auf irgendeine Art auf- oder nachzuholen. Ihre Strategie ist dabei meist eine verlängerte Bettliegezeit, das Nachholen des Schlafes bei Müdigkeit am Tage und eine Reduktion der Tagesaktivität.

Allerdings führt dieses Verhalten aufgrund deutlich längerer Bettliegezeiten zu einer starken Variabilität des Schlafprozesses und verursacht so oft ein subjektives Gefühl von Kontrollverlust über das Schlafverhalten. Es ist möglich, dass die Patienten zügig einschlafen, allerdings kann es auch vorkommen, dass sie stundenlang wachliegen bzw. immer wieder aufwachen und erst stark verzögert oder gar nicht wieder einschlafen.

Für einen Großteil der Patienten ist es zunächst nicht verständlich, dass es genau diese Verhaltensweisen sind, die zur Entstehung und Aufrechterhaltung der Schlafstörungen führen. Der Abbau des Schlafdrucks durch einen Mittagsschlaf erhöht die Wahrscheinlichkeit von nächtlichem Erwachen mit zusätzlichen Problemen, wieder einzuschlafen. Die daraus resultierende Wachzeit im Bett wird typischerweise mit Grübeln und Sorgen über den Schlaf bzw. das Nichtschlafenkönnen verbracht. Es entsteht eine körperliche Anspannung, die wiederum das Einschlafen verhindert. Der Patient verlässt das Bett nach einer nichterholsamen Nacht, fühlt sich in seiner Befindlichkeit und Leistungsfähigkeit beeinträchtigt, wendet seine Strategie erneut an und gerät immer weiter in einen Teufelskreis, der eine dauerhafte Schlafstörung zur Folge haben kann.

Personen mit Schlafstörungen neigen oft dazu, deutlich mehr Zeit im Bett zu verbringen, als sie tatsächlich schlafen. Neben der eigentlichen Insomnie, im Sinne einer deutlich verkürzten Schlafzeit, kann dadurch eine Schlafwahrnehmungsstörung eine paradoxe (subjektive) Insomnie auftreten. Wenn eine Person z. B. täglich 14 Stunden im Bett verbringt, von diesen 14 Stunden aber nur 7–8 Stunden schläft, liegt die betreffende Person 6–7 Stunden im Bett wach. Diese Zeit kann als sehr belastend empfunden werden, und es entsteht trotz ausreichender Schlafdauer ein Leidensdruck. An dieser Stelle ist die Aufklärung der betreffenden Person erforderlich.

Durch die Schlafrestriktion soll nicht nur der Schlafdruck für den Nachtschlaf erhöht werden. Zusätzlich hat sie den Effekt, den Patienten auf seinen individuellen Biorhythmus zurückzuführen. Durch alltägliche Anforderungen und einen zerrissenen Schlaf-Wach-Rhythmus wurde der Biorhythmus der Betroffenen durcheinandergebracht. Mit dem Führen eines Schlaftagebuchs im Zuge der Therapie kann ein erster Eindruck gewonnen werden, wann üblicherweise die Schlafphasen stattfinden.

Es gibt sog. »Eulen« und »Lerchen«, also Langschläfer und Frühaufsteher, was nicht immer ausschließlich auf Gewohnheiten und Lebensstil zurückzuführen ist. Darunter liegen evolutionär geprägte und genetisch verankerte Rhythmen des Hormonhaushalts und anderer Körperfunktionen, die in der Festlegung der Bettzeiten aufgegriffen werden sollten.

Weiterhin ist darauf zu achten, dass die Nacht nicht zu früh vorbei ist. Vor allem in Deutschland fängt der Arbeitstag sehr früh an. Wenn Frühschichten deutlich vor Tagesanbruch, also vor 6:00 Uhr, beginnen, so werden diese körperlichen und psychischen Belastungen eher als Nachtschichten empfunden.

Zudem wird immer wieder darüber diskutiert, dass die Schule zu zeitig beginne und die Kinder dann weder ausgeschlafen noch leistungsfähig seien. Früher zu Bett zu gehen, würde an dieser Stelle nichts bewirken, da der persönliche Biorhythmus die Kinder nicht früher einschlafen ließe. Es gibt bereits erste Projekte, bei denen Schülern der Oberstufe eine Gleitzeitzone innerhalb der ersten Unterrichtsstunde eingeräumt wird. Sie dürfen selbst entscheiden, ob sie lieber etwas länger schlafen möchten, oder Förderunterricht vorziehen.

Mit Schlafrestriktion soll erreicht werden, dass die betroffene Person mit ihrem Bett automatisch den Schlaf assoziiert. Die bislang gewohnte Angst, im Bett nicht schlafen zu können bzw. wach zu liegen und zu grübeln, soll unterbrochen werden.

Vorgehen

Zunächst wird der Patient angehalten, ein Schlaftagebuch zu führen, in dem er seine Zubettgehzeit, die (gefühlte) Einschlafzeit, die Aufwach- und Aufstehzeit sowie jegliches nächtliches Erwachen und nächtliche Wachphasen dokumentiert. Ein Beispiel, wie ein solches Schlaftagebuch gestaltet werden kann, zeigt ◘ Abb. 3.1.

Anhand dieser Daten kann die effektive Schlafzeit berechnet werden. Hier sollte beachtet werden, dass Patienten mit Schlafstörungen ihren Schlaf unterschätzen (Crönlein 2013). Da es bei einer Psychotherapie jedoch vornehmlich um das subjektive Wohlbefinden des Patienten geht, genügen ihre subjektiven Angaben. Technische Unterstützung, durch eine Schlaf-App o. ä., oder auch Uhren sind nicht nötig.

Nachdem der Patient das Schlaftagebuch mindestens eine Woche lang geführt hat, können die ersten schlafrestriktiven Maßnahmen eingeführt werden. Vor der Einführung ist es wichtig, den Patienten ausführlich über die Schlafrestriktion zu informieren und ihn zu motivieren. Dabei können folgende Punkte genannt werden:

- Personen mit Schlafstörungen sollten regelmäßige Bettzeiten einhalten; dies ist ein Grundbaustein der Therapie.
- Trotz der begrenzten Bettzeiten hat der Patient insgesamt ausreichend Zeit zum Schlafen. Wenn die Schlafrestriktion greift, ist die effektive Schlafzeit sogar noch länger als die aktuelle Schlafdauer. Dem Patienten soll anhand der aktuellen effektiven Schlafzeiten aufgezeigt werden, dass die Diskrepanz nicht groß ist.
- Motivation: es lohnt sich durchzuhalten. Erste Effekte sind meist schon nach wenigen Nächten spürbar.

Die eingeschränkte Bettliegezeit sollte zunächst an die tatsächlich stattgefundenen Schlafphasen

Schlaftagebuch

Nacht (von... auf...)	Aktivitäten am Tag	Zu Bett gegangen/ eingeschlafen	Aufgewacht/ aufgestanden	Bewertung des Schlafs
Dienstag auf Mittwoch	Arbeit, Fernsehen	23:00 Uhr/ ca. 1:00 Uhr	5:30 Uhr/ 7:00 Uhr	Nicht gut, jetzt sehr müde

Abb. 3.1 Schlaftagebuch – Musterseite

angegliedert werden, auch wenn diese zunächst nicht vollständig in den sozialen Rhythmus des Patienten passen. In besonders schweren Fällen ist über eine Krankschreibung nachzudenken bzw. sind viele Betroffene ohnehin wegen der Schlafstörung krankgeschrieben. Sollte dies nicht der Fall sein, ist es günstig, mit der ersten Phase der Schlafrestriktion an einem Wochenende bzw. freien Tag zu beginnen. Wichtig ist hier, genügend Strategien anzubieten, damit der Patient auch tagsüber wach und aktiv bleibt und nicht in sein gewohntes Verhaltensmuster zurückfällt.

Es hat sich als sehr wirksam erwiesen, für die ersten 2–3 Nächte mit einer drastischen Schlafrestriktion zu beginnen (z. B. 4–5 Stunden Bettliegezeit), um einen möglichst großen Schlafdruck aufzubauen. Dabei sollte die Zubettgehzeit mindestens 30 Minuten nach der durchschnittlichen Einschlafzeit liegen. Die Aufstehzeit sollte mindestens 30 Minuten vor Ende der gesamten effektiven Schlafzeit liegen (nicht vor Ende der gewöhnlichen Aufstehzeit!).

Fallbeispiel: Schlafrestriktion

Frau K. berichtet, jeden Abend zwischen 22:00 und 23:00 Uhr zu Bett zu gehen. Sie liege dann jedoch meist noch 1,5–2 Stunden wach. Dann schlafe sie für ca. 2 Stunden, erwache wieder und liege erneut ca. 1,5 Stunden wach. Dies ziehe sich durch bis 7:00 Uhr. Nach subjektivem Empfinden schläft Frau K. also insgesamt ca. 4 Stunden. Da Frau K. meist nicht vor 1:00 Uhr nachts einschläft, ist es wenig sinnvoll, sie vorher ins Bett zu schicken. Es wird also folgende Bettliegezeit empfohlen:

– 1. und 2. Nacht: Um 1:00 Uhr (evtl. sogar erst um 1:30 Uhr) zu Bett gehen und um 5:00 Uhr aufstehen. Dies entspricht einer Bettliegezeit von 4 Stunden, die ihrer aktuellen effektiven Schlafzeit entsprechen.
– Ab der 3. Nacht: Um 1:00 Uhr zu Bett gehen und um 6:00 Uhr aufstehen. Dies sollte mindestens über eine Woche durgehalten

werden, bis zum nächsten Psychotherapietermin. Frau K. berichtet, die ersten beiden Tage seinen furchtbar gewesen, sie habe sich tagsüber wie erschlagen gefühlt, aber dennoch durchgehalten. Ab Nacht 3 sei es tatsächlich besser geworden. Sie habe sich dann sogar auf das Bett gefreut und den Zeitpunkt, endlich schlafen gehen zu können, herbeigesehnt. Sie könne zwar noch nicht durchschlafen, jedoch brauche sie maximal 30 Minuten, um einzuschlafen.

- Ab der 2. Woche: Um 1:00 Uhr zu Bett gehen und um 6:00 Uhr aufstehen, bis sich die Durchschlafstörung gebessert hat.
- Am Ende der Therapie hat Frau K. folgende Bettzeiten: Um Mitternacht zu Bett gehen und um 7:00 Uhr aufstehen. Meist ist die Patientin schon um 6:30 Uhr wach, aber sie fühlt sich ausgeruht und erholt.

Neben der Schlafrestriktion wurden auch andere Therapiebausteine angewendet. Das heißt, nicht die Schlafrestriktion allein hat zum Erfolg geführt. Es gab nach wie vor durchschnittlich eine schlechte Nacht pro Woche, womit Frau K. gut leben konnte.

Crönlein (2013) warnt zu Recht, nicht zu knappe Bettliegezeiten zu verordnen, denn dies kann die Motivation und das Vertrauen in die Therapie deutlich mindern und zu einem frühzeitigen Abbruch führen. Weiterhin gilt es zu beachten, dass insbesondere in den ersten Tagen der Schlafrestriktion erhöhte Unfallgefahr besteht. Dies muss in der Vorbereitungsphase besprochen werden.

In der einschlägigen Literatur (Müller u. Paterok 2010) zum Thema Schlafrestriktion wird empfohlen, erst dann die Bettliegezeiten auszuweiten, wenn keine Ein- und Durchschlafstörungen mehr auftreten. Im Praxisalltag ist dieses Ziel jedoch selten erreichbar. Daher sollten die Bettliegezeiten nach einer relativ stabilen Phase und v. a. noch im Verlauf der Therapie den Alltagsverpflichtungen und dem sozialen Rhythmus angepasst werden. So besteht die Möglichkeit, diese Phasen über einen längeren Zeitraum hinweg anzugleichen und somit das bestmögliche Ergebnis für den Patienten zu erzielen.

Bei der Planung der Schlafzeiten kommt dem Alter des Patienten große Bedeutung zu. Jüngere Personen benötigen mehr Nachtschlaf als Ältere, wogegen bei älteren Personen nichts dagegen spricht, einen kurzen, aber im Schlafkonzept eingeplanten Mittagsschlaf zu machen und entsprechend die Nachtschlafphase zu verkürzen.

❯ Therapeuten sollten sich zutrauen, verschiedene Konstellationen mit den Patienten auszuprobieren und das Schlafkonzept an ihre Bedürfnisse anzupassen. Es ist jedoch darauf zu achten, dass die Bettliegezeiten nicht wieder unnatürlich lang werden.

Vorgehen bei Schlafrestriktion
- **Schritt 1:** Erfassung des/der üblichen
  - Zubettgehzeitpunkts (a)
  - Einschlafzeitpunkts (b)
  - Aufwachwachzeiten während der Nacht (c)
  - Aufwachzeitpunkts am Morgen (d)
  - Aufstehzeitpunkts (e)
- **Schritt 2:** Berechnung der Nettos-Schlafzeit
  - Zeit zwischen b und d minus c
- **Schritt 3:** Festlegung der neuen Bettliegezeit
  - Diese sollte insgesamt mindestens 30 Minuten kürzer sein als die Netto-Schlafzeit
  - Der Zubettgehzeitpunkt sollte nachts liegen, damit ausreichend Schlafenszeit im Dunkeln liegt (auch im Sommer); dies bewirkt eine bessere Anpassung an den natürlichen Biorhythmus
  - Falls Durchschlafprobleme im Vordergrund stehen, sollte die entsprechende Wachzeit vom Zubettgehzeitpunkt abgezogen und dieser damit nach hinten verlagert werden
  - Als günstig hat sich herausgestellt, abends 30 Minuten später ins Bett zu gehen und morgens 30 Minuten früher aufzustehen, als der Nettoschlafzeit entsprechen würde

◻ Tab. 3.2 Baustein: Schlafentzug – Wachtherapie

Indikationen	Insomnie, (komorbide) Depression
Kontraindikationen	Tätigkeiten mit hohem Unfallrisiko tagsüber, Epilepsie, Parasomnien, gestörte Atmung aufgrund einer Schlafstörung, schnelles Einschlafen gefolgt von frühzeitigem Erwachen; Suizidalität: äußerste Vorsicht, sobald auf die Maßnahme folgender Schlaf (selbst ein kurzer Mittagsschlaf) das Gefühls-Hoch beendet
Wirksamkeit	Sehr gut nachgewiesen, jedoch nur für maximal 48 Stunden
Wirkprinzip	Herunterfahren der Gehirnaktivität sorgt für Abnahme negativer, sorgenvoller Gedanken, Ausgleich der Neurotransmitterungleichgewichte im Gehirn (Acetylcholin, Serotonin)
Behandlungsvoraussetzungen	Kenntnisse über therapeutische Schlafdeprivation
Behandlungsziel	Verbesserte, aufgehellte Stimmung

Große Bedeutung bei der Schlafrestriktion hat die Motivation durch den Therapeuten bzw. andere Gruppenteilnehmer. Es handelt sich um einen für den Patienten sehr anstrengenden Teil der Therapie, da er permanent übermüdet ist. Der Patient wird das Bedürfnis haben, in seine »alten Zeiten« zurück zu verfallen oder ggf. auch einen Tagesschlaf einzuschieben. Es ist wichtig, dass der Patient die Schlafrestriktion auch ohne sichtbare Erfolge mindestens 2 Wochen lang durchhält. Ist nach der ersten Woche mit konsequenter Befolgung der restriktiven Bettliegezeiten keine Veränderung eingetreten, sollte anhand des Schlaftagebuchs die Restriktion neu berechnet und ggf. weiter eigeschränkt und angepasst werden.

Wenn sich die gewünschten Erfolge wie schnelles Einschlafen und Durchschlafen zeigen und der Patient trotzdem weiterhin über Tagesmüdigkeit klagt, darf die Restriktion gelockert werden. Diese Lockerung sollte schrittweise und sehr langsam erfolgen. Es empfiehlt sich beispielsweise, den Patienten morgens 30 Minuten länger schlafen zu lassen (sofern der Patient morgens durch einen Weckruf und nicht von allein erwacht). Eine solche Veränderung sollte anschließend über mindestens eine Woche beobachtet und ihre Auswirkung dokumentiert werden. Die Schlafrestriktion wird nach dem beschriebenen Muster wöchentlich und schrittweise so lange gelockert, bis der Patient sich damit wohl fühlt.

3.2.2 Baustein: Schlafentzug – Wachtherapie

Kurzüberblick (◻ Tab. 3.2)

Hintergrund

Depressionen werden sehr häufig von Schlafstörungen begleitet. Die Schlafstörung kann jedoch auch die Primärerkrankung sein und komorbide depressive Symptome aufweisen. Bei beiden Störungsbildern kann eine Schlafentzugs- oder Wachtherapie eingesetzt werden. Diese Therapieform wurde Mitte des 20. Jahrhunderts von den deutschen Psychiatern Schulte und Tölle bei depressiven Erkrankungen eingeführt (Schulte u. Tölle 1971). Sie belegten, dass bei 60–70% der Patienten, überwiegend bei einer typischen Depression, der Schlafentzug eine deutlich positive Wirkung zeigt.

Auch bei gesunden Personen ist nach einer durchwachten Nacht eine leichte Überdrehtheit und dezente Euphorie zu beobachten. Dies zeigt, dass Schlafentzug eine Wirkung auf den Antrieb und die Stimmung eines Menschen haben kann.

Unterschieden wird der totale Schlafentzug, bei dem die Patienten gar nicht schlafen dürfen, vom partiellen Schlafentzug, bei dem die Patienten nach einigen Stunden Schlaf geweckt werden und während der zweiten Nachthälfte nicht schlafen dürfen. Ferner gibt es den selektiven Schlafentzug, bei dem bestimmte Tiefschlafphasen depriviert werden. Dieser ist nur unter polysomnographischer Kontrolle in einem Schlaflabor möglich.

In der ersten Nachthälfte findet vornehmlich Tiefschlaf mit den entsprechenden Erholungs- und Regenerationsprozessen statt. Der Schlaf der zweiten Nachthälfte ist nicht mehr so tief, es tritt vermehrt REM-Schlaf ein, und es laufen verstärkt Verarbeitungs- und Regulationsprozesse ab. Je nach Entzugszeitraum können derartige Prozesse verstärkt bzw. gehemmt werden. Es mag paradox erscheinen, dass bei depressiven Patienten partieller Schlafentzug in der zweiten Nachthälfte oft sehr wirksam ist, obwohl genau dann die emotionsregulierenden Prozesse ablaufen. Möglicherweise werden auf diese Weise gewohnte dysfunktionale Assoziationen unterbrochen, und es folgt eine gehobene Stimmung.

Gegen die Schlafstörung sind die Mechanismen der Schlafrestriktion, also eine Erhöhung des Schlafdrucks bei Bettzeitenrestriktion, sowie die Mechanismen der paradoxen Intervention wirksam. Zusätzlich erzeugen neurochemische und -physikalische Veränderungen im cholinergen und serotonergen System eine bis zu 48 Stunden anhaltende Stimmungsaufhellung. Es gibt jedoch auch Berichte von Patienten, die eine Stimmungsaufhellung über eine Woche erlebten. Dies hatte vermutlich eher moderierende Ursachen, z. B. Hoffnung auf eine Besserung der Depression. Nach spätestens 48 Stunden muss der Patient wieder schlafen, da sonst andere unerwünschte Wirkungen auftreten können wie Halluzinationen, körperliches Unwohlsein oder Gereiztheit. Um den stimmungsaufhellenden Effekt noch etwas länger zu erhalten, ist es möglich, eine Schlafphasenverlagerung durchzuführen. Dabei findet nach mindestens zwei guten Nächten ein Schlafentzug statt. Am darauffolgenden Tag schläft der Patient dann beispielsweise von 16:00 Uhr bis Mitternacht. An den Folgetagen geht der Patient jeweils eine Stunde später zu Bett, bis schließlich die gewohnte Einschlafzeit erreicht wird. Diese Technik fällt in den Bereich des partiellen Schlafentzugs. Üblich ist ein totaler Schlafentzug über 36 Stunden mit anschließender Schlafphasenverlagerung zur Stimmungsstabilisierung. Der Schlafentzug kann 1- bis 2-mal pro Woche erfolgen.

Warum und wie genau Schlafentzug wirkt, ist noch nicht grundlegend geklärt. Hegerl und Mitarbeiter haben die Wirkungsweise von Schlafentzug genauer untersucht, davon ausgehend, dass depressive Menschen unter einem chronisch erhöhten Muskeltonus leiden, der es ihnen ohnehin schwer macht, zur Ruhe zu kommen bzw. einzuschlafen. Mit dem Schlafentzug wird der Schlafdruck derartig erhöht und die Wachheit im Gegenzug so deutlich verringert, dass die Patienten schließlich ihrer Erschöpfung nachgeben und »aufhören« müssen, depressiv zu sein. Dies fördert nebenbei auch die Schlafqualität (Steinberg u. Hegerl 2014).

Trotz der sehr guten Wirksamkeit der Methode ist sie sehr umstritten, da der stimmungsaufhellende Effekt im Regelfall nur einige Stunden andauert. Bereits ein kurzer Mittagsschlaf kann das Hoch beenden. Daher besteht ein Hauptziel dieser Technik darin, den Patienten zu zeigen, dass sie durchaus in der Lage sind, sich gut zu fühlen. Dies kann ein wichtiger Bestandteil der Psychotherapie der Depression sein.

Vorgehen

Totaler Schlafentzug bedeutet grundsätzlich, dass der Patient eine ganze Nacht lang nicht schläft und am folgenden Tag bis zur gewohnten Schlafzeit wach bleibt. Dies ist für den Betroffenen nicht einfach, weshalb in Kliniken Schlafentzugstherapien in Gruppen organisiert werden. Während der Nacht werden verschiedene Aktivitäten wie Spiele, Sport, Fernsehen und Spaziergänge unternommen, um Langeweile zu unterdrücken.

Beim partiellen Schlafentzug werden die Patienten nach einer bestimmten Nachtschlafdauer geweckt. Dies ist insofern schwierig, als die Betroffenen meist aus einer Tiefschlafphase heraus wach werden und wach bleiben müssen. Den dann empfundenen Schlafdruck zu überwinden, ist sehr belastend und erfordert viel Disziplin. Die meisten Patienten benötigen dabei Unterstützung. Es ist günstig, die Patienten mit etwas Wohltuendem »aus dem Bett zu holen«, wobei der Phantasie keine Grenzen gesetzt sind: ein Stück der Lieblingsschokolade, ein Lieblingsspiel, ein guter Film oder ein nächtlicher Spaziergang unter dem Sternenhimmel etc.

Die Anwendung von Schlafentzug ist auch ambulant, also zu Hause, möglich. Es ist jedoch günstig, das Prozedere vorher stationär zu üben und dem Patienten die möglichen Auswirkungen

▣ **Tab. 3.3** Baustein: Paradoxe Intervention	
Indikationen	Ein- und Durchschlafstörungen, dysfunktionale Denkschemata: sich zum Einschlafen zwingen wollen, Angst vor dem Nichteinschlafenkönnen
Kontraindikationen	Nicht bekannt
Wirksamkeit	Sehr gut nachgewiesen
Wirkprinzip	Die Konzentration auf das Nichteinschlafen lenkt von der Konzentration auf das Einschlafen ab, der Patient entspannt sich und kann einschlafen
Behandlungsvoraussetzungen	Kenntnis der paradoxen Intervention, Bestehen einer tragfähigen therapeutischen Beziehung
Behandlungsziel	Bewusste Beobachtung und Reflexion der Kognitionen und Verhaltensweisen im Einschlaf- und Zubettgehprozess, Erlernen der Fertigkeit, diese zu ersetzen

bewusst zu machen. Auch bei ambulanter Durchführung sollte der Betroffene nachts nicht allein sein und Unterstützung haben. Um eine Wirkung zu erzielen, ist es wichtig, dass der Patient die halbe oder sogar die ganze Nacht über tatsächlich wach bleibt.

Auch hier gilt: Je aktiver die Patienten das Wachbleiben gestalten, desto leichter wird es ihnen fallen, den Schlafentzug tatsächlich durchzuhalten.

❯ Es ist möglich, dass durch Schlafentzug manische Episoden auftreten. Daher ist besondere Vorsicht bei Patienten geboten, die ohnehin zu Stimmungsschwankungen neigen. Ebenso ist bei latenter oder akuter Suizidalität Vorsicht geboten.

Der Stimmungsaufhellung kann eine Antriebssteigerung vorausgehen, die zu suizidalen Handlungen führen könnte. Bei Unsicherheit diesbezüglich sollte die Schlafentzugsbehandlung ausschließlich unter Aufsicht in der Klinik durchgeführt werden.

3.2.3 Baustein: Paradoxe Intervention

Kurzüberblick (▣ Tab. 3.3)

Hintergrund

Bei der paradoxen Intervention steht die Verhaltensübung zunächst im Gegensatz zum gewünschten Therapieziel. Bei der Insomniebehandlung besteht häufig das Problem, dass Betroffene »sich sehr bemühen« (wieder) einzuschlafen und die gesamte Zeit, in der sie wach im Bett liegen, nur daran denken, »endlich wieder einzuschlafen«. Damit verstricken sie sich in dysfunktionale Denkmuster.

Im Rahmen der paradoxen Intervention sollen die Patienten genau das Gegenteil tun, nämlich versuchen, **nicht** einzuschlafen. Den meisten erscheint dies widersprüchlich, doch sie lassen sich trotzdem darauf ein, da sie ohnehin nicht einschlafen können. In diesem Moment lassen die Betroffenen von ihren »krampfhaften« Versuchen einzuschlafen los, sie überlassen sich der Situation, entspannen und können einschlafen. Ebenfalls besonders gut wirksam ist diese Technik bei Kindern, sofern sie in der Lage sind, ruhig im Bett zu bleiben.

Auch wenn diese Intervention nicht sofort den gewünschten Effekt erzielt – nämlich dass der Patient tatsächlich einschläft –, wird mit dieser Übung alles ausgeschaltet, was als schlafbehindernd erlebt wird: Grübeln, Anspannung und die Angst davor, nicht einzuschlafen. Es findet eine Konfrontation mit dem Nichteinschlafenkönnen und ein achtsames Annehmen der Tatsache des Nichteinschlafenkönnens statt. Die Betroffenen erlangen die Kontrolle darüber und erleben, dass es nicht schlimm ist, wach im Bett zu liegen. Was es schlimm macht, sind die Erwartungen, schlafen zu müssen, und die Angst davor, wieder nicht schlafen zu können.

Ziel ist es, eine Auflösung der Assoziation »Bett = wachliegen«" oder »Bett = grübeln« zu begünstigen.

☐ **Tab. 3.4** Baustein: Psychoedukation	
Indikationen	Jegliche Form von Schlafstörung
Kontraindikationen	Nicht bekannt
Wirksamkeit	Sehr gut nachgewiesen
Wirkprinzip	Aufklärung über Aufbau, Funktionsweise und Störungen des Schlafes erleichtert die Umsetzung eines schlafunterstützenden Verhaltens, Auflösen eventueller dysfunktionaler Kognitionen und Annahmen zum Thema Schlaf ermöglichen eine Modifizierung der subjektiven Wahrnehmung und Einstellung dazu
Behandlungsvoraussetzungen	Kenntnisse zum Thema Schlaf und dessen Störungen
Behandlungsziel	Tiefes Verständnis des Schlafes und seiner Störungen

Vorgehen

Der Patient wird angeleitet, sich zur besprochenen Zeit schlafbereit ins Bett zu legen, das Licht zu löschen, die Augen zu schließen und **nicht** einzuschlafen! Der Patient soll bewusst auf vertraute Rituale verzichten wie zählen, autogenes Training, auf die Atmung achten etc. Wichtig ist es, die dysfunktionalen oder auch funktionale Gewohnheiten, die durch lange »Übung« eng mit dem Nichteinschlafenkönnen verknüpft sind, zu unterlassen. Da der Patient nun nicht mehr angestrengt versucht, einzuschlafen, tritt möglicherweise ein Entspannungszustand ein. Der Betroffene »vergisst«, nicht schlafen zu können, und schläft ein.

> Hinweis: Die Technik der paradoxen Intervention kann sehr gut mit einer Achtsamkeitsübung verknüpft werden.

3.2.4 Baustein: Psychoedukation

Kurzüberblick (☐ Tab. 3.4)

Hintergrund

Die Psychoedukation ist – wie bei vielen anderen Störungsbildern auch – einer der wichtigsten Therapiebausteine. Es gibt zahlreiche Selbsthilfebücher und Broschüren, die voll sind von wertvollen Informationen für einen erholsamen Schlaf. Da viele Betroffene Jahrzehnte lang unter nichtorganischen Schlafstörungen leiden, verfügen sie oft über umfangreiches Wissen zum Thema Schlafstörungen. Meist können sie dieses Wissen aber nicht praktisch anwenden, oder sie haben verschiedene Techniken nur kurz ausprobiert, da sie keine unmittelbare Wirkung zeigten.

Der Therapeut oder betreuende Arzt hat hier die Aufgabe, ausreichende Informationen über gesunden, aber auch gestörten Schlaf zu liefern und an die Patienten und deren Alltag zu adaptieren, also nutzbar zu machen. Inhalte können ggf. wiederholt werden (wegen eventueller Gedächtnisdefizite der Betroffenen). Wichtig ist es zudem, die Patienten fortlaufend zu motivieren, die in der Therapie besprochenen Methoden und Techniken (Schlafrestriktion, Sport etc.) auch dann über den abgestimmten Zeitraum anzuwenden, wenn sie nicht zu einem unmittelbaren Erfolg führen.

Jeder Mensch hat seine eigene innere Uhr und damit seinen eigenen Biorhythmus und die für ihn optimale Zubettgehzeit. Bei dem einem kann sie bei 22:00 Uhr liegen, ein anderer geht dagegen erst um Mitternacht zu Bett. Generell sollte der Schlaf nicht zu weit hinausgezögert werden, damit ausreichend Zeit verbleibt, mehrere Schlafzyklen zu durchleben und einen Erholungseffekt zu erzielen.

Es ist zudem wichtig, im Dunkeln zu schlafen, da dann das rhythmussteuernde Melatonin produziert wird. Schläft man erst, wenn der Tag bereits begonnen hat, wird die Produktion dieses Hormons gehemmt, und es findet eine Verschiebung und möglicherweise eine Schlafstörung statt.

▪▪ Welche Schlafstörungen gibt es?

Es ist notwendig, die Patienten über die gestellte Diagnose und auch über Verdachtsdiagnosen zu informieren und aufzuklären. Für die Betroffenen ist es immer hilfreich, wenn sie erkennen, dass sie als Person ernst genommen werden und dass der Umgang mit ihnen auf einer Vertrauensbasis aufgebaut ist. Kritisch ist an dieser Stelle anzumerken, dass sich viele Betroffene v. a. im Internet weitere Informationen suchen, die nicht immer korrekt sind. Dies sollte in der Therapie unbedingt besprochen werden, falsche Angaben und Erwartungen sollten unbedingt berichtigt werden. Da weitere Recherchen durch die Patienten während der Therapie nicht auszuschließen sind, sollten sie ermutigt werden, sich mit ihren Erkenntnissen und auftretenden Fragen an den Behandler zu wenden.

▪▪ Dynamik der Schlafstörungen

Für jeden Patienten muss ein individuelles Störungsmodell erarbeitet werden. Dabei sollte ein weiter Kreis um die eigentliche Schlafstörung gezogen werden, da Ursachen oft in ganz anderen Lebensbereichen liegen.

Als Hilfe bei der Erstellung eines solchen individuellen Modells wurde das Dynamikmodell der Schlafstörungen entwickelt, mit dem verschiedene Ebenen des Erlebens und Verhaltens abgebildet werden können (▯ Abb. 2.1).

▪▪ Schlafphasen

Schlafstadien und -phasen werden günstigerweise mit jedem Betroffenen an einem Flipchart erarbeitet und erläutert (▯ Abb. 3.2). Würde dem Patienten in einer Therapiesitzung ein vollständiges Hypnogramm wie in ▯ Abb. 1.1 vorgelegt, könnte dessen Komplexität sein Erfassungsvermögen leicht übersteigen. Deshalb sollte zwar alles Wichtige erwähnt, jedoch nicht zu sehr ins Detail gegangen werden. Für den Patienten individuell wichtige Aspekte müssen betont und erläutert werden. Damit wird der Aufbau realistischer Erwartungen gefördert, gleichzeitig werden Fehlwahrnehmungen des nächtlichen Schlafes gemindert. Ein Hypnogramm kann dem Patienten durchaus als Orientierung im eigenen Schlafzyklus dienen.

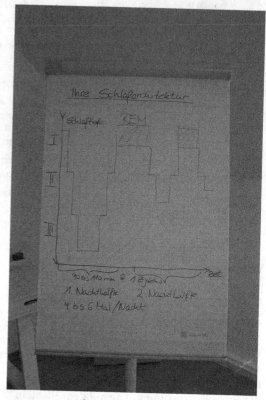

▯ **Abb. 3.2** Skizze zur Erläuterung der Schlafphasen während einer Therapiesitzung

Der nächtliche Schlaf ist durch die Schlaftiefe in verschiedene Phasen unterteilt, welche anhand der Gehirnaktivität im EEG sichtbar werden. Im Folgenden werden die Schlafphasen in der normalerweise typischen Abfolge beschrieben (s. auch ▶ Abschn. 1.1).

Stadium I (NREM) Diese Schlafphase dauert nur wenige Minuten, manchmal nur Sekunden. Sie ist Teil des Einschlafprozesses und gleichzeitig das erste Stadium der NREM-Phase.

Durch das Entspannen der Muskulatur im Leichtschlaf können krampfartige Muskelzuckungen auftreten. In dieser Schlafphase wird häufig das Gefühl beschrieben, zu fallen.

Die Augen bewegen sich langsam und ziellos (SEM, *slow eye movement*). Die Gehirnströme weisen eine Frequenz von 4–8 Hz auf. Dieser Schlafmodus ist Anfangs- bzw. Endpunkt des in der Nacht mehrmals wiederkehrenden Schlafzyklus.

Stadium II (NREM) In diesem Stadium vertieft sich der Schlaf. Die Augen bewegen sich kaum noch, die Muskeln sind kaum noch angespannt.

Die Hirnstromfrequenzen steigen an, sie liegen mit 8–15 Hz recht hoch (die erzeugten Wellen werden auch Schlafspindeln genannt).

Wenn in dieser Phase überhaupt geträumt wird, handelt es sich zumeist um sehr realitätsbezogene Träume. Liegen psychische Konflikte vor, die tagsüber nicht verarbeitet werden konnten, kehren sie in der Regel in diesem Schlafstadium wieder. Je schwerer der Konflikt wiegt, umso häufiger wiederholt sich der als Realität empfundene Trauminhalt. Im schlimmsten Fall kann durch diese Ablenkung kein tieferes Schlafstadium erreicht werden. Der Schlafende kann nicht abschalten, wodurch der Erholungswert der Nachtruhe immens geschmälert wird.

Stadium III (NREM) In dieser Schlafphase erreicht der Mensch den Zustand des tiefsten Schlafes. Erst jetzt läuft die körperliche Erholung auf Hochtouren. Für die Regeneration des Immunsystems ist der Tiefschlaf besonders wichtig.

In dem auch als Delta-Phase bezeichneten Stadium liegt die Hirnstromfrequenz bei nur bei 0,5–4 Hz. Der Körper befindet sich in einem Zustand vollständiger Entspannung.

Atem- und Herzfrequenz sind sehr langsam und regelmäßig. Die Muskulatur ist erschlafft, und auch die Augenbewegungen sind minimal.

Aus dem Tiefschlaf heraus fällt das Aufwachen am schwersten, oft braucht man Minuten, um sich wieder zurechtzufinden. Leicht schläft man wieder ein und wird sich womöglich gar nicht erinnern, geweckt geworden zu sein.

Die erste Tiefschlafphase setzt (im Durchschnitt) um 22:00 Uhr ein und dauert 90–120 Minuten. Das zweite Tiefschlafstadium wird meist zwischen 02:00 und 03:00 Uhr morgens erreicht, es ist 20–30 Minuten kürzer als die erste Tiefschlafphase.

REM-Schlaf Während des REM-Schlafs sind die meisten und die intensivsten Träume feststellbar, weshalb dieses Schlafstadium auch als Traumphase bezeichnet wird. Dennoch ist der REM-Schlaf nicht so flach, wie die gemessenen Hirnstromkurven vermuten lassen könnten. Im Gegenteil, der REM-Schlaf ist bzgl. der Schlaftiefe mit dem Tiefschlaf vergleichbar.

Die Augenbewegungen sind besonders ausgeprägt. Puls- und Atemfrequenz sind erhöht und unregelmäßig. Die Hirnstromaktivität ist höher als im Wachzustand, die Frequenz liegt bei 4–8 Hz.

Die Gesichtszüge des Träumenden verändern sich, je nach dem, in welcher Traumsituation er sich gerade befindet. Wer aus dem REM-Schlaf geweckt wird, kann sich besonders gut an seine Träume erinnern.

Auf physiologischer Ebene ähnelt der Traumschlaf dem Wachzustand des Menschen. Die Skelettmuskeln sind jedoch meist schlafft, außer beim Schlafwandler. Der Schlafende befindet sich in einer Art Lähmungszustand. So wird verhindert, dass die Bewegungen, die im Traum ausgeführt werden, wirklich stattfinden. Die Augenbewegungen sind davon ausgenommen, denn sie werden über spezielle Nervenfasern gesteuert.

Die erste REM-Phase eines Schlafzyklus dauert etwa 10 Minuten, die zweite ist doppelt so lang. Gegen Morgen weisen die Traumphasen Längen von rund einer Stunde auf. Manche Langschläfer träumen ununterbrochen sogar bis zu 2 Stunden lang. Bei einer Schlafdauer von 7 Stunden liegt die Hälfte der Traumphasen in den letzten beiden Schlafstunden. Dabei spielt auch die genaue Schlafzeit eine Rolle, die aber interindividuell verschieden ist.

■■ **Homöostase**

Der Schlaf-Wach-Rhythmus beim Menschen unterliegt dem Homöostase-Prinzip (▶ Abschn. 2.2.1). Tagsüber wird Schlafdruck aufgebaut, nachts wird er abgebaut. Ebenso steigt die Müdigkeit am Tag an und wird nachts wieder abgebaut. Eine gestörte Homöostase zieht somit unweigerlich einen gestörten Schlaf des Patienten nach sich. Die folgende Checkliste soll hierbei eine Orientierung bieten.

> **Checkliste: Gestörte Homöostase = gestörter Schlaf**
> - Der Schlafdruck ist abends/nachts nicht groß genug
>   - Man hat sich tagsüber nicht genug erschöpft (Schonung)
>   - Man hat tagsüber geschlafen
>   - Man hat Schlafunterbrechungen, d. h.,
>   - man ist eingeschlafen und wieder aufgewacht (z. B. durch Geräusche, Licht) und kann anschließend nicht wieder einschlafen, weil der Schlafdruck bereits zu einem gewissen Teil abgebaut wurde
>   - man schläft Abends vor dem Fernseher ein, unterbricht den Schlaf, um ins Bett zu gehen und hat mit dem kurzen Nickerchen bereits einen Teil des Schlafdrucks abgebaut

Zur Einstellung oder auch Aufrechterhaltung der Homöostase bei den Patienten müssen einige Regeln eingehalten werden:

> **Checkliste: Einstellen und Erhalten der Homöostase**
> - Regelmäßige Zubettgeh- und Aufstehzeiten
> - Keiner Nickerchen am Tag
> - Aktive Tagesgestaltung (Ausgleich zwischen aktiven und passiven Teilen)
> - Beachtung des Lebensalters und der Lebenssituation

Vorgehen

Bieten Sie die theoretischen Inhalte zur Situation und zum Patienten passend an. Es ist immer gut, wenn eine Theorie anhand eines vom Patienten erlebten Beispiels erläutert werden kann.

> ❯ Wichtig ist es, die Inhalte nicht nur anzubieten, sondern für den Patienten nutzbar aufzubereiten.

An dieser Stelle könnte auch interessant sein, mit dem Patienten gemeinsam zu erarbeiten, wie es zu seiner individuellen psychischen Störung gekommen ist. Dabei können Sie verschiedenen Bilder und Metaphern nutzen. Sehr gute eigene Erfahrungen gibt es mit der Erklärung über das Vulnerabilitäts-Stress-Modell (◘ Abb. 3.3). Es kann auch als biopsychosoziales Modell bezeichnet werden, da es alle Bereiche in die Erklärung einschließt. Erarbeiten Sie mit Ihrem Patienten gemeinsam die Übersicht. Folgend ist ein Beispiel dargestellt, das Sie als Grundlage zur Ableitung nutzen können:

3.2.5   Baustein: Schlafhygiene

Kurzüberblick (◘ Tab. 3.5)

Hintergrund

In aktuellen Psychotherapiestudien zum Thema Schlafstörungen wird die Schlafhygiene »nur« noch als Kontrollbedingung genutzt. Gründe hierfür sind die neueren, spezifischeren und komplexeren Techniken zur Therapie von Schlafstörungen. Betroffene können diese Regeln überall nachlesen und auch anwenden. Es sollte bei den Patienten aber ein gewisses Verständnis dafür geschaffen werden, dass es sinnvoll ist, bestimmte Regeln einzuhalten und die Schlafumgebung auf angemessene Art zu gestalten, um wieder zu einem erholsamen Schlaf zu finden.

▪▪ Das Bett

Das Bett sollte ein Bett sein und kein Schlafsofa o. ä. Der gesunde Schlaf ist etwas Wertvolles, was v. a. schlafgestörten Personen bewusst ist. Deshalb sollte der Wahl des Bettes und seiner Ausstattung und Umgebung ein wertschätzendes Maß an Aufmerksamkeit zuteilwerden.

Das Bett sollte bequem und ausreichend groß sein und eine gute Matratze haben. Es sollte der Jahreszeit entsprechendes Bettzeug vorhanden sein, d. h., in heißen Sommernächten genügt ein Laken, für die Übergangszeit sollte eine leichtere Decke verwendet werden, und für den Winter wird ein dickes Deckbett benötigt. Hier gibt es natürlich individuell verschiedenste Vorlieben.

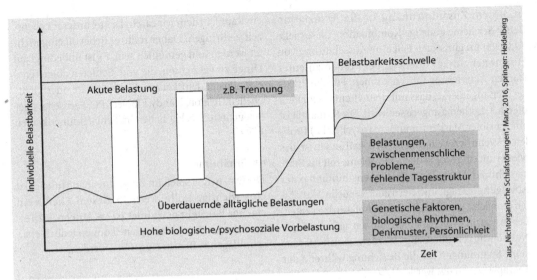

□ **Abb. 3.3** Vulnerabilitäts-Stress-Modell

□ **Tab. 3.5** Baustein: Schlafhygiene

Indikationen	Generell anzuwenden, keine bestimmte Indikation
Kontraindikationen	Nicht bekannt
Wirksamkeit	Nicht ausreichend, um erholsamen Schlaf zu erzeugen, jedoch eine notwendige Voraussetzung dafür
Wirkprinzip	In einer Umgebung, in der der Patient sich nicht wohl fühlt, kann er sich nicht entspannen, bestimmte Gewohnheiten verhindern einen erholsamen Schlaf
Behandlungsvoraussetzungen	Kenntnisse zum Thema Schlafhygiene
Behandlungsziel	Verständnis der Mechanismen, Motivation zur Verhaltensänderung, evtl. Umzug oder Umräumen des Schlafzimmers

Schlafgestörte Patienten sollten motiviert werden, auch unkonventionelle Möglichkeiten in Betracht zu ziehen oder auszuprobieren, etwa Wolldecken oder Schlafsäcke.

Eine wichtige Grundlage für einen erholsamen Schlaf ist das richtige Kopfkissen, um die notwendige entspannte Lagerung des Kopfes während der Nacht zu gewährleisten. Auch hier sind die individuellen Bedürfnisse der Betroffenen zu beachten.

Die Beratung in diesem Bereich muss kritisch gesehen werden: Patienten berichten häufig darüber, dass auch in Matratzenfachgeschäften kein Fachpersonal zur Verfügung steht und in Beratungsgesprächen lediglich der wirtschaftliche Aspekt angesprochen wird.

Die Bettwäsche sollte sauber und frisch sein, und die Materialien sollten sich gut anfühlen. Auch bei der Wahl des Waschmittels oder Weichspülers ist Aufmerksamkeit geboten: Gerüche wecken oft Assoziationen zu anderen Themen. Wenn sie zu anregend wirken und keine Entspannung und angenehme Gedanken schaffen, sollte lieber auf duftneutrale Produkte zurückgegriffen werden.

> **Insgesamt soll bei den Betroffenen eine Assoziation entstehen, die das Bett fest mit erholsamem Schlaf gleichsetzt. In manchen Fällen bietet es sich an, alle Aktivitäten außer Schlafen (wenigstens für eine gewisse Zeit) an einem anderen Ort stattfinden zu lassen.**

In diesem Zusammenhang ist die Assoziation Bett = Sex keine günstige Kombination, da sexuelle Aktivität im günstigen Fall eine Ausschüttung von Hormonen anregt, die v. a. bei Frauen zu einer starken Aktivierung führen können. Für die Praxis sei hier angemerkt, dass mit dem Thema Sexualität oft ein Tabuthema angerissen wird. Die Sexualität ist ein sensibler Marker für andere (psychische) Probleme. Wenn Sex weiterhin im Bett stattfindet, ist dies wiederum eine Möglichkeit, »Probleme mit ins Bett« zu nehmen. Deshalb ist große Sensibilität bei der Abwägung gefragt, inwiefern auch sexuelle Aktivitäten (zunächst) aus dem Bett verbannt werden sollten. Lebenspartner von Patienten müssen ggf. von dieser Notwendigkeit überzeugt werden, damit hieraus keine Spannungen für die Beziehung während der Therapie zu erzeugt werden.

Ein in der Schlafmedizin viel diskutiertes Thema ist das Müde-Lesen. Wie zuvor beschrieben, sollte im Bett nichts stattfinden außer Schlafen. Das heißt, es sollte im Bett auch nicht gelesen werden. Viele Betroffene von Schlafstörungen berichten jedoch, dass gerade das Müde-Lesen im Bett bei Einschlafstörungen zu kürzeren Schlaflatenzen und auch zu kürzeren Wachphasen bei Durchschlafstörungen führt. Sicherlich spielt dabei die Wahl der Literatur eine Rolle. Diesbezüglich sollte eine individuelle Lösung für den Patienten gefunden werden.

Das Schlafzimmer

Das Schlafzimmer sollte ein Raum sein, in dem sich derjenige, der dort schläft, wohlfühlt. Oft sind Schlafzimmer jedoch eher stiefmütterlich behandelte Räume, in denen viel abgestellt und untergebracht wird, was im »sichtbaren Wohnbereich« stört. Nicht selten steht in Schlafzimmern ein Schreibtisch mit unsortierten Unterlagen, das Regal mit den Wichtig-Ordern, es gibt einen Computer und einen Drucker, der Staubsauger steht in einer Ecke, und der Wäscheständer findet auch noch Platz. Diese Gegenstände sollten, wenn irgend möglich, an anderer Stelle untergebracht werden. Die moderne Architektur hat dieses Thema bereits aufgegriffen: in Neubauten sind die Schlafzimmer oft nur wenige Quadratmeter groß, sodass lediglich ein Bett und ein Kleiderschrank darin Platz finden. Das Zimmer sollte gut temperiert, gut gelüftet, dunkel, ruhig, gemütlich, nur zum Schlafen ausgestattet und keine Abstellkammer sein. Es ist ein Raum, in dem wir ca. ein Drittel unserer Lebenszeit verbringen. Daher sollte er liebevoll eingerichtet werden und gemütlich sein. Es ist unbedingt auf Dinge zu verzichten, die vom Schlafen ablenken – etwa Poster, Duftkerzen, Elektrogeräte oder Lichtquellen. Telefon, Handy, (Tablet-)PC, Fernseher oder beleuchtete Wecker haben im Schlafzimmer keinen Platz.

Ernährung

Die Ernährung spielt im Zusammenhang mit Schlaf eine wichtige Rolle, weshalb diesem Thema ein eigener Baustein gewidmet ist (▶ Abschn. 3.2.16). Im Rahmen der Schlafhygiene können jedoch erste grundlegende Regeln eingeführt werden:

> **Einfache Regeln für das Ernährungsverhalten**
> - Nicht zu spät und nicht zu schwer essen
> - 5 kleinere Mahlzeiten am Tag belasten das Herz-Kreislauf-System weniger als 3 größere
> - Abends eher leichtverdauliche Dinge zu sich nehmen
> - Nach 16:00 Uhr keinen Kaffee, grünen oder schwarzen Tee trinken
> - Bis 16:00 Uhr mindestens drei Viertel des gesamten Flüssigkeitsbedarfs aufnehmen

Psychohygiene

Wegen der ständigen Erreichbarkeit und der durch Smart-Phones und Tablet-PCs permanent bestehenden Möglichkeit, Informationen abzurufen, ist der Psychohygiene ein eigener Baustein gewidmet (▶ Abschn. 3.2.6). Auch kann eine erste Sensibilisierung für dieses Thema mit den Schlafhygieneregeln geschaffen werden. E-Mails, Briefe und andere – möglicherweise unerfreuliche – Nachrichten sollten eher vormittags angenommen bzw. geöffnet und gelesen werden. Falls sie lösbare Probleme enthalten, können diese im Tagesverlauf angegangen werden. Falls nicht, haben die Betroffenen den Tag über Zeit, Strategien zu entwickeln, wie sie trotz eines Problems oder einer zunächst unlösbaren Aufgabe bis zum Abend Entspannung finden können.

Vorgehen, Regeln des gesunden Schlafs

Als Schlafhygiene werden die Gewohnheiten und Umgebungsbedingungen bezeichnet, die für einen gesunden Schlaf förderlich sind. Die konsequente Einhaltung dieser Regeln erzielt oft eine wesentliche Verbesserung des Schlafs. Für jeden Schlafgestörten ist es hilfreich, diese Anweisungen und Hinweise im Hinblick auf eigene Gewohnheiten zu überprüfen, um eventuell einzelne Aspekte zu verändern. Um festzustellen, inwiefern die Anwendung der Regeln den eigenen Schlaf beeinflusst, müssen sie mindestens einen Monat lang konsequent eingehalten und ihre Auswirkungen überprüft werden. Ein praktikables Mittel hierfür ist das Führen eines Schlaftagebuchs (◘ Abb. 3.1).

■ Tagesrhythmus

▬ Der Patient sollte versuchen, jeden Tag zur gleichen Zeit zu Bett zu gehen und morgens immer zur gleichen Zeit aufzustehen – wenn möglich, auch in den Ferien und am Wochenende.

▬ Die Mahlzeiten sind tagsüber zu den gleichen Zeiten einzunehmen. Dabei ist die Nahrungsaufnahme 2 Stunden vor dem Zubettgehen eher kontraproduktiv, ebenso wie der Verzehr von schweren Mahlzeiten.

▬ Auch kurze Schlafpausen am Tag können für einen erholsamen Nachtschlaf hinderlich sein. Selbst ein relativ kurzer Mittagsschlaf kann dazu führen, dass der Schlafdruck stark reduziert wird. Können Betroffene überhaupt nicht darauf verzichten, sollten Sie nicht nach 15 Uhr und nicht länger als ca. 30 Minuten schlafen. Überdies ist ein kurzes Eindösen vor dem Fernseher am Abend ein häufiger Grund, weshalb Patienten trotz eigentlich hohem Schlafdruck keine Ruhe finden.

▬ In den 3–4 Stunden vor dem Zubettgehen sollten körperliche Anstrengungen vermieden werden, denn der Körper braucht im Anschluss daran eine gewisse Zeit, um zur Ruhe zu kommen. Körperliche Betätigung am Tag, möglichst an der frischen Luft, ist förderlich, um am Abend müde zu sein.

■ Im Bett

▬ Betroffene sollten erst dann zu Bett gehen, wenn sie müde sind. Wenn sie nicht innerhalb von 20–30 Minuten, nachdem Sie sich hingelegt haben, einschlafen können, sollten sie das Schlafzimmer verlassen und erst dann ins Bett zurückkehren, wenn sie zum Einschlafen bereit sind. Dieser Vorgang sollte so oft wie nötig wiederholt werden.

▬ Der nächtliche Blick zur Uhr sollte vermieden werden, er löst oft körperliche Reaktionen wie Anspannung oder Erregung aus und raubt den Schlaf.

▬ Das Bett ist nur zum Schlafen (und für Sex) da! Im Bett sollte nicht gegessen, gelesen, ferngesehen oder allzu tiefsinnig nachgedacht werden. Nur so kann die zuverlässige Kopplung stattfinden: »Im Bett bin ich müde und schlafe!«

■ Das Schlafzimmer

▬ Elektrische Geräte gehören nicht ins Schlafzimmer. Vor allem Telefone senden Strahlen aus, die den Schlaf beeinträchtigen könnten.

▬ Geschlafen werden sollte im Dunkeln. Licht regelt den Wach-Schlaf-Rhythmus und regt Hormone an, die den Körper wach bleiben lassen.

▬ Möglichst mit viel frische Luft im Schlafzimmer fördert den Erholungseffekt beim Schlafen.

▬ Angenehme Raumtemperaturen fördern die Schlafqualität. Viele Patienten bevorzugen etwa 20 °C, wobei individuelle Vorlieben ausschlaggebend sind.

▬ Auch leise Lärmquellen wie Summen, Ticken etc. sollten eliminiert werden.

▬ Das Schlafzimmer muss so gestaltet sein, dass sich die Patienten gerne darin aufhalten und es nur zum Schlafen nutzen.

■ Schlafunterbrechungen

▬ Bei nächtlichen Schlafunterbrechungen, etwa durch einen Toilettengang, sollte das Licht nach Möglichkeit ausgeschaltet bleiben. In der eigenen Wohnung finden sich die Patienten mit etwas Übung auch im Dunkeln zurecht. Falls dies überhaupt nicht machbar sein sollte, kann ein sehr schwaches Nachtlicht verwendet werden. Helles Licht würde die Betroffenen ganz aufwecken, und sie könnten anschließend nur schwer wieder einschlafen.

— Bei häufigem Durst während der Nacht sollte direkt neben dem Bett Wasser oder ungesüßter Tee stehen, sodass das Bett nicht verlassen werden muss. Auch hier sollte (zu helles) Licht vermieden und auf zucker-, teein- und koffeinhaltige Getränke verzichtet werden. Sie würden den Kreislauf anregen und das Wiedereinschlafen erschweren.

- **Rituale**
— Die Patienten sollten am Ende des Tages zur Ruhe kommen. Dafür sollten sie es vermeiden, spät abends Sport zu treiben oder wichtige Dinge zu erledigen. Dies hält den Kreislauf in Schwung und verhindert die notwendige Entspannung.
— Abends sollte Aufregung nach Möglichkeit vermieden werden. Hierzu gehört z. B., wichtige Post zu öffnen, E-Mails zu checken, zu streiten, sehr spannende Filme anzusehen oder aufregende Bücher zu lesen.
— Ungefähr eine Stunde vor dem Zubettgehen sollte damit begonnen werden, Licht und Lautstärke zu dämpfen. Damit kann sich der Körper auf die bevorstehende Nachtruhe einstellen.
— Ein persönliches Gute-Nacht-Ritual von maximal 20 Minuten kann helfen, die innere Uhr auf »Schlafen« einzustellen.

- **Allgemeines**
— Alkohol macht zwar müde, vermindert jedoch die Qualität des Schlafes erheblich. Deshalb sollte weitestgehend auf Alkohol verzichtet werden.
— Ähnlich verhält es sich mit Nikotin.
— 4–8 Stunden vor dem Zubettgehen sollte weder Kaffee noch schwarzer oder grüner Tee getrunken werden. Ebenso sollte nicht mehr als eine Tasse Kaffee vormittags und eine Tasse nachmittags vor 15 Uhr zu getrunken werden. Die anregende Wirkung von Kaffee kann viele Stunden anhalten. Auch bestimmte

Kräuter wie Pfefferminze haben eine anregende Wirkung.
— Ein Betthupferl vor dem Zubettgehen kann sehr hilfreich sein, beispielsweise Milch mit Honig, Bananen und Schokolade, die L-Tryptophan enthalten, das eine wichtige Rolle bei der Schlafregulation spielt.

> ◗ **Auch wenn viele dieser Regeln bedeuten, dass die Patienten auf die eine oder andere liebgewonnene Gewohnheit verzichten müssen, sollten sie doch keinesfalls »auf Sparflamme« leben. Die Abendstunden sollten angenehmen Aktivitäten gewidmet werden, die dem Tag einen schönen Abschluss geben. Nicht nur der Schlaf bestimmt den folgenden Tag, sondern umgekehrt gilt auch: der Tag bestimmt die folgende Nacht. Ein gesunder und angenehmer Lebenswandel, der Aktivität, Arbeit, Freizeit, Ernährung, Sozialkontakte und Freude einbezieht, wirkt sich positiv auf den Schlaf und somit auf das Wohlbefinden aus.**

3.2.6 Baustein: Psychohygiene

Kurzüberblick (◘ Tab. 3.6)

Hintergrund

Psychohygiene ist ein bedeutender Bestandteil der psychischen Gesunderhaltung eines Menschen. Je nach Belastbarkeit muss diese mehr oder weniger intensiv betrieben werden. Das Besondere bei der Psychohygiene ist: Die wenigsten Menschen wissen, dass es so etwas gibt, und noch weniger wissen, dass sie diese betreiben können.

Aufgrund der gesellschaftlichen Anforderungen an jeden Einzelnen sehen wir uns mit Aufgaben und Dauerbelastungen konfrontiert, die wir mitunter kaum bewältigen können. In der heutigen Zeit müssen nicht nur Notärzte ständig erreichbar sein, auch im Büro kann es »Notfälle« geben, die am Freitagnachmittag über das »Schicksal« der Firma entscheiden.

Viele Menschen sind jedoch nicht nur telefonisch jederzeit für (schlechte) Nachrichten

◪ **Tab. 3.6** Baustein: Psychohygiene

Indikationen	Ist generell anzuwenden, gilt auch bei gesunden Personen
Kontraindikationen	Nicht bekannt
Wirksamkeit	Sehr hohe Effektivität
Wirkprinzip	Konditionierung
Behandlungsvoraussetzungen	Kenntnisse der Psychohygiene
Behandlungsziel	Aufbrechen alter Gewohnheiten, Gelassenheit und Entspannung im Alltag erzeugen

erreichbar, sie konfrontieren sich auch freiwillig zu jeder Tages- und Nachtzeit über Smartphone, Tablet-PC, Computer oder Fernseher damit. Aufgrund dieser ständigen Erreichbarkeit werden viele von ihnen in eine Dauerspannung versetzt, da sie jederzeit auf neue negative Schlagzeilen und auch persönliche Nachrichten gefasst sein müssen. Dieses Verhalten kann sehr schnell krankhafte Züge annehmen. Neben den Risiken, die die Daueranspannung birgt, besteht zudem ein hohes Suchtpotenzial bei der Nutzung von virtuellen sozialen Netzwerken, Nachrichtendiensten, Computerspielen und Internet-Einkaufsportalen. Um dennoch fit im Kopf und entspannt zu bleiben, ist es nötig, sehr sorgsam und sensibel mit sich selbst umzugehen. Wichtig ist es, wahrzunehmen, was diese dauerhafte Konfrontation mit einem Menschen macht.

Paradoxerweise werden über genau solche virtuellen Plattformen zahlreiche Informationen über gesunde Ernährung, Sport, Gesundheit, Fitness und verwandte Themen angeboten. Psychohygiene dagegen wird selten propagiert, obwohl sie ebenso wichtig zur Erhaltung der Gesundheit ist. Die WHO prognostizierte für das Jahr 2020, dass dann psychische Störungen direkt nach den Herzerkrankungen Platz 2 unter den Gesundheitsgefahren einnehmen werden.

Ebenfalls verwunderlich ist es, dass viele Menschen trotz Beschwerden wissen, was sie ändern sollten, und es trotzdem nicht schaffen. Daher ist Selbsthilfe, egal in welchem Bereich, oft nur ein Anfang. Es ist notwendig, die Patienten auf diesem Weg zu unterstützen und immer wieder zu motivieren, auch unkonventionelle Wege zu gehen.

Vorgehen

Den meisten Betroffenen ist nicht bewusst, dass sie immer und überall mit allem konfrontiert werden können. Die permanente Erreichbarkeit umfasst das Arbeitsleben und die dort wartenden Aufgaben und Probleme, das gesamte weltpolitische Geschehen, lokale Katastrophen sowie persönliche Nachrichten. Der ständige Zustrom besorgniserregender Nachrichten wirkt negativ auf die Psyche des Menschen ein.

Es ist zunächst nötig, einen Ist-Zustand der aktuellen Situation des Patienten zu erheben, wobei folgende Leitfragen genutzt werden können:

Leitfragen zur aktuellen Situation des Patienten
- Wann und wie oft werden virtuelle Plattformen oder soziale Medien genutzt? Wie geht es dem Patienten damit?
- Wann ist er telefonisch erreichbar? Wie geht es ihm damit?
- Wann und wie oft schaut er in sein Postfach bzw. öffnet seine Post/E-Mails? Wie geht es ihm damit?
- Wann und wie oft schaut, hört oder liest er Nachrichten, verfolgt politische Diskussionen etc.? Wie geht es ihm damit?
- Wann und wie oft ist er persönlich für potenziell negative Nachrichten (Arbeitgeber, Nachbar, Schwiegermutter, Aktienstand etc.) erreichbar? Wie geht es ihm damit?

Mit der Erhebung des Ist-Zustands werden die meisten Betroffenen bereits für das Problem sensibilisiert.

Zur Umsetzung der Psychohygiene im Alltag können aus Sicht des Patienten folgende Strategien angewendet werden:

- **Priorisierung**

»Wie wichtig ist es mir, dass ... ?« Wir können nicht alle Aufgaben bewältigen, die an uns herangetragen werden. Daher ist es nötig, Prioritäten zu setzen und zunächst die wirklich wichtigen Aufgaben zu erledigen und ggf. Aufgaben, die schon lange auf den To-do-Listen stehen, irgendwann zu streichen.

- **Abschalten**

Handy, Computer, Telefon, Klingel etc. sollten abgestellt werden, wenn man nicht mehr erreichbar sein will. Ständiges Klingeln und der Drang, aktiv **nicht** darauf zu reagieren, kann das Anspannungsniveau stark erhöhen. Es ist nur natürlich, dass sich Betroffene in solchen Momenten Gedanken machen, wer das gewesen sein und was er gewollt haben könnte und ob vielleicht etwas Schlimmes passiert sei. »Da sollte ich doch lieber ... « Somit ist das Gedankenkarussell in Gang gesetzt und lässt sich nur schwer wieder stoppen.

- **Automatische Verknüpfungen löschen**

Viele Menschen haben Shortcuts auf ihren elektronischen Geräten eingerichtet, die automatisch ungelesene E-Mails anzeigen, Seiten von sozialen Netzwerken öffnen etc. Durch diese Automatismen kann im Einzelfall gar nicht mehr über deren Konsum entschieden werden, und die Person ist gezwungen, sich mit den Benachrichtigungen und den angezeigten Inhalten auseinanderzusetzen.

- **Bewusst entscheiden**

Die Betroffenen sollten bewusste Entscheidungen über den Konsum von Nachrichten oder die Erreichbarkeit für andere Personen treffen.

- **Zeiten beschränken/Zeiten bestimmen**

Mit dem Patienten sollte ein möglichst genauer Zeitplan entworfen werden, wann und wie lange konsumiert wird. Es ist auch hilfreich, in der Therapie festzulegen, wann zu Hause der Postbriefkasten zu leeren

ist und wann die Briefe geöffnet und gelesen werden. Auch hier gilt, dass es wenig sinnvoll ist, sich am Freitagnachmittag Behördenpost auszuliefern, wenn der nächste mögliche Klärungstermin erst am Montagvormittag ist. Es ist ebenso wenig zweckdienlich, den Briefkasten zu leeren, die Briefe dann aber ungeöffnet liegen zu lassen. Die Briefumschläge und Absender können leicht zu Vermutungen anregen, die das Gedankenkarussell in Gang setzen. Günstiger ist es etwa, immer montags bis freitags am Morgen den Briefkasten zu leeren. Auch wichtige Dinge dürfen 24 (am Wochenende auch 48) Stunden »reifen«, bevor sie in Angriff genommen werden. Konfrontieren sich die Betroffenen morgens mit möglicherweise schlechten Nachrichten, bleibt ein ganzer Tag zur Klärung. Sie haben bis abends Zeit, sich wieder zu beruhigen, um gut zu schlafen. Diese Regeln erscheinen zunächst profan. Derartige vermeintliche Kleinigkeiten sind jedoch erfahrungsgemäß die größten Schlafräuber.

- **Nein sagen**

Nein zu sagen ist die schwierigste und zugleich wirksamste Methode, um sich Freizeit und Entspannung zu verschaffen.

- **Pausenzeiten definieren**

Mit dem Patienten können Ruhezeiten vereinbart werden, in denen er für bestimmte Dinge **nicht** erreichbar ist, oder die er braucht, wenn bestimmte Gefühlslagen eingetreten sind. In diesen Fällen kann es hilfreich sein, »aus Prinzip« nicht ans Telefon zu gehen oder die Tür zu öffnen.

- **Regeln aufstellen**

Gemeinsam mit dem Patienten sollten Regeln festgelegt werden, damit er nicht immer wieder neu entscheiden muss, ob er sich einer Situation, etwa einem Anruf oder einer Nachricht, aussetzt. Schlimmstenfalls könnte dies zu ausgeprägtem Vermeidungsverhalten führen, was aber mit psychohygienischen Maßnahmen nicht aufgebaut werden soll. Es geht vielmehr um einen maßvollen Umgang mit einströmenden Reizen, um Überforderung zu vermeiden. Natürlich müssen sich die Betroffenen weiterhin mit potenziell negativen Nachrichten auseinandersetzen. Die Frage ist nur, wann und in welcher Dosierung.

◘ **Tab. 3.7** Baustein: Achtsamkeit

Indikationen	Ein- und Durchschlafstörungen, dysfunktionale Verhaltensschemata: Grübeln im Bett und generelle Grübelneigung, Überforderung durch Stress, ständiges Kreisen der Gedanken, Belastung durch viele unerledigte Aufgaben
Kontraindikationen	Psychotische Symptome
Wirksamkeit	Sehr gut nachgewiesen
Wirkprinzip	Die Gedanken an das Hier und Jetzt zu binden, entschleunigt das Leben, fördert die Genussfähigkeit und lenkt von den Grübelgedanken ab
Behandlungsvoraussetzungen	Selbsterfahrung und theoretische Grundkenntnisse des Therapeuten
Behandlungsziel	Unterbrechung dysfunktionaler Schemata (Gedanken, Gefühle und Verhalten), Stressreduktion, zur Ruhe kommen, willkommene Nebeneffekte sind Entspannung und Zufriedenheit

❯ Es ist darauf zu achten, dass nach potenziell schlechten Nachrichten genug (Tages-) Zeit bleibt, um diese zu verarbeiten bzw. eventuell daraus entstandene Aufgaben zu erledigen oder deren Ausführung zu planen. Unerledigte Aufgaben sind Schlafräuber. Für jeden Patienten müssen individuelle Strategien der Psychohygiene entwickelt werden. Es gibt Ausnahmen, die sofortiges Handeln nötig machen. Diese sollen mit psychohygienischen Maßnahmen nicht unterdrückt werden.

3.2.7 Baustein: Achtsamkeit

Kurzüberblick (◘ Tab. 3.7)

❯ Hinweis: Dieser Baustein wurde bewusst in der Wir-Form geschrieben. Auch Ärzte und Therapeuten sollten bessere Selbstfürsorge betreiben. Achtsamkeitsübungen können Sie auch gut für sich selbst nutzen, um beispielsweise am Ende einer intensiven Therapiestunde wieder zu sich zu finden!

Hintergrund

Achtsame Momente sind solche, in denen wir unsere Aufmerksamkeit bewusst auf das Hier und Jetzt ausrichten, ohne die Gedanken, Empfindungen und die Situation zu bewerten. Dabei treten wir mit der lebendigen Gegenwart des Hier und Jetzt in Kontakt, ohne in die Vergangenheit (Verbitterung) oder Zukunft (To-do-Listen) zu flüchten.

Dabei ist erstaunlich, wie wenig bewusst wir im Alltag leben und wie schnell unsere Gedanken springen. Diese Fakten treffen auf jeden gleichermaßen zu. Daher ist es wichtig, dass Therapeuten, die diese Technik anwenden möchten, sich zunächst in Selbsterfahrung damit auseinandersetzen.

Die Ursprünge der Achtsamkeitslehre liegen in der buddhistischen Meditation, deren positive Wirksamkeit heute gut erforscht ist. In der 3. (oder auch neuen) Welle der Verhaltenstherapie spielt das Thema Achtsamkeit eine grundlegende Rolle. Auf dieser Basis sind zahlreiche neue Psychotherapieansätze entstanden, die inzwischen fester Bestandteil der kognitiven Verhaltenstherapie geworden und auch weiterentwickelt worden sind. Erste Schritte in diese Richtung unternahmen Segal, Williams und Teasdale sowie Kabat-Zinn, die Achtsamkeitsübungen zur Rückfallprophylaxe bei Depressionen und zur Stressreduktion einsetzten (Segal et al. 2002; Kabat-Zinn et al. 1992; Meibert et al. 2006). Ebenfalls wurde die achtsamkeitsbasierte Therapie in der dialektisch-behavioralen Therapie nach Linehan und der *Acceptance Commitment Therapy* nach Hayes aufgegriffen (Linehan 1987; Hayes et al. 1999).

Achtsamkeit muss zunächst gut geübt werden. Erst dann bringt sie innere Ruhe und Konzentration auf den einzigen realen Moment, nämlich das Hier und Jetzt. Alles wird absichtlich betrachtet, ohne es zu bewerten. Es wird der Prozess beobachtet, wie

Gedanken, Gefühle und Empfindungen von Moment zu Moment entstehen und wieder vergehen. Damit bekommen wir eine tiefere Einsicht in die Reaktion auf Stress und Probleme und erhalten Klarheit darüber, wie und warum bestimmte Prozesse ablaufen. Achtsamkeitstraining wird sehr erfolgreich gegen Grübelgedanken und Grübelschleifen eingeschätzt. Betroffene müssen nicht lernen, ihre Grübelgedanken zu kontrollieren, wodurch sie ihnen noch mehr Aufmerksamkeit schenken würden, sondern sie dürfen ihre Gedanken fließen lassen, müssen »nur« lernen, diese nicht mehr zu bewerten, sondern anzunehmen und auch wieder gehen zu lassen.

Achtsamkeit

Achtsamkeit kann verstanden werden als:
- Spirituelles Prinzip
- Lebensprinzip
- Stressbewältigung
- Vorsorge, Nachsorge
- Naturwissenschaftliches Element in der Psychotherapie

Wesentliche Elemente sind:
- Atem
- Körperempfindungen
- Gedanken
- Gefühle
- Geräusche, visuelle und taktile Reize, Geruch und Geschmack

Zusammengefasst bedeutet Achtsamkeit:
- Alles, was wir mit unseren Sinnen und kognitiv wahrnehmen
- Alles wird absichtlich betrachtet, ohne es zu bewerten
- Achtsame sind Momente individuell, gegenwartsorientiert, nicht urteilend, erforschend und auch befreiend

---

■■ **Was soll gelernt werden?**

■ **Konzentration**

Fähigkeit, die Aufmerksamkeit auf ein bestimmtes Objekt zu richten und aufrecht zu erhalten. Personen mit Schlafstörungen klagen oft über eine eingeschränkte Konzentrationsspanne. Mithilfe von Achtsamkeitsübungen kann die Konzentration trainiert werden.

■ **Achtsamkeit gegenüber Gedanken, Gefühlen, Körperempfindungen**

Im Rahmen der Therapie von Schlafstörungen sollen systematisch dysfunktionale Verhaltens- und Denkmuster identifiziert und verändert werden. Dabei soll das Achtsamkeitstraining nicht automatisch in alte, nichtfunktionale Reaktionsmuster führen. Der Körper sendet Signale, diese Signale sollen Bedürfnisse vermitteln. Aufgrund des hohen Stresspegels im Alltag übersehen wir diese Signale oft und handeln häufig erst dann, wenn es zu spät ist, z. B. wenn sich eine Schlafstörung, Depression oder somatische Erkrankung bereits manifestiert hat. Betroffene Berichten oft, dass sie, wenn sie einmal freie Zeit haben, oft gar nicht wissen, was sie damit anfangen sollen. Daher sollen Übungen zur Achtsamkeit auch den kreativen Denkprozess zum Umgang mit Wahrgenommenem anregen.

■ **Gegenwärtig sein**

Im Hier und Jetzt sein! Personen mit Schlafstörungen haben häufig den Kopf sehr voll mit internen To-do-Listen, Sorgenschleifen und Ängsten. Die Achtsamkeitsübungen sollen die Betroffenen weg von diesen automatischen Gedanken und Bewertungen und hin zu einem Bewussten Hier-und-Jetzt-Erlebnis führen. Probleme können erst gelöst werden, wenn sie auftreten! Trotzdem neigen viele Menschen in westlichen Gesellschaften dazu, sich im Vorfeld unzählige Gedanken über die verschiedenen möglichen Lösungswege zu machen. Bei diesen Überlegungen werden oft Faktoren, die die Situationen von außen beeinflussen (andere Meinungen, Hilfe oder eine Veränderung des Gesamtsettings), nicht beachtet. Es wird häufig berichtet, dass, als das Problem tatsächlich anstand, die Lösung plötzlich ganz einfach war. Wenn wir beispielsweise auf Reisen gehen, machen wir uns im Vorfeld unzählige Gedanken darüber, was wir brauchen werden, ob wir etwas Wichtiges vergessen, uns zurechtfinden und die fremde Sprache verstehen werden. In der Stresssituation selbst sind wir dann mit einer hormonell bedingten »Ur-Überaufmerksamkeit« ausgestattet, die uns alles Erforderliche (etwa auf dem Flughafen) meistern lässt, ohne dass wir viel nachdenken müssen. Danach sind wir meist sehr erschöpft, da Körper und Gehirn Höchstleistungen vollbringen mussten, doch in der Situation waren wir voll gegenwärtig und nichts hat uns abgelenkt. Im Hinblick auf die Schlafstörungen kann das als belastend empfundene Wachliegen in die Übungen einbezogen werden. Patienten können diese Zeit sinnvoll nutzen, um in dieser Situation achtsam mit sich umzugehen. Es wird die Assoziation »Wach im Bett = belastend und unangenehm« aufgelöst und Raum geschaffen für neue positive Assoziationen, die im Rahmen der Therapie aufgebaut werden.

■ **Annehmen/Nicht-Aversion**

Viele Menschen neigen dazu, darüber zu grübeln, ob Situationen und Ereignisse nun gut oder schlecht sind. Häufig verkennen wir, dass wir an der Existenz der Situation nichts ändern können, da dies außerhalb unseres Einflussbereichs liegt. Günstig ist es dann, die Situation anzunehmen, anstatt sie abzulehnen. Dies ist meist der Fall, wenn Patienten »krampfhaft« versuchen und sich sehr bemühen einzuschlafen, ihnen das aber nicht gelingt. In diesem Moment verlieren sie völlig die Kontrolle über ihr Schlafverhalten. Um diese wiederzuerlangen, ist es möglich, sich und der Situation achtsam zu begegnen und alles wahrzunehmen, ohne es zu bewerten. In einigen Fällen reicht das schon aus, um den zum Einschlafen nötigen entspannten Wachzustand zu erreichen.

■ **Loslassen**

Achtsames Erleben soll aus der gewohnten dysfunktionalen Spirale von Empfindungen, Bewertungen und Handeln herausführen. Ausatmen ist Loslassen auf natürliche Weise. Auch negative Aspekte unseres Lebens erfüllen eine Funktion. So können Schlafstörungen als Symptom dafür verstanden werden, dass etwas nicht stimmt. Die Ursache der Schlafstörung liegt dann weit außerhalb des Schlafes an sich. Wenn wir diese Ursache/Funktion erkennen und auch anerkennen, können wir uns besser von den damit verbundenen negativen Empfindungen lösen und das mit dieser Funktion ausgedrückte Bedürfnis auf funktionale Art und Weise befriedigen. Hierzu ist es nötig, die gesamte Dynamik der Schlafstörung des Patienten und seines Lebens zu erfassen, von der eigentlichen Schlafstörung loszulassen und an einer völlig anderen Stelle nach einer Lösung zu suchen. Ein Beispiel hierfür ist die Wirksamkeit der paradoxen Intervention (▶ Abschn. 3.2.3): löst sich der Patient von dem Wunsch, unbedingt einschlafen zu wollen, schläft er paradoxerweise ein.

■ **Sein statt tun**

Es gibt keine Zielorientierung, keinen Zustand, den es zu erreichen gilt. Daher lassen sich Achtsamkeitsübungen gut im Bett, in dem Moment des Einschlafenwollens, üben. Man **ist** einfach und hat ohnehin nichts zu tun.

■■ **Wie lässt sich das umsetzen?**

Für das Training zu Hause sollte sich der Patient zunächst einen ruhigen Ort suchen, an dem er ungestört ist. Je weniger ablenkende Reize in dem Raum sind, in dem geübt wird, desto besser ist dies für die Achtsamkeit. Zunächst sollte nicht das Bett gewählt werden, da es den Betroffenen meist schwer fällt, vom gewohnten Leistungsdenken(»Es muss mir gelingen!«) Abstand zu nehmen. Später sind achtsame Momente prinzipiell überall möglich. Ziel des Achtsamkeitstrainings ist es, achtsame Momente nicht nur abends im Bett zu schaffen, sondern auch tagsüber in den Alltag zu integrieren, um einen ausgewogenen Rhythmus aufzubauen. Achtsamkeit ist auch eine Lebenshaltung, die – je nach gelebter Intensität – Einfluss auf das Erleben und Empfinden der Patienten hat, nicht nur auf ihren Schlaf.

Es sollte eine bequeme Sitzhaltung eingenommen werden, möglichst ohne sich anzulehnen. Zu Beginn soll die Aufmerksamkeit auf einen Gegenstand oder ein Körperteil (z. B. Fuß) gelenkt werden. Wenn sie abschweift, soll sie sanft wieder zurückgelenkt werden. Zunächst können verschiedene Bereiche des Körpers »abgetastet« werden (Bodyscan), und dann soll der Übende unter Einbezug der Atmung die Gedanken kommen und v. a. wieder gehen lassen. Einige Beispielinstruktionen für erste Übungen sind im Folgenden dargestellt.

Wenn wir beispielsweise unsere ganze Aufmerksamkeit auf einen Fuß richten, den Strumpf fühlen, der den Fuß einhüllt, den Schuh erspüren, der an manchen Stellen am Fuß anliegt und vielleicht auch drückt, dann nehmen wir achtsam den Druck wahr, bewerten den Druck des Schuhs am Fuß aber nicht als schlecht. Auch Schmerz kann achtsam wahrgenommen, ohne bewertet zu werden.

Da psychische Symptomatik zu Beginn meist nicht so »laut« ist, müssen wir lernen, auf ein »Flüstern« zu hören. Dabei sollen die selbstverstärkenden kognitiven Programme (Grübeln, negative Gedanken, dysfunktionale Attributionsschemata) zunächst achtsam – also bewusst – betrachtet und anschließend wieder verlassen werden.

> **Das Ziel von Achtsamkeit ist die Freiheit von dysfunktionalen Gedanken. Willkommene Nebeneffekte sind Entspannung und Zufriedenheit. Dies stärkt eigene innere Ressourcen.**

Dabei kann Achtsamkeit auch ein sehr aktiver Prozess sein, z. B. mit dem Sinneslauf (auf einer Wiese oder im Raum möglichst barfuß umherlaufen und nacheinander mit allen Sinnen achtsam wahrnehmen; s. unten, ▶ Übung 4). Auch kann man kann sich und seine Umgebung beim Joggen oder Radfahren sehr achtsam wahrnehmen. Achtsamkeit bedeutet nicht nur Meditation, sondern in jeder Situation im Hier und Jetzt zu sein. Es gibt jeden Tag wunderbare und wohltuende Situationen, die wir aus »Betriebsblindheit« gar nicht mehr wahrnehmen. Kinder sind viel achtsamer als Erwachsene, sie haben einen Blick für Details und entdecken jeden Tag spannende neue Dinge. Dies sollen Erwachsene mithilfe von Achtsamkeitsübungen wiedererlernen.

Um Achtsamkeit für anstehende Stimmungseinbrüche, zur Stressreduktion oder sogar beim Einschlafen zu verwenden, muss sie gut trainiert werden. Das Ziel ist, wann immer ein negativer Gedanke oder ein negatives Gefühl aufkommt, es einfach da bleiben zu lassen, es achtsam zu betrachten und klug darauf zu reagieren.

Im Rahmen der Schlaftherapie wird nicht beabsichtigt, mit den Teilnehmern ein grundlegendes Achtsamkeitstraining durchzuführen, sondern sie an das Thema Achtsamkeit heranzuführen und damit vertraut zu machen. Zeigen Sie anhand kurzer praktischer Übungen, wie Achtsamkeit erlernt werden kann, und adaptieren Sie kleine Übungen individuell an die Probleme und den Alltag der Patienten. Dabei ist die Rückmeldung der Teilnehmer das wichtigste Lehrmedium für den Therapeuten: Die Patienten sind die Experten! Zur Anleitung sollten Sie offene Fragen formulieren, die Teilnehmer ermutigen, Anregungen, Zweifel, Schwierigkeiten und Bedenken offen zu äußern. Versuchen Sie die Teilnehmer zu animieren, eigene Erfahrungen mit Interesse und Neugier zu erforschen.

> **Achtsamkeit**
> - Achtsamkeit sollte regelmäßig geübt werden
> - Die Übungen sollten so gestaltet sein, dass sie im Alltag leicht anwendbar sind
> - Es ist besser, regelmäßig 3 Minuten zu üben als gar nicht zu üben
> - Überfordern Sie Ihre Patienten nicht, indem Sie täglich stundenlange Konzentrationsleistungen erwarten; das ist für die meisten Betroffenen zeitlich nicht machbar und stellt nur einen weiteren Stressfaktor dar
> - Kernprinzip hinter den Achtsamkeitsübungen:
>   - Der Körper sendet uns Signale
>   - Diese Signale sollen uns Bedürfnisse vermitteln
>   - Die Wahrnehmung dieser Bedürfnisse ist im stressigen Alltag verloren gegangen

Vorgehen

Zur Einführung in das Thema sollten Sie Ideen sammeln und sich erkundigen, inwiefern Vorerfahrungen bestehen:
- Kennen Sie Achtsamkeitstraining? Haben Sie Erfahrungen mit Meditation?
- Was ist Achtsamkeitstraining? Was stellen Sie sich darunter vor?
- Weshalb könnte es wichtig für Sie sein?

Dann sollten Sie ausführlicher erläutern, was Achtsamkeitstraining ist und wie es hilfreich gegen Schlafstörungen eingesetzt werden kann:
- Warum machen wir das hier?
  - Zur besseren Selbstbeobachtung und Selbstwahrnehmung:
    - Wo bin ich?
    - Was mache ich hier?
    - Was macht die Situation mit mir?
    - Wie geht es mir damit?
- Wozu ist das wichtig?

Anschließend ist es günstig, zur Verdeutlichung eine einfache Achtsamkeitsübung zum Ausprobieren anzubieten.

Anschließend sollte unbedingt nachgefragt werden:

- Welche Empfindungen, Gedanken, Gefühle sind in Ihnen aufgestiegen?
- Was ist Ihnen aufgefallen?
- Dann: Möchten Sie das Erlebte kommentieren?

■ ■ 4 kurze Übungen zur Achtsamkeit

Diese Übungen sind sehr gut geeignet, um dem Patienten zu verdeutlichen, was mit Achtsamkeitstraining eigentlich gemeint ist. Lesen Sie die Sätze ruhig und mit gleichmäßig sanfter Betonung vor. Lassen Sie zwischen den Sätzen Pausen, sodass die Teilnehmer ausreichend Zeit haben, »hinzufühlen«. Besonders gut wird die Instruktion, wenn Sie den Inhalt mit eigenen Worten wiedergeben.

Übung 1: Die Füße

Haben Sie heute schon einmal an Ihre Füße gedacht? Wir trampeln den ganzen Tag auf unseren Füßen herum und brauchen sie für jeden Schritt, doch wir schenken ihnen kaum Beachtung. Das soll sich jetzt einmal ändern:

- Wie fühlen sich Ihre Füße heute an?
- Wie stehen oder liegen Ihre Füße gerade? Stehen sie gerade oder liegen sie seitlich auf?
- Belasten Sie Ihre Füße gerade mit Ihrem Gewicht oder stehen sie ganz locker auf dem Boden?
- Wie fühlen sich Ihre Schuhe um Ihre Füße herum an? Sitzen sie ganz locker oder eher fest?
- Drücken sie oder sind sie bequem?
- Haben Sie ein Steinchen im Schuh oder eine Falte in Ihren Stümpfen?
- Sind Ihre Füße warm oder kalt?
- Wie groß fühlen sich Ihre Füße an?
- Wie schwer fühlen sich Ihre Füße an?
- Spüren Sie Ihre Zehennägel? Wie fühlen sie sich an?"

Nachexploration:

- Wie ging es Ihnen damit?
- Woran haben Sie gedacht?
- Was haben Sie gefühlt?

Übung 2: Das Geschmackserlebnis

Der Patient erhält ein Bonbon/ein Stück Schokolade.
Schauen Sie sich Ihre Süßigkeit bitte ganz genau an:

- Welche Form hat sie?
- Welche Farbe hat sie?
- Wie wird das Licht gespiegelt oder geschluckt?
- Wie fühlt sich diese Süßigkeit in Ihren Händen an?
- Ist sie weich oder hart?
- Ist sie rau oder glatt?
- Wie schwer ist sie?
- Wickeln Sie jetzt Ihre Süßigkeit aus und achten Sie genau darauf, wie sich das anfühlt.
- Ist das Papier leicht zu entfernen?
- Knistert das Papier oder ist es ganz geschmeidig?
- Wie sieht Ihre Süßigkeit jetzt aus? Welche Form hat sie, welche Farbe hat sie?
- Nehmen Sie jetzt Ihre Süßigkeit in den Mund und schmecken Sie und fühlen Sie!
- Wie schmeckt Ihre Süßigkeit, wie fühlt sie sich an?
- Schmeckt die Süßigkeit heute anders als sonst?"

Nachexploration – bitte berichten Sie:

- Wie ist es Ihnen ergangen?
- Was war anders als sonst?"

Übung 3: Das Einfache ganz besonders – ein Glas Wasser trinken

Der Patient erhält ein Glas mit Wasser.
Schauen Sie sich Ihr Wasserglas bitte ganz genau an:

- Welche Form hat es?
- Welche Farbe hat es?
- Wie spiegelt sich das Licht im Glas und im Wasser?
- Was sieht man durch das Glas und das Wasser hindurch?

- Welche Farben sehen Sie?
- Wie fühlt sich das Glas in Ihren Händen an?
- Ist es weich oder hart?
- Ist es rau oder glatt?
- Ist es kalt oder warm?
- Wie schwer ist es?

Nehmen Sie jetzt Ihr Wasserglas an den Mund und achten Sie genau darauf, wie sich das anfühlt.
- Wie fühlt sich das Glas an Ihren Lippen an?
- Nehmen Sie jetzt einen kleinen Schluck und schmecken Sie und fühlen Sie!
- Nehmen Sie noch einen Schluck und lassen ihn langsam und breit über Ihre Zunge laufen.
- Wie schmeckt das Wasser?
- Salzig, süß, bitter, scharf, mild, neutral?
- Lassen Sie Wasser zwischen Ihre Zähne fließen.

Nehmen Sie nun einen großen Schluck und fühlen Sie, wie er Ihnen die Kehle hinunterrinnt.
- Wo ist das Wasser gerade?
- Fühlen Sie es im Magen?
- Schmeckt das Wasser heute anders als sonst?

Nachexploration – bitte berichten Sie:
- Wie ist es Ihnen ergangen?
- Wie hat das Wasser geschmeckt?

Übung 4: Sinneswanderung (in Anlehnung an Kabat-Zinn et al. 1992)

Diese Übung kann die sehr gut im Freien durchgeführt werden. Neben dem Achtsamkeitstraining kann sie gleichzeitig als euthyme Therapie (Genusstherapie) genutzt werden, indem man ein kleines Stück Natur (sofern in der Nähe Ihrer Praxis vorhanden) und frische Luft genießt. Sorgen Sie dafür, dass der Patient genug Platz in alle Richtungen hat und sich nirgends ernsthaft wehtun oder verletzen kann.
- Beginnen Sie nun einfach zu laufen, in die Richtung, in die Sie gehen wollen, mit dem Tempo, in dem Sie gehen wollen.

- Laufen Sie und schütteln Sie alle lästigen Gedanken des Alltags ab.
- Konzentrieren Sie sich nun nur auf das, was Sie sehen.
- Alle anderen Reize sind ausgeschaltet.

Den Patienten kurz so laufen lassen.
- Schließen Sie nun die Augen und konzentrieren Sie sich auf alle Geräusche. **Hören** Sie hin!

Den Patienten kurz so laufen lassen.
- Halten Sie die Augen geschlossen und konzentrieren Sie sich auf alles, was Sie **fühlen** können.
- Auf Ihre Fußsohlen: Streifen Sie eventuell etwas oder jemanden?
- Wie fühlt sich das an?

Den Patienten kurz so laufen lassen.
- Halten Sie weiterhin die Augen geschlossen und konzentrieren Sie sich auf alles, was Sie **riechen** können.
- Riechen Sie die Möbel/das Gras/die Pflanzen/ … ?

Den Patienten kurz so laufen lassen.
- Öffnen Sie nun Ihre Augen und konzentrieren Sie sich noch einmal auf das **Sehen**.
- Was sehen Sie jetzt?
- Sehen Sie die Dinge anders als zu Beginn der Übung?"

Den Patienten kurz so laufen lassen.
Nachexploration – bitte berichten Sie:
- Wie ging es Ihnen damit?
- Konnten Sie sich darauf einlassen?
- Schätzen Sie bitte, wie viel Zeit während dieser Übung vergangen ist.

(Die Zeit wird häufig deutlich überschätzt, was die Entschleunigung durch Achtsamkeit verdeutlicht.)

In ◘ Abb. 3.4 finden Sie ein Handout, dass Sie für Ihre Patienten kopieren und ihnen mit nach Hause geben können.

Handout: Achtsamkeit

Der Körper sendet uns Signale, diese Signale sollen uns Bedürfnisse vermitteln.

Was ist Achtsamkeit?

- Wenn wir unsere Aufmerksamkeit auf bestimmte Weise ausrichten
  - bewusst
  - genau JETZT
  - ohne zu urteilen
- Wesentliche Elemente der Achtsamkeit sind
  - Atem
  - Körperempfindungen
  - Gefühle
  - Geräusche
  - Gedanken

Alles wird absichtlich betrachtet, ohne es zu bewerten.

- Achtsame Momente sind
  - individuell
  - gegenwartsorientiert
  - nicht urteilend
  - spontan
  - erforschend
  - befreiend

Ich bin Beobachter meiner selbst und der Situation, in der ich mich befinde.

Was soll gelernt werden?

- Konzentration
  - Fähigkeit, die Aufmerksamkeit auf ein bestimmtes Objekt zu richten und aufrecht zu erhalten
- Achtsamkeit gegenüber Gedanken, Gefühlen, Körperempfindungen
  - Es soll der kreative Denkprozess zum Umgang mit Bemerktem angeregt werden
  - Es soll nicht automatisch in alte, nichtfunktionale Reaktionsmuster geführt werden
- Gegenwärtig sein
  - Im Hier und Jetzt sein
  - Probleme können erst gelöst werden, wenn sie auftreten!
- Annehmen/Nicht-Aversion
  - Damit kann eher aus der Gesamtheit der Situation gehandelt werden, ohne dass ein Bruchteil der Situation sofort unsere »Alarmknöpfe« drückt
- Loslassen
  - Es soll aus der dysfunktionalen Spirale herausführen
  - Ausatmen ist Loslassen auf natürliche Weise
- Sein statt Tun
  - Es gibt keine Zielorientierung, keinen Zustand, den es zu erreichen gilt

Wichtig:

- Täglich üben!
- Etwa 10–30 Minuten lang

aus „Nichtorganische Schlafstörungen", Marx, 2016, Springer: Heidelberg

◘ **Abb. 3.4** Achtsamkeit – Zusammenfassung für Patienten

◻ Tab. 3.8 Baustein: Entspannungstechniken

Indikationen	Anspannung, chronisch erhöhter Muskeltonus
Kontraindikationen	Eventuelle körperliche Erkrankungen, darüber hinaus keine Kontraindikationen bekannt (Einsatz weniger sinnvoll bei Insomnie, wenn am Tag bereits viel entspannt wird und ausgeprägtes Schonverhalten vorliegt)
Wirksamkeit	Ja, mittlere Effektstärken, 30%ige Symptomreduktion
Wirkprinzip	»Wo Entspannung ist, kann keine Anspannung sein« (Jacobson 2002). Entspannung ist notwendig, um einschlafen zu können (psychophysiologischer Kreislauf). Insomnien werden durch ein erhöhtes Erregungsniveau aufrechterhalten, sowohl auf körperlicher als auch auf emotionaler und kognitiver Ebene (Sanavio 1988)
Behandlungsvoraussetzungen	Kenntnisse über eine oder verschiedene Entspannungstechniken
Behandlungsziel	Den Patienten mit verschiedenen Entspannungstechniken bekannt machen und selbst die jeweilige Wirkung erspüren lassen. **und** Adaptation der Übungen in den Alltag des Patienten

3.2.8 Baustein: Entspannungstechniken

Kurzüberblick (◻ Tab. 3.8)

Hintergrund

Für einen Übergang vom Wach- in den Schlafzustand ist ein entspannter Wachzustand nötig. Dieser
fehlt bei den meisten Insomniepatienten. Häufig
können diese sich auch tagsüber nicht entspannen.
Die Gründe hierfür sind vielgestaltig und sehr individuell. Erfahrungsgemäß ist es häufig so, dass die
Patienten »wie ein Hamster im Laufrad« durch ihren
Alltag hetzen, ständig erreichbar sind und versuchen, alle anstehenden Aufgaben möglichst perfekt
zu erledigen. Hinzu kommt die Sorge, alles recht-
zeitig zu schaffen. Auch in der Freizeit haben immer
mehr Menschen Stress. Die Angebote sind vielfäl-
tig, und man möchte nichts verpassen. Besonders
betroffen sind Eltern, die nicht nur für sich selbst
denken und planen müssen. Mögliche Pufferzeiten
werden häufig für Familienpflichten aufgebraucht.
Doch auch Personen im Ruhestand stehen häufig
»ständig unter Strom«. Meist ist dies eine aus der
Zeit der Berufstätigkeit übertragene Gewohnheit.
Besonders bei älteren, aber auch bei jüngeren Patienten spielt das Wertesystem eine grundlegende Rolle.

Fleiß ist eine erstrebenswerte Tugend, die viele erlangen und behalten möchten. Faul sein hingegen ist
stark negativ bewertet und darf nur in Ausnahme-
fällen auftreten. Diese Einstellung kann zu chronischem Stress, zu Dauerbelastung und auch zur Über-
belastung führen.

Um allen diesen Gesichtspunkten zu begegnen,
ist eine Kombination verschiedener Therapiebausteine nötig, wie kognitive Therapie, interpersonelle
soziale Rhythmustherapie (▶ Abschn. 3.2.11), Achtsamkeitstraining (▶ Abschn. 3.2.7) und Psychohygiene (▶ Abschn. 3.2.6).

Mit der Einführung von und Schulung in Entspannungstechniken kann bei Personen, die dafür
empfänglich sind, auf direktem Weg körperliche Entspannung unterstützt und herbeigeführt
werden. Dies kann sehr nützlich sein, um vor dem
Schlafengehen einen entspannten Wachzustand zu
erreichen.

In diesem Therapieleitfaden wird nicht vertie-
fend auf die einzelnen Entspannungstechniken eingegangen, da dies den Rahmen des Buches sprengen
würde. Besondere Bedeutung hat hier die Selbsterfahrung der Therapeuten, um den Patienten individuell und problemorientiert einzelne Techniken
zur Symptomlinderung anbieten zu können. Therapeuten sollten achtsam die verschiedenen Techniken

selbst ausprobieren und dabei erfahren, wie sich einzelne Übungen anfühlen. Besonders wichtig ist es, individuelle Hinweise zu geben, wie und wann die Patienten die Übungen im Alltag anwenden können. Unumstritten wäre es besser, eine Technik intensiv zu üben und schnell abrufbar zu haben, doch die meisten Betroffenen scheitern beim Erlernen einer Entspannungstechnik am hohen Übungsaufwand. Dabei sind 3 Minuten gezielte Entspannung besser als gar keine.

Im Rahmen der gezielten Schlaftherapie geht es nicht darum, gezielt eine Entspannungstechnik zu erlernen, sondern vielmehr darum, den Patienten mit verschiedenen Techniken in Kontakt zu bringen. Gegebenenfalls kann eine dieser Techniken später an anderer Stelle (z. B. in der Volkshochschule oder in einer Entspannungsgruppe) erlernt werden. Prinzipiell sind alle Entspannungstechniken hilfreich.

▪▪ Die »Happy Hours«

Rodenbeck und Hajak (2001) fanden sehr enge Korrelationen Zusammenhänge zwischen der Konzentration des ausgeschütteten Kortisol im Speichel in der Zeit von 17:00–20:00 Uhr und der Qualität des anschließenden Nachtschlafs. Die Arbeitsgruppe untersuchte gesunde Probanden und Patienten mit Schlafstörungen. Bei den Probanden zeigte sich, dass sie mit einem erhöhten Kortisolspiegel zu dieser Tageszeit in der darauffolgenden Nacht deutlich schlechter schliefen als Personen mit einem Kortisolspiegel im Normalbereich. Bei Patienten mit chronischen Schlafstörungen war der Kortisolspiegel generell erhöht. Um diese Erkenntnis für die Therapie nutzbar zu machen, ist es daher günstig und wünschenswert, wenn schlafgestörte Personen in diesem Zeitraum besonders achtsam mit sich sind und versuchen, ihren Stresspegel niedrig zu halten. Entspannungstechniken, aber auch soziale Rhythmustherapie, Psychohygiene und Achtsamkeitsübungen können dabei helfen.

Im Rahmen der Einzeltherapie gibt es die Möglichkeit, eine als angenehm und wirksam empfundene Technik zu erlernen. Auch hier muss an die Geduld der Patienten appelliert werden: die eigenen Erwartungen sollten nicht zu hoch angesetzt werden, und das Bewusstsein sollte dafür geschärft werden, dass

das Erlernen einer Entspannungstechnik Zeit und Übung erfordert.

Zusätzlich sollte der Therapeut darauf hinweisen und auch darauf achten, dass die Entspannungstechniken nicht nur abends zum Einschlafen angewendet, sondern auch zur aktiven und passiven Strukturierung des Tages genutzt werden sollen. Beispielsweise kann es hilfreich sein, zur »Happy Hour« eine Entspannungsübung zu machen, da dann das Stressempfinden und somit auch die Kortisolproduktion abnehmen. Es gibt auch Entspannungstechniken und -übungen, die zunächst den Kreislauf anregen, da die Durchblutung in den entsprechenden Körperteilen gefördert wird. Solche Übungen sind zur Anwendung am Abend bzw. unmittelbar vor dem Einschlafen nicht geeignet.

Ein weiterer wichtiger Punkt ist die Alltagstauglichkeit von Entspannungsübungen: Patienten mit Schlafstörungen haben meist einen sehr ausgefüllten Alltag.

> ❯ Achten Sie bei der Adaption der Übungen an den Alltag darauf, dass der Einsatz der Entspannungsübungen keinen zusätzlichen Stress verursacht. Es sollte nicht erwartet werden, dass der Patient eine Entspannungstechnik komplett erlernt. Vielmehr geht es darum, die Teilnehmer zu motivieren, die Übungen in kleinen Alltagspausen anzuwenden (in der Straßenbahn, auf dem Weg zur Kindertagesstätte etc.). Wichtig ist der ständige Hinweis an die Betroffenen, dass regelmäßiges Üben erforderlich ist, um die jeweilige Technik in Situationen anwenden zu können, in denen sie gebraucht werden.

Vorgehen

Der Patient sollte die verschiedenen Techniken in kleinen Übungen erspüren und erfahren. Verschiedene Übungen können auch regelmäßig in den Sitzungen durchgeführt werden, sodass die Patienten einen Eindruck bekommen, welche Techniken es gibt, welche Möglichkeiten sie zu bieten haben und wie sich einzelne Übungen anfühlen.

Als günstiger Übungszeitpunkt hat sich das Ende einer Sitzung erwiesen: die Patienten gehen (sofern eine Wirkung spürbar wurde) entspannt aus der Sitzung heraus und nehmen eventuell etwas von der Entspannung mit in den Alltag. Zudem erhält damit jede Sitzung eine Struktur, die für die Patienten nachvollziehbar ist. Auch hier ist es wichtig, nach den individuellen Wünschen der Patienten zu fragen. Damit wird das Selbstwirksamkeitsempfinden gesteigert, das für eine Therapie von Schlafstörungen sehr wichtig ist. An dieser Stelle sollte den Patienten nochmals verdeutlicht werden, dass ein Therapeut die Schlafstörung nicht einfach lindern oder heilen kann, sondern nur in der Position ist, dem Patienten die Anleitung dazu anbieten.

Entspannungstechniken

- Bei der Anwendung von Entspannungstechniken sollte die Tageszeit beachtet werden. Manche Entspannungstechniken regen insbesondere in der Übungsphase den Kreislauf an (v. a. Yoga, progressive Muskelrelaxation [PMR]); zum Einschlafen am Abend wirken das autogene Training und Imaginationstechniken besonders gut.
- Die für den Patienten ausgewählten Techniken müssen alltagstauglich sein. Es darf für den Betroffenen nicht zu viel Zeit in Anspruch nehmen, zur Entspannung zu kommen; andernfalls werden die Techniken als zu aufwendig erlebt und nicht angewendet werden.
- Bevor Entspannungstechniken zum Einschlafen genutzt werden können, sollten sie gut beherrscht und vom Patienten als entspannend und schlaffördernd erlebt werden.
- Beim Erlernen der einzelnen Techniken müssen sich die Patienten keine außerordentliche Mühe geben, alles richtig zu machen. Übertriebener Perfektionismus oder zu hohe Ansprüche an sich selbst wirken sich hinderlich auf das Einschlafen aus.

■ ■ 2 Kurze Übungen zu Entspannungstechniken

Übung 1: Den Kopf hängen lassen!"

Diese Übung ist an die Wirkprinzipien des Yoga angelehnt und kann dem Patienten einen ersten Eindruck vermitteln, was Yoga eigentlich ist und wie es sich anfühlt. Es gibt viele verschiede Arten und Formen des Yoga. Im Yoga, wie es im westlichen Kulturkreis sehr verbreitet praktiziert wird, werden 3 Elemente in den Übungen vereint: zum einen Körperübungen (Halte- und Dehnübungen), zum zweiten die Atmung (tiefes Atmen bringt mehr Sauerstoff in den Kreislauf und bewegt den Körper. Dehnübungen werden durch tiefes Atmen verstärkt und binden die Aufmerksamkeit an die Atmung) und zum dritten das Element der Meditation, in dem störende Gedanken kommen und gehen gelassen werden, weil die Aufmerksamkeit immer wieder zurück zu den Körperempfindungen und der Atmung gelenkt wird.

Anweisung an den Patienten:

- Nehmen Sie eine bequeme Sitzhaltung ein, beugen Sie den Oberkörper leicht (oder auch stärker) nach vorn und stützen Sie Ihre Unterarme auf den Oberschenkeln ab.
- Lassen Sie den Kopf einfach einmal hängen.
- Versuchen Sie, den Nacken und die Schultern völlig zu entspannen.
- Lassen Sie die Schultern hängen.
- Atmen Sie dabei tief ein und aus. Lenken Sie Ihre Gedanken auf Ihre Atmung und spüren Sie, wie der Atem kommt und geht. Wenn ungewollte Gedanken kommen wollen, schieben Sie diese sanft beiseite und lenken Ihre Aufmerksamkeit wieder auf Ihren Atem.

Zeit lassen

- Mit jedem Ausatmen sinkt Ihr Kopf etwas tiefer. Er fällt einfach nach unten, nur die Schwerkraft zieht, Sie sind völlig entspannt.

Zeit lassen
- Achten Sie jetzt nur auf Ihre Atmung. Lassen Sie den Atem kommen und gehen. Und lassen Sie den Kopf hängen."

Zeit lassen
- Wenn Ihr Kopf nicht mehr tiefer sinkt und Sie sich ruhig und entspannt fühlen, genießen Sie diese Ruhe noch für ein paar Augenblicke.

Zeit lassen
- Kommen Sie nun langsam zurück, richten Sie Ihren Kopf auf, recken und strecken Sie sich.

Nachexploration
- Erfragen Sie, wie es dem Patienten ergangen ist.
- Erörtern Sie, ob sich der Patient darauf einlassen, abschalten und entspannen konnte.

Wenn diese Übung als angenehm empfunden wurde, kann sie regelmäßig im Alltag und auch in der Therapie wiederholt werden. Yoga wäre dann eine gute Entspannungstechnik für den Patienten.

Übung 2: Quasimodo

Diese Übung stammt aus dem Bereich der PMR. Dabei wird die Muskulatur im Schulter-Nacken-Bereich zunächst stark angespannt, und anschließend wird die Anspannung wieder gelöst. Entspannung soll eintreten. Durch das vorherige Anspannen der Muskulatur soll die Wahrnehmung der Entspannung und die Entspannung an sich verstärkt werden. Dabei ist es hilfreich, tief zu atmen, um mehr Sauerstoff in das Blut und mit dem Blut in das Gehirn zu transportieren. PMR verbessert die Sauerstoffversorgung des Gehirns und wirkt erfrischend. Zusätzlich kann PMR bei regelmäßigem Training alle Arten von Verspannung, Verkrampfung, Nacken- und Kopfschmerzen lösen.

Anweisung an den Patienten:
- Nehmen Sie eine bequeme Sitzhaltung ein, schließen Sie die Augen.

- Wir beginnen mit der Anspannungsphase: Die Arme werden angewinkelt, und die Hände sind locker.
- Atmen Sie ruhig und tief.
- Ziehen Sie nun die Schultern nach oben, als ob die Schultern die Ohren berühren wollten.
- Drücken Sie den Kopf nach hinten, ohne dabei nach oben zu schauen.
- Dabei entsteht im Nacken ein Polster, eine kleine Speckrolle. Konzentrieren Sie sich jetzt auf diese Nackenrolle. Versuchen Sie diese Nackenrolle so fest wie möglich zusammenzudrücken. Ziehen Sie die Schultern ganz fest nach oben und schieben Sie den Kopf fest nach hinten.
- Atmen Sie dabei tief und ruhig.
- Quetschen Sie ganz kräftig, bis der Kopf vibriert.
- Lassen Sie nun langsam und fließend die Schultern abfallen.
- Lassen Sie langsam den Kopf hängen, bis das Kinn die Brust berührt.
- Atmen Sie ruhig und tief.
- Lassen Sie das Kinn unten, und legen Sie langsam das rechte Ohr auf die rechte Schulter
- Und nun das linke Ohr auf die linke Schulter.
- Ziehen Sie die Schultern nicht wieder nach oben.
- Kosten Sie diese Entspannungsphase aus, *genießen Sie: Wo erst Anspannung war, ist jetzt Entspannung.*

Nachexploration
- Erfragen Sie, wie es dem Patienten ergangen ist.
- Erörtern Sie, ob sich der Patient darauf einlassen, abschalten und entspannen konnte.

Wenn diese Übung als angenehm empfunden wurde, kann sie regelmäßig im Alltag und auch in der Therapie wiederholt werden. PMR wäre dann eine gute Entspannungstechnik für den Patienten.

▣ Tab. 3.9 Baustein: Stressmanagement

Indikationen	Belastung durch Stress, Anspannung, innere Unruhe, Nervosität, Müdigkeit, Antriebslosigkeit, Reizbarkeit
Kontraindikationen	Nicht bekannt
Wirksamkeit	Sehr gut nachgewiesen
Wirkprinzip	Aufklären über Stress und dessen physische und psychische Wirkung, Identifizieren von Stressoren, Informieren über Methoden zu Abbau und Vorbeugung
Behandlungsvoraussetzungen	Kenntnis über das Thema Stress und Bewältigungsmethoden
Behandlungsziel	Vermitteln eines umfassenden Verständnisses für Stress, Erlernen von Methoden zur Bewältigung und Vorbeugung

3.2.9 Baustein: Stressmanagement

Kurzüberblick (▣ Tab. 3.9)

Hintergrund

Viele Patienten sind hellauf begeistert, wenn ihnen in der Therapie Stress- und Zeitmanagement angeboten wird. Groß ist die Enttäuschung, wenn der Hinweis folgt, dass Stress- und Zeitmanagement nicht bedeutet, noch mehr Aufgaben in noch weniger Zeit noch effektiver zu erledigen. Es bedeutet, Prioritäten zu setzen und bestimmte Aufgaben von der To-do-Liste zu streichen.

Trotz vieler anstehender Aufgaben ist es nicht nötig, ständig unter Stress zu stehen. Eine sinnvolle Taktung kann helfen, den Biorhythmus diesbezüglich nahe am Optimum zu nutzen und nicht in chronischen Stress zu verfallen, der tatsächlich krank machen kann.

Kortisol ist ein wichtiges Hormon zur Stressregulation. Die Sekretion unterliegt, wie viele andere Prozesse auch, einem 24-Stunden-Rhythmus und soll den Menschen leistungsfähig und funktional erhalten. Kortisol hat eine Vielzahl von Funktionen, es erhöht z. B. den Blutzuckerspiegel und den Blutdruck, ist an Immunprozessen beteiligt und wirkt entzündungshemmend. Insgesamt bereitet es den Körper auf potenzielle Stresssituationen vor, es wird vermehrt bei akutem Stress ausgeschüttet und macht den Menschen somit schnell handlungsfähig. Bei chronischem Stress wird Kortisol vermehrt ausgeschüttet. Wird dieses System überstrapaziert, kann es zu Fatigue, d. h. körperlicher und mentaler Erschöpfung, kommen.

Um dem entgegenzuwirken, ist es nötig, den natürlichen Kortisolkreislauf zu kennen. Kortisol wird vermehrt in der zweiten Nachthälfte produziert und im Laufe des Vormittags mehrmals schubartig ausgeschüttet. Im späteren Tagesverlauf nimmt die Kortisolsekretion ab. Das macht sich beispielsweise im Mittagstief oder anderen kleinen Leistungstiefs bemerkbar, die durch eine kurze Pause oder die Aufnahme einer anderen Tätigkeit aufgefangen werden können. Im weiteren Tagesverlauf wird dann immer weniger Kortisol bereitgestellt, abends ist der Kortisolspiegel verschwindend niedrig, nachts erreicht er seinen Tiefpunkt. Zwischen 15:00 und 17:00 Uhr kann eine geringe Kortisolabgabe erfolgen, die den Organismus noch einmal leistungsfähig macht.

Um Stress im Alltag unterzubringen und dabei gesund zu bleiben, ist es wichtig, dieser Kurve zu folgen. Das bedeutet, dass Dinge, die viel psychische oder physische Kraft erfordern, am Vormittag erledigt werden sollten. Im späteren Tagesverlauf sollte der Stresspegel zunehmend flacher gehalten werden. Daher wird auch empfohlen, sich mit potenziell schlechten Nachrichten eher am Vormittag zu konfrontieren (▶ Abschn. 3.2.6). Menschen reagieren sehr unterschiedlich auf Stress. In der Wissenschaft werden zwei verschiedene Stresstypen unterschieden:

▪ Stresstyp A

Einem Menschen vom Stresstyp A ist äußerlich anzusehen, dass er Stress hat. Er steht unter Dauerspannung, ist leicht aufbrausend, unruhig, nervös und hektisch. Dabei ist er eher ein Einzelkämpfer und versucht, möglichst alle Aufgaben allein zu bewältigen. Aufgrund des meist dauerhaft erhöhten Kortisolspiegels leidet er häufig unter Bluthochdruck.

- **Stresstyp B**

Ein Mensch vom Stresstyp B frisst Stress und Ärger eher in sich hinein, er wirkt nach außen gelassen und entspannt. Oft fühlt er sich Situationen hilflos ausgeliefert und verfällt in eine Starre. Dauerstress führt zu dauerhafter Müdigkeit und Antriebsmangel, deshalb besteht bei diesem Stresstyp erhöhte Depressionsgefahr.

Die wenigsten Menschen lassen sich klar einem der beiden Stresstypen zuordnen. Je nach Situation reagieren sie verschieden. Es ist nicht direkt zu schlussfolgern, dass ein Mensch Stress haben muss, nur weil er viele Aufgaben zu bewältigen hat. Das Empfinden von Stress ist prinzipiell subjektiv. Eine gute Tages-, Lebens- und Persönlichkeitsstruktur kann ebenso sehr hilfreich sein, um dauerhaft leistungsfähig und dabei gelassen zu bleiben. Im Gegensatz gilt ebenso wenig, dass ein Mensch, der nur wenige Aufgaben zu bewältigen hat, diese nicht als Stress empfinden kann. Wichtig hierbei ist die Bewertung der Aufgaben, des Zeitmanagements, des Alltags (▶ Abschn. 3.2.7) und der Persönlichkeit des Betroffenen.

Vorgehen

▪▪ Identifikation und Bewertung

Zunächst sollte sich der Therapeut möglichst ausführlich ein Bild darüber machen, welche täglichen Anforderungen auf dem Patienten lasten. Dies sollte deswegen lückenlos sein, weil gerade kleine unauffällige Aufgaben in der Gesamtbilanz des Tages untergehen und meist nicht in der Planung des Tagesablaufs berücksichtigt werden.

- Diese Aktivitäten, die besonders stresserzeugend sind, beschreiben die Patienten in ihren Erzählungen oft mit »Dann habe ich noch schnell ... die Wohnung durchgesaugt, aufgeräumt, den Geschirrspüler ausgeräumt, Obst geschnitten etc.,
- auf dem Nachhauseweg noch eingekauft oder andere Dinge erledigt,
- zwischendurch jemanden angerufen,
- zwei Dinge gleichzeitig getan (z. B. telefoniert und Auto gefahren; aufgeräumt und Kinder betreut),
- generell alles gemacht, was schnell eben noch erledigt werden sollte oder gerade dazwischen passte.«

Hierbei ist es besonders wichtig, Dissimulation zu erkennen und den Patienten aufzuzeigen, was sie zu diesem Zeitpunkt kognitiv leisten müssen und wie hoch die Belastung an dieser Stelle ist. Günstig ist es, mit Grafiken zu arbeiten.

▪▪ Warnsignale

Jeder Mensch reagiert unterschiedlich auf Stress, und genauso verschieden können die Frühwarnsymptome bei Dauerüberforderung sein. Typische Zeichen sind:

- Kopf-, Bauch- und Rückenschmerzen (besonders Kinder neigen zu Bauchschmerzen, wenn der Stresspegel zu hoch ist. Dies liegt an der engen Verknüpfung zwischen zentralem und autonomem Nervensystem)
- Dauererschöpfung, die auch nach Ruhephasen bestehen bleibt
- Appetenzverlust (Appetit und Libido)
- Antriebstörungen, Freudlosigkeit, Motivationsverlust, Verlust des Sinnhaftigkeitserlebens
- Schlafstörungen

▪▪ Umsetzung

Heutzutage reicht es in der Regel nicht mehr aus, nur die Balance zwischen Arbeit und Privatem zu halten. Viele Menschen haben Freizeitstress (▶ Abschn. 3.2.6), da sie ständig erreichbar sind oder viele Termine außerhalb ihrer Arbeitszeit wahrnehmen müssen. Besonders hiervon betroffen sind Eltern. An dieser Stelle sollte darauf hingewiesen werden, dass es für Kinder viel wichtiger ist, gesunde Eltern zu haben als Frühförderung auf höchster Ebene zu genießen.

In der Freizeit sollte es tatsächlich auch **freie Zeiten** geben, um eventuell spontan reagieren zu können oder Pufferzeiten zur Entlastung zu haben. Dabei ist es wichtig, die eigenen Grenzen zu kennen und diese auch zu verteidigen. Patienten sollten dazu angeleitet werden, im Kontakt mit anderen

Personen achtsam mit sich umzugehen und – sobald ein ungutes Gefühl aufkommt – zu ergründen, woher dieses kommen könnte. Mithilfe von sozialem Kompetenztraining können die Patienten lernen, nein zu sagen und ihre Grenzen zu schützen.

> **Perfektionismus ist schlecht für die Psyche! Der Mensch lernt aus Fehlern, daher dürfen diese passieren. Es ist wichtig für die Betroffenen, ihren eigenen Anspruch gerade in als stressig empfundenen Situationen zu hinterfragen.**

Eventuell ist es möglich, in einer sich wiederholenden Situation ein nicht völlig perfektes Ergebnis hinzunehmen oder zu präsentieren, da man zuvor gemerkt hat, dass andere Personen (etwa Arbeitgeber oder Lebenspartner) keinen derart immens hohen Anspruch gestellt hatten wie der Betroffene selbst. Dies spart Ressourcen und ermöglicht ein neues Projekt. Perfektionismus macht unzufrieden, da es selten möglich ist, Aufgaben perfekt zu lösen. Behandler und Patient sollten gemeinsam Aufgaben analysieren, bei denen deutlich mehr getan wurde, als erwartet. Im gleichen Zug ist es sinnvoll, nach Projekten zu suchen, die gut gelungen sind, obwohl nicht alles perfekt war oder der eigene Anspruch nicht erreicht wurde.

Vor allem im zwischenmenschlichen Bereich kann Stress großen Schaden anrichten. Um diesen zu vermeiden, können folgende Strategien genutzt werden:

- Klare Absprachen treffen, nicht zwischen den Zeilen lesen,
- Verantwortlichkeiten klar zuweisen bzw. annehmen,
- bei Streit mit Ich-Botschaften arbeiten (ich denke …, ich fühle …, ich finde …).

Grundsätzlich sollte eine Strukturierung des Alltags gefunden werden, die im Einklang mit dem persönlichen Biorhythmus des Patienten steht. Höchstleistungen können nur in den jeweiligen Leistungsphasen erwartet werden. Die anderen Zeiten müssen zur Regeneration genutzt werden. Das bedeutet nicht, dass diese zwangsläufig Freizeit sein müssen.

Sie können mit körperlichen Aktivitäten (zur Post gehen, Akten sortieren etc.) sinnvoll genutzt werden. Ein bildhafter Vergleich hierfür ist die Bewirtschaftung eines Feldes: beim Anbau von Monokulturen wird der Boden ausgelaugt, und die Erträge werden längerfristig immer niedriger. Bei einem sinnvollen Wechsel zwischen verschiedenen Kulturen regeneriert sich der Boden von selbst und bleibt lange ertragreich. Ebenso sollte dies auch mit der Beanspruchung eines Menschen geschehen.

◘ Abb. 3.5 zeigt ein Beispiel (Kopiervorlage), wie Sie mit Ihrem Patienten seine persönliche Belastung erarbeiten können. Diese Übung ist sowohl als Hausaufgabe mit Nachbesprechung in der nächsten Sitzung als auch zur gemeinsamen Bearbeitung während der Therapiestunde geeignet.

3.2.10 Baustein: Einfluss des Denkens

Kurzüberblick (◘ Tab. 3.10)

Hintergrund

Viele schlafgestörte Personen klagen über eine verstärkte Grübelneigung und ständige Anspannung. Nicht selten tritt dies so intensiv auf, dass auch Personen, die nachts fast nicht geschlafen haben, tagsüber so angespannt und unruhig sind, dass sie trotz starker Übermüdung nicht einschlafen können.

Unsere Gedanken bestimmen unsere Gefühle, und unsere Gefühle motivieren zu entsprechendem Verhalten. Vor allem die Bewertung bestimmter Situationen oder Informationen beeinflusst unsere Stimmung meist negativ. Dies setzt eine Abwärtsspirale in Gang, die schwer kontrollierbar ist. Dieselbe Dynamik kann jedoch, wenn Dinge positiv bewertet werden, auch zur Stimmungsverbesserung und zur Antriebssteigerung genutzt werden. In der kognitiven Verhaltenstherapie wird daher von einer Triade zwischen Gedanken, Gefühlen und Verhalten ausgegangen, wobei sich alle Faktoren gegenseitig beeinflussen. (◘ Abb. 3.6).

Prinzipiell ist es möglich, an jedem der drei Eckpunkte Interventionen zu deren Veränderung zu adaptieren. Am schwierigsten ist das bei den Gefühlen. Einen Patienten zu instruieren: »Nun haben Sie doch mal keine Angst mehr vor dem zu Bett gehen, es

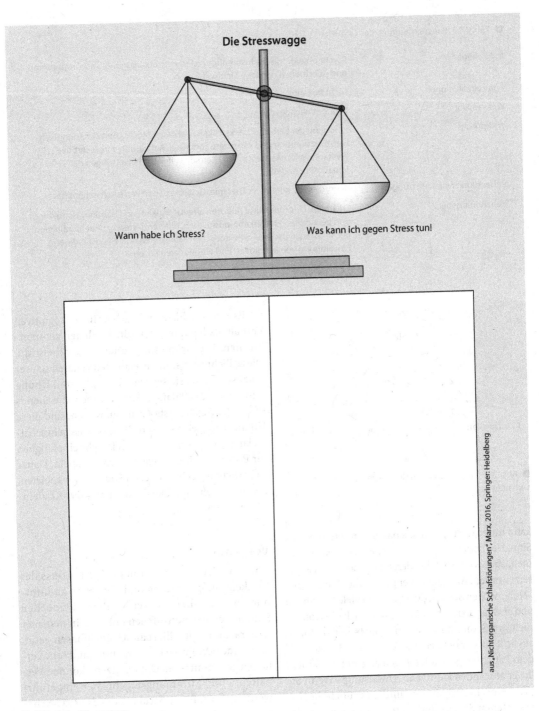

Die Stresswagge

Wann habe ich Stress?

Was kann ich gegen Stress tun!

aus „Nichtorganische Schlafstörungen", Marx, 2016, Springer: Heidelberg

◻ **Abb. 3.5** Stresswaage

◘ Tab. 3.10 Baustein: Einfluss des Denkens

Indikationen	Psychophysiologische Insomnie, verstärkte Grübelneigung, Katastrophisieren und übertrieben negative Sichtweisen
Kontraindikationen	Nicht bekannt
Wirksamkeit	Sehr gut nachgewiesen
Wirkprinzip	Erhöhung der Selbstaufmerksamkeit und damit Möglichkeit der kognitiven Umstrukturierung und Verhaltensänderung, Aufklärung verbessert das Verständnis für Mechanismen, alternative, flexible Bewertungen der Situation zu finden
Behandlungsvoraussetzungen	Kenntnisse zu kognitiver Therapie, Gedanken- und Verhaltensschemata
Behandlungsziel	Erkennen, Einordnen und Auflösen alter Gedanken- und Handlungsstrukturen und bewusstes Ersetzen mit (positiveren, differenzierteren) neuen; Trainieren der selbstanalytischen/-reflektorischen Fähigkeiten und eigenständiger Bewältigung von kognitiven und emotionalen Krisen

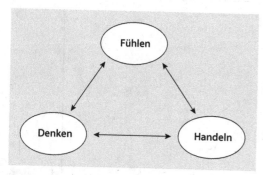

◘ Abb. 3.6 Triade zwischen Gedanken, Gefühlen und Verhalten

Es gibt verschiedene Angebote in der kognitiven Verhaltenstherapie, um Grübelschleifen zu unterbrechen, wie Grübelstopp oder der Grübelstuhl. Diese Techniken sind für Patienten generell schwer umzusetzen, da sie sehr viel Disziplin und Übung erfordern. Für schlafgestörte Personen, die abends im Bett einschlafen statt grübeln wollen, sind diese Übungen ungleich schwerer. Das Bewusstsein schaltet langsam ab, und die Person ist sehr empfänglich für Routinen wie das allabendliche Grübeln. Daher ist es wichtig, den Betroffenen Strategien anzubieten, die auch unter Müdigkeit und mit weniger Krafteinsatz funktionieren.

kann Ihnen doch gar nichts passieren«, ergibt wenig Sinn. Der Patient würde dem sicher gerne nachkommen, aber wie? Auch bei den Gedanken kann angesetzt werden. Aber auch hier gilt für die Empfehlung »Nun machen Sie sich doch nicht zu viele Gedanken und entspannen Sie sich einfach«, dass der Betroffene nicht weiß, dies umzusetzen. Eine höhere Erfolgsaussicht hat der Bereich des Verhaltens. Hier können dem Patienten gezielt Übungen angeboten werden, die er anwenden kann. Die Anweisung: »Wenn Sie nicht einschlafen können und zu grübeln beginnen, stehen Sie aus dem Bett auf und machen sich einen Kräutertee« wird dazu führen, dass der Betroffene nachts Tee trinkt und von diesem Vorgehen und seinen Empfindungen bzw. der Wirksamkeit der Methode berichten kann.

Vorgehen

Zunächst ist der Patient über den Einfluss des Denkens auf Stimmung und Verhalten zu informieren. Anschließend werden die individuellen Situationen des Betroffenen erörtert, in denen er in derart unkontrollierbare Grübelphasen gerät, dass seine Stimmung beeinträchtigt und sein Verhalten gehemmt wird. Unterstützend können Verhaltens- und Stimmungstagebücher eingeführt werden, die z. B. die Struktur des SORKC-Schemas nach Kanfer (Kafner et al. 2000) haben. Dies erleichtert sowohl dem Patienten als auch dem Therapeuten die Strukturierung meist sehr komplexer Situationen. ◘ Tab. 3.11 zeigt das Beispiel einer Patientin:

◻ Tab. 3.11 SORKC-Schema (Fallbeispiel)

S: Situation	–	Abends im Bett wach liegen
O: Organismusvariablen	–	Erhöhter Muskeltonus, Perfektionismus
R: Reaktion	Kognition	»Jetzt kann ich schon wieder nicht schlafen, ich muss doch endlich einmal einschlafen, hoffentlich kommt der jetzt nicht und will etwas, ich habe morgen wieder so viel zu tun«
	Emotion	Kraftlos, freudlos, niedergeschlagen, überlastet, ängstlich (Angst, der Mann »könne etwas wollen«)
	Verhalten	Grübeln, Versuch, sich tagsüber noch mehr zu ermüden, um abends einschlafen zu können
	Physiologisch	Erschöpfung, Unruhe, Anspannung
K: Konsequenzen	–	Sie bleibt »der Hamster im Laufrad«, Daueranspannung
	Kurzfristig	Verstärkung des Ermüdungseffekts
	Langfristig	Daueranspannung
C: Kontingenz	–	Täglich

Ziel dieses Interventionsbausteins ist es, die Routine zu unterbrechen, abends/nachts im Bett automatisch nicht (wieder) einschlafen zu können.

> **Die Patienten empfinden das Wachliegen als sehr belastend. Das bedeutet: sie nehmen wahr, dass sie länger als gewollt wach liegen, und bewerten diesen Zustand als negativ. Dies beeinflusst die Stimmung nachteilig und verursacht eine Körperspannung, die wiederum am Einschlafen hindert. Eine Abwärtsspirale entsteht.**

Die erste Interventionsmöglichkeit besteht darin, den Patienten daran zu hindern, diese Negativbewertung vorzunehmen. Da Bewertung ein aktiver Prozess ist und kein automatischer Gedanke, sollte dies möglich sein. Hier ist die Kreativität des Therapeuten gefragt: alles was diesen gewohnten Prozess unterbricht, ist erlaubt, dysfunktionale Assoziationen sollen aufgespalten und neues Verhalten (schnelles Einschlafen) ermöglicht werden. Beispiele für solche Maßnahmen sind

— ein anderes Waschmittel benutzen,
— anders herum im Bett liegen,
— in einem anderen Raum schlafen,
— versuchen, in einer anderen Position einzuschlafen (z. B. dreht sich der Bauchschläfer auf den Rücken).

Dies entspricht umsetzbarem Verhalten und kann vom Patienten ausprobiert werden.

Der nächste Punkt, an dem angesetzt werden kann, ist die Bewertung der Situation an sich. Es ist nichts bedrohlich daran, wach im Bett zu liegen. Betroffene kennen diesen Zustand sehr gut und auch die Situation, am nächsten Tag unausgeschlafen die anstehenden Aufgaben erledigen zu müssen. Betroffene sollten versuchen, die Situation für sich anzunehmen und positiv zu bewerten. Gut ist es hier, mit Selbstinstruktion in Form von Sprache zu arbeiten: «Ich liege hier in meinem gemütlichen warmen Bett. Nichts fehlt mir. » Das heißt, zu den ehemals automatischen und katastrophisierenden Gedanken sollen positive Alternativen gefunden werden, die der Betroffene mittels Selbstinstruktion zu denken lernt. »Es ist nicht schlimm wach im Bett zu liegen, auch dies schafft eine Art von Erholung.« Über solche Gedanken schaffen es die Patienten, sich zu entspannen und schließlich einzuschlafen. Weiterführende Hinweise befinden sich in den Bausteinen Achtsamkeit (▶ Abschn. 3.2.7) und paradoxe Intervention (▶ Abschn. 3.2.3).

Zur Umstrukturierung der dysfunktionalen Schemata kann die ABC-Spalten-Technik nach Ellis (1979) genutzt werden.

Vorgehen nach der ABC-Spalten-Technik

- Ideen sammeln – Hausaufgabe auswerten:
    - Lassen Sie sich vom Patienten sehr konkret und detailreich Beispielsituationen schildern.
    - Welche Situationen sind aufgetreten? Wie genau sah das aus? Beschreiben Sie es bitte so, dass ich es vor meinem inneren Auge sehen kann. Was haben Sie dann gedacht und gefühlt? War das immer offensichtlich und leicht auseinanderzuhalten?
- Die enge Verknüpfung von Situation und Stimmung, Gedanken und Gefühlen erläutern und die konkreten Situationen der Patienten explorieren:
    - Denken Sie in dieser Situation immer so? Wie genau fühlen Sie sich dabei?
    - Wie kommt es zu dieser Verknüpfung von Gedanken und Gefühlen?
    - Weshalb können wir unsere Gedanken und Gefühle so schlecht verändern?
- Die Problematik anhand eines Beispiels deklarieren (Dreieck und enge Verknüpfung darstellen):
    - Nutzen Sie eine der Beispielsituationen, um die jeweilige Automatisierung der Gefühle und Gedanken zu erklären. Differenzieren Sie genau die Gedanken von den Gefühlen. Benennen Sie die einzelnen Gefühle.
    - Was denken Sie? Was fühlen Sie?
- Alternative Gedanken suchen:
    - Suchen Sie gemeinsam mit Ihrem Patienten nach der einfachsten Erklärung für diese Gedanken und Gefühle. Überprüfen Sie, ob diese als Alternative eingesetzt werden können.
    - Entkatastrophisieren Sie angstbehaftete Gedanken und erörtern Sie Alternativen.
- Üben und automatisieren:
    - Entwickeln Sie gemeinsam mit Ihrem Patienten Übungen für den Alltag, in denen die Alternativen ausprobiert und geübt werden können.
    - Motivieren Sie Ihren Patienten, diese Übungen häufig anzuwenden, adaptieren Sie die Übungen so, dass sie gut in den Alltag passen und automatisiert werden können.

Dabei kann die folgende Darstellung zur Veranschaulichung genutzt werden:

A   Aktivierendes Ereignis (*activating event*)
B   Überzeugung (*belief*)
C   Konsequenz (*consequence*)
D   Disput (*disputation*)
E   Effekt (*effect*)

3.2.11 Baustein: Interpersonelle soziale Rhythmustherapie

Kurzüberblick (◘ Tab. 3.12)

Hintergrund

Dieses Therapieverfahren wurde ursprünglich zur unterstützenden psychotherapeutischen Behandlung von bipolaren Störungen entwickelt. Zu diesem Thema steht leider noch immer sehr wenig deutschsprachige Literatur zur Verfügung. Grundlegend umfasst diese Technik eine Integration verschiedener Aspekte wie

- Ausgewogenheit von aktiven und passiven Phasen am Tag,
- Einbezug sozialer Aspekte wie Familie, Kollegen und Freunde.

Der Einsatz dieser Technik zielt auf die Stabilisierung der gesamten zirkadianen Rhythmik – auch der biologischen Funktionen, mit Unterstützung

Tab. 3.12 Baustein: Interpersonelle soziale Rhythmustherapie	
Indikationen	Fehlen von strukturgebenden Pflicht- und Freizeitaktivitäten, Fehlen von Regelmäßigkeit und zeitlicher Abstimmung der Alltagsaktivitäten auf einen Schlafrhythmus, v. a. bei Erwerbsuntätigkeit und Schichtarbeit
Kontraindikationen	Nicht bekannt
Wirksamkeit	Sehr gut nachgewiesen
Wirkprinzip	Einführung und Stabilisierung einer zirkadianen Rhythmik erleichtert durch strukturierten, gefüllten Alltag einen gesunden, regelmäßigen Schlaf
Behandlungsvoraussetzungen	Kenntnis der rhythmusunterstützenden Wirkung einer Regelmäßigkeit in der Tagesgestaltung, Methoden zum Erlernen von Selbstdisziplin
Behandlungsziel	Einbauen von strukturgebenden Aktivitäten und Terminen sowie von festgelegten Zeiträumen für Schlaf, Mahlzeiten etc., selbstständige, disziplinierte Einhaltung der Regeln

der sozialen Rhythmik – ab. Das bedeutet, es soll ein Alltag eingeführt werden mit

- regelmäßiger Pflichterfüllung (Schule, Studium, Arbeit, Haushalt etc.),
- ausgewogener Freizeitgestaltung (aktive und weniger aktive Anteile),
- ausgewogenen, regelmäßigen sozialen Kontakten,
- ausgewogenen Ruhe- und Aktivitätsphasen,
- regelmäßigen Mahlzeiten.
- Schlaf-Wach-Rhythmik beachten!

Vorgehen

Zunächst wird der Patient angehalten, ein Tagebuch zu führen, in dem der Tagesablauf, die sozialen Kontakte und die jeweilige Stimmung erfragt werden. Sehr unstrukturierten, unorganisierten Personen fällt es schwer, ein solches Tagebuch zu führen. Daher sollten lediglich die wirklich wichtigen Aspekte in einem zunächst nur kurzen Zeitraum erhoben werden. Als Hilfestellung werden bereits entsprechende Apps für Smartphones und Computerprogramme angeboten.

Anhand des erstellten Tagebuchs wird analysiert, inwiefern der aktuell gelebte Rhythmus dienlich ist oder schädlich wirkt. Gemeinsam mit dem Patienten werden instabile Muster aufgedeckt und besprochen. Anschließend werden Ziele der Rhythmisierung gesetzt, und es wird nach Elementen, Ressourcen und Personen gesucht, die den Rhythmus schaffen und unterstützen können. Abschließend wird versucht,

mögliche Trigger zu identifizieren, die den Betroffenen aus dem Rhythmus bringen könnten.

Daraufhin wird ein neuer Tagesrhythmus erstellt, wobei sich die Tage möglichst ähneln sollten. Es sollte beispielsweise an jedem Tag ein kleines Highlight geben, auf das sich die Patienten freuen können – etwa die Lieblingsserie im Fernsehen, der Gute-Nacht-Tee, das Stück Schokolade nach dem Mittagessen, die Gassirunde mit dem Hund etc.

> Es ist darauf zu achten, dass die Tage nicht überfrachtet werden. Es geht bei der sozialen Rhythmustherapie nicht darum, jede Sekunde zu verplanen. Es darf auch Langeweile entstehen und Zeit für Spontanität bleiben.

Bei der Festlegung des neuen Tagesrhythmus sind folgende Aspekte zu beachten:

- z. B. Schule, regelmäßige Arbeitszeiten,
- regelmäßige Mahlzeiten,
- Zeit, zu der der Betroffene nach Hause kommt,
- Entwerfen eigener Regeln,
- Finden der richtigen Balance (wie viele Aktivitäts- bzw. Ruhephasen braucht der Patient?),
- Einbinden von Routinen in den Alltag,
- regelmäßige Zubettgeh- bzw. Aufstehzeiten.

Es ist empfehlenswert, nicht sofort die gesamte Struktur zu verändern, sondern zunächst feste Rhythmen einzuführen, von denen eine hohe Akzeptanz und somit eine große Erfolgswahrscheinlichkeit zu erwarten ist. Aufbauend auf diese Erfolge können weitere Strukturen in den Tagesablauf eingearbeitet werden. Die Struktur ist an die Schwere der Rhythmusstörung anzupassen.

Ein Thema, das dabei nicht außer Acht gelassen werden sollte, ist das *social networking* über virtuelle Plattformen. Derartige Communities ersetzen keine Realkontakte. Viele Menschen sind »süchtig« nach Facebook, Twitter und Co. In jeder freien Minute öffnen sie ihre Accounts, um zu schauen, was es Neues gibt. Dafür sind sie quasi zu jeder Tages- und Nachtzeit für eine Vielzahl von Nachrichten erreichbar. Alle diese Nachrichten wirken auf die Person ein und müssen verarbeitet werden. Diese Art der Kommunikation stellt einerseits eine Vielzahl von Informationen zur Verfügung wie »zuletzt online«, »Nachricht gelesen« u. ä., andererseits bleiben Informationen, die zum Einschätzen sozialer Kontakte benötigt werden, wie die Stimme (Lautstärke, Melodie, Sprachgeschwindigkeit), die Mimik und die Gestik dabei verborgen. Menschen können derartige Reize nicht so effektiv und zügig zu verarbeiten, wie sie es bei realen sozialen Kontakten können, die aus evolutionärer Sicht schon sehr lange etabliert sind. Daher stellt dies eine besondere Herausforderung für die Wahrnehmung und auch die Reizverarbeitung dar. Ein verantwortungsvoller Umgang mit virtuellen Welten ist sehr wichtig. Auch dieser Aspekt muss individuell mit jedem Patienten erörtert und anschließend erarbeitet werden.

Zur anschaulichen Bearbeitung des Themas findet sich in ☐ Abb. 3.7 eine Kopiervorlage, die Sie in Ihrer Therapie verwenden können. Es besteht die Möglichkeit, diese als Hausaufgabe vom Patienten allein bearbeiten zu lassen oder sie in der Therapiesitzung gemeinsam zu gestalten.

3.2.12 Baustein: Schichtarbeit

Kurzüberblick (☐ Tab. 3.13)

Hintergrund

Der Mensch ist, im Gegensatz zu Nachttieren wie beispielsweise Igel oder Fledermaus, tagaktiv. Nachtaktive Spezies sind mit bestimmten Merkmalen ausgestattet, um im dunklen Lebensraum zu überleben. Menschen verfügen nicht über derartige Sinnessysteme und sind daran angepasst, am Tag wach und leistungsfähig zu sein und sich nachts zu regenerieren und zu schlafen. Dennoch müssen viele Menschen nachts arbeiten und leistungsfähig sein und am Tag schlafen, um sich zu regenerieren. Für viele Betroffene ist diese Rhythmusverschiebung nicht einfach, und sie entwickeln Schlafstörungen.

Doch nicht nur bei Schichtarbeitern kommen Störungen des Schlaf-Wach-Rhythmus vor. Es gibt Personen, die nachts nicht schlafen können und diese Zeit sinnvoll nutzen möchten. Daher beginnen sie, dysfunktionale Verhaltensweisen zu entwickeln, wie Hausarbeit, Homeoffice, *social networking* via Internet etc. Einmal eingeschlichen, lassen sich solche Muster nur schwer wieder unterbrechen. Vor allem bei Jugendlichen und jungen Erwachsenen findet sich eine derartige Verschiebung, indem nachts stundenlang Computerspiele gespielt werden und tagsüber mit dem Ziel geschlafen wird, in der nächsten Nacht weiterspielen zu können. Schlafstörungen mit solchen Hintergründen ist auf eine besondere Art und Weise zu begegnen, da eine Vielzahl von Faktoren beachtet werden muss. Ebenso ist es für Betroffene hilfreich, die physiologischen Auswirkungen der Schlafverschiebung zu kennen. Die wichtigsten sind:

- Die Produktion des schlafeinleitenden und -aufrechterhaltenden Hormons Melatonin wird bei Licht unterdrückt.
- Der Biorhythmus synchronisiert eine Vielzahl von physiologischen Regelkreisen, die dem Schlaf-Wach-Rhythmus unterliegen.

Vorgehen

Zunächst muss genau erörtert werden, wie das aktuelle Schlaf-Wach-Verhalten und das Schichtsystem (Arbeitssystem) des Patienten aussieht. Hierfür sind entsprechende Protokolle hilfreich, um Erinnerungsverzerrungen zuvorzukommen. Anschließend ist ein Muster im Schichtsystem zu suchen, was in seltenen Fällen schwer umzusetzen ist, weil die Schichtpläne ohne System erstellt werden. Im günstigeren Fall gibt es Früh-, Mittel- und Nachtschichten oder Früh-, Mittel-, Spät- und Nachtschichten, die jeweils mehrere Tage hintereinander besetzt werden, gefolgt von freien Tagen.

Günstig für die Betroffenen sind sog. vorwärtsrotierende Systeme, d. h. Frühschicht, dann Mittelschicht, dann Nachtschicht und anschließend mindestens 2 freie Tage. Der neue Zyklus beginnt wieder mit

3.2 · Therapiebausteine

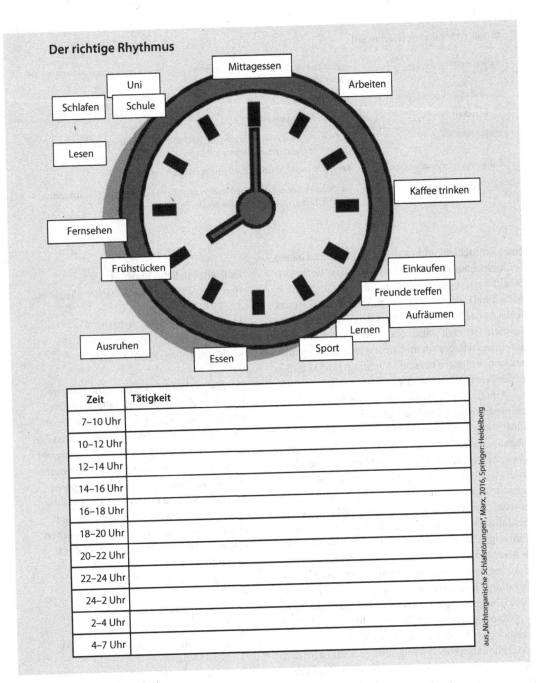

Der richtige Rhythmus

Zeit	Tätigkeit
7–10 Uhr	
10–12 Uhr	
12–14 Uhr	
14–16 Uhr	
16–18 Uhr	
18–20 Uhr	
20–22 Uhr	
22–24 Uhr	
24–2 Uhr	
2–4 Uhr	
4–7 Uhr	

aus „Nichtorganische Schlafstörungen", Marx, 2016, Springer: Heidelberg

◘ Abb. 3.7 Sinnvoller Tagesrhythmus

◻ **Tab. 3.13** Baustein: Schichtarbeit

Indikationen	Schichtarbeit, Schichtarbeitersyndrom, Ausführen von privaten Aktivitäten bei nächtlicher Schlaflosigkeit
Kontraindikationen	Nicht bekannt
Wirksamkeit	Sehr gut nachgewiesen
Wirkprinzip	Aufklärung über Auswirkungen der Nachtarbeit auf Körper und Psyche, Erläuterung von gesundheitserhaltenden Methoden
Behandlungsvoraussetzungen	Kenntnis von Methoden der Verhaltensmodifikation
Behandlungsziel	Einstellen einer auf die Arbeitszeiten angepassten Rhythmik, selbstständige Durchführung gesundheitserhaltender Schritte

einer Frühschicht und so weiter. Kritisch sind häufig Frühschichten, die so früh beginnen, dass sie für den Biorhythmus eigentlich Nachtschichten darstellen. Je nach Typ (Eule oder Lerche, ▶ Abschn. 3.2.1) ist das frühe Aufstehen mit einer besonderen Belastung verbunden. Generell sollten maximal 3 Nachtschichten aufeinanderfolgen, denn damit würde der Organismus am wenigsten belastet. Allerdings lässt sich dies in der Praxis selten umsetzen.

Analog zur Schlafrestriktion (▶ Abschn. 3.2.1) müssen möglichst regelmäßige Schlafenszeiten eingeführt werden, meist auf Kosten von Freizeit. Sinnvoll ist es überdies, über einen bizyklischen Schlaf nachzudenken. Das bedeutet, dass es nicht nur eine, sondern zwei Hauptschlafphasen geben kann, die jeweils entsprechend kürzer sind. Es ist darauf zu achten, dass sowohl Tiefschlaf als auch Phasen mit leichterem Schlaf und REM-Schlaf stattfinden können (Ausführungen zu den Schlafzyklen, ▶ Abschn. 3.2.4 und ▶ Abschn. 1.1). Damit wird sichergestellt, dass trotz der Fragmentierung des Schlafes alle nötigen Regenerations- und Aufbauprozesse stattfinden können. Eine Überprüfung im Schlaflabor kann hilfreich sein.

Man kann nicht auf Vorrat schlafen. Somit ist ausgiebiges »Vorschlafen« vor der Nachtschicht dem Erholungsprozess wenig zuträglich und stört den Schlaf-Wach-Rhythmus nur noch mehr. Ein kurzer Powernap von 20–30 Minuten hingegen kann die Erholung fördern, ohne den Rhythmus ungünstig zu beeinflussen.

Die Schlafzyklen müssen so eingerichtet werden, dass nach der jeweiligen Schicht noch Zeit bleibt, von Anstrengungen und Stress bei der Arbeit Abstand zu gewinnen, bevor der Patient schlafen soll.

Fallbeispiel: Schichtarbeit

Herr M. ist ein 40-jähriger Krankenpfleger im 3-Schicht-Dienst:

− Frühschicht: 6:30–14:30 Uhr
− Mittelschicht: 14:00–22:30 Uhr
− Nachtschicht: 22:00–7:00 Uhr

Die Pflegedienstleitung bemühte sich zwar, jeweils 5 Arbeitstage in derselben Schicht und anschließend 2 freie Tage einzuräumen, dies gelang jedoch äußerst selten, sodass die Schichten durcheinandergingen und sowohl vorwärts- als auch rückwärtsrotierend waren. Herr M. ist eher ein Lerchen-Typ, der gerne früh aufsteht, und er durfte vermehrt in der Frühschicht arbeiten. Er litt unter Ein- und Durchschlafstörungen sowie Früherwachen. Folgender Plan wurde mit ihm erarbeitet:

− Feste Bettzeiten: 0:00–5:00 Uhr, Ausnahme: Nachtschicht
− Powernap:
  − bei Frühschicht um 17:00 Uhr für 30 Minuten
  − bei Mittelschicht um 12:00 Uhr für 30 Minuten

Dies ergab zunächst eine effektive Schlafzeit von 5½ Stunden. Vor einer Nachtschicht wurde der Patient angehalten, nach seinem Powernap der Mittelschicht um 12:00 bis 17:00 Uhr weiterzuschlafen. Dies beinhaltete neben der Rhythmisierung

◨ Tab. 3.14 Perfektion und Kontrolle

Indikationen	Kontrollierende, zwanghafte Persönlichkeitsstrukturen, Perfektionismus
Kontraindikationen	Nicht bekannt
Wirksamkeit	Erhöhung der Selbstaufmerksamkeit und damit Möglichkeit der kognitiven Umstrukturierung und Verhaltensänderung
Wirkprinzip	Kognitive Therapie
Behandlungsvoraussetzungen	Kenntnisse der Techniken von kognitiver Therapie und Verhaltensanalyse
Behandlungsziel	Den Patienten ermuntern, »auch einmal alle Fünfe gerade sein zu lassen«

des Schlafes auch eine Restriktion der Bettliegezeiten.

Nachdem sich die Schlafstörungen sichtbar gebessert hatten, wurden die Bettliegezeiten erneut an die vom Patienten berichteten Bedürfnisse angepasst. Es ergaben sich folgende Bettzeiten:

- Bei Frühschicht: 23:00–5:00 Uhr, wenn nötig, Powernap um 17:00 Uhr für 30 Minuten
- Bei Mittelschicht: 0:00–7:00 Uhr, kein Powernap
- Bei Nachtschicht: 12:00–17:00, maximal 18:00 Uhr, kein Powernap

Die Schlafstörungen des Patienten konnten mit diesem Plan nicht vollständig beseitigt werden, es konnte jedoch eine Rhythmisierung identifiziert werden, mit der sich der Patient wohl fühlt. Zusätzlich wurden weitere Therapiebausteine genutzt.

3.2.13 Baustein: Perfektion und Kontrolle

Kurzüberblick (◨ Tab. 3.14)

Hintergrund

Perfektionismus ist ein psychologisches Konstrukt, das ein übertriebenes Streben nach Vollkommenheit beinhaltet, welches sich an einem Ideal orientiert. Aus psychologischer Sicht ist Perfektionismus nicht funktional und hindert die Betroffenen oft an einer tatsächlichen Problemlösung. Die grundlegende Motivation dahinter ist oft die Vermeidung eines bewertbaren Ergebnisses. Der Wunsch nach Perfektion hat seinen Ursprung häufig in dysfunktionalen Wertesystemen, die meist über Generationen überliefert wurden.

Perfektionismus ist häufig bei Personen mit Anorexia nervosa, Bulimia nervosa oder Zwangsstörungen zu finden und auch bei Betroffenen von Alkoholmissbrauch, Depressionen und sexuellen Funktionsstörungen.

Viele Menschen halten Perfektion für erstrebenswert. Fakt ist jedoch, dass es nicht möglich ist, alles perfekt zu machen. Durch den Drang, alles perfekt machen zu wollen, entsteht eine Überaufmerksamkeit bezüglich der zu erledigenden Aufgabe. Diese schafft bereits während des Tages Anspannung, die in den Abend- und Nachtstunden nicht leicht abgebaut werden kann. Hinzu kommt häufig der Ärger über Situationen oder Ergebnisse, die nicht vollkommen sind. Viele Betroffene von Schlafstörungen leiden – zunächst unbewusst – unter ihrer Perfektion. Während der Therapie sollte dies immer bewusster gemacht und hinterfragt werden.

Der Perfektionismus von Schlafgestörten beinhaltet die genaue Selbstbeobachtung bezüglich des Schlafes, ständiges nächtliches Kontrollieren des Weckers, akribisch geführte Schlaftagebücher, strenge Disziplin gegenüber dem Konsum von Kaffee, dem Zulassen bestimmter Gedanken oder dem Ausführen verschiedener Tätigkeiten (Sport etc.). Dieses Streben nach Vollkommenheit fördert Erwartungsängste und nächtliche Frustration.

Persönlichkeitsprofil eines Perfektionisten
- Erhöhte Leistungsmotivation und starkes Verantwortungsbewusstsein
- Angst vor Misserfolg
- Erhöhte Neigung zu Schuldgefühlen
- Sehr organisiert und gewissenhaft
- Hohe Fehlersensibilität
- Sehr zuverlässig, immer erreichbar
- Erledigt möglichst alles sofort
- Sehr gut informiert

Der ausgeprägte Wunsch, die Kontrolle über alle Vorgänge zu behalten, spielt stark in das Thema Perfektionismus hinein. Dabei ist es nötig zu hinterfragen, inwiefern tatsächlich Kontrolle bestehen kann, ein unrealistischer Wunsch nach Kontrolle besteht (z. B. als Passagier im Flugzeug zu kontrollieren, dass dieses tatsächlich nicht abstürzt) oder nur ein subjektives Kontrollempfinden aufgebaut werden muss. Viele Betroffene sind der Überzeugung oder unterliegen dem Gefühl, dass eine perfekte Ausführung von Verhaltensweisen und Ritualen eine Kontrolle über die jeweilige Situation ermöglicht. Auch an diesem Punkt gibt es verschiedene dysfunktionale Denkmuster, die hinterfragt werden sollten.

Vorgehen

Mit dem Patienten sollten das Streben nach Vollkommenheit, die Neigung zur Kontrolle und die damit verbundenen dysfunktionalen Verhaltensweisen erörtert werden. Auch eine Analyse des Wertesystems des Patienten und, damit verbunden, die angeleitete Reflexion des Patienten über dieses System, ist wichtig. Der Behandler sollte dabei offen für alles sein und die eigenen Maßstäbe nach Möglichkeit zurückstellen. Auch wenn für ihn bestimmte Aspekte nicht erstrebenswert sind, so könnten diese für seinen Patienten sehr wertvoll sein. Systemimmanenz ist hier besonders wichtig.

Bei der Analyse kann beispielsweise das ABC-Schema nach Ellis (▶ Abschn. 3.2.10) angewendet werden. Für den Betroffenen ist es hilfreich, wenn ihm die verschiedenen Vorteile nichtvollkommener Lösungen vor Augen geführt werden, z. B. zügig zu einem Ergebnis zu kommen, weniger Aufwand in eine Lösung zu stecken, weniger Geld, Zeit und Mittel einzusetzen. So kann gemeinsam erarbeitet werden, an welchen Punkten sinnvollerweise Kontrolle über die Situation ausgeübt wird und wo es ökonomischer und hilfreicher ist, zu vertrauen.

Nach der kognitiven Vorbereitung sollte eine Umstrukturierung erfolgen. Der Patient muss spüren, dass keine Katastrophe eintritt, wenn die Dinge nicht perfekt erledigt werden und die Kontrolle über die Situation bei anderen Personen belassen wird. Günstig ist es, für die Verhaltensübungen Alltagsaufgaben auszuwählen, für die der Betroffene üblicherweise viel Zeit und Energie benötigt. Im Anschluss kann gemeinsam erarbeitet werden, wo sich Ressourcen einsparen lassen und wie die dadurch gewonnene Zeit genutzt werden könnte – im besten Fall für selbstfürsorgliches (euthymes) Verhalten.

Viele Patienten übergeben die Kontrolle zu Beginn der Therapie an den Therapeuten. Dabei nehmen Sie eine sehr passive Rolle ein und wollen »vom Therapeuten geheilt werden«, ohne das Bewusstsein zu haben, selbst aktiv am Therapieerfolg beteiligt zu sein. Dann ist es die Aufgabe des Therapeuten, den Patienten aus dieser passiv-abwartenden Position in eine arbeitswillige Phase zu bringen und damit seine Selbstwirksamkeit zu aktivieren und anschließend zu erhöhen. Das heißt, am Ende kann der Patient seine Schlafstörung kontrollieren, und nicht er wird von der Schlafstörung kontrolliert. Besonders wirksam und plausibel kommt dies zum Ausdruck, wenn es während der Therapie nach einer anfänglichen Verbesserung der Symptomatik zu einer erneuten Symptomverschlechterung kommt und der Patient es schafft, diese aus eigener Kraft und unter Anwendung des bisher Gelernten zu bewältigen.

3.2.14 Baustein: Medikamente, Alkohol und Drogen

Kurzüberblick (◻ Tab. 3.15)

Hintergrund

Ein weit verbreitetes Problem unter schlafgestörten Patienten ist die Einnahme von Schlafmitteln. Die meisten dieser Präparate dürfen nur über einen

◘ Tab. 3.15 Baustein: Alkohol und Drogen

Indikationen	Schlafstörungen, besonders bei bekanntem Alkohol- bzw. Drogenmissbrauch, Dissimulation bzgl. dieses Themas
Kontraindikationen	Nicht bekannt
Wirksamkeit	Psychoedukation
Wirkprinzip	Informationen über ein Thema verbessern das Verständnis diesbezüglich und erleichtern eine Verhaltensänderung
Behandlungsvoraussetzungen	Kenntnisse des Therapeuten über die psychischen und körperlichen Auswirkungen von Alkohol und Drogen
Behandlungsziel	Entstigmatisierung, Aufklärung, Erhöhung der Motivation

kurzen Zeitraum regelmäßig eingenommen werden, da eine Toleranzentwicklung einsetzen kann und sie abhängigkeitserzeugend sind. Die Betroffenen müssen dann mehr von der Substanz einnehmen, um den gleichen Effekt zu erzielen. Trotzdem gibt es immer wieder Betroffene, die über Jahre hinweg Benzodiazepine, sedierend wirkende Antihistaminika oder die neueren Hypnosedativa Zaleplon, Zopiclon und Zolpidem (Non-Benzodiazepinhypnotika) einnehmen. Nach Absetzen der Medikamente kann sich die Schlafstörung drastisch verschlechtern.

Es existieren Statistiken, nach denen deutlich mehr Frauen unter nichtorganischen Schlafstörungen leiden als Männer. Dies könnte tatsächlich so sein, es ist aber auch möglich – und diese Vermutung wird ebenfalls wissenschaftlich gestützt –, dass Männer genauso häufig unter Schlafstörungen leiden wie Frauen, dieser aber häufiger mit »Selbstmedikation« begegnen. Bier wird beispielsweise in Bayern als Lebensmittel anerkannt und darf von Beamten beim Mittagessen konsumiert werden. Es ist nachvollziehbar, wenn das Beschwerdebild »Schlafstörung« unter Männern seltener beobachtet wird, da diese in der Regel gerne Bier trinken und von der beruhigenden Wirkung des Hopfens profitieren. Der Alkoholgehalt des Bieres erleichtert zudem das Einschlafen. Ein schwerer Rotwein, ein Schnaps oder auch Marihuana können zunächst stark müde machen und beim Einschlafen helfen. Wenn diese Substanzen jedoch dauerhaft und zum Zwecke des Einschlafenwollens missbraucht werden, kann neben der Schlafstörung schnell eine Substanzabhängigkeit eintreten. Auch nach dem Absetzen dieser Substanzen ist die Schlafstörung häufig noch ausgeprägter als zuvor.

Bei Personen mit Schlafstörungen ist insgesamt ein erhöhter Alkoholkonsum festzustellen. Alkohol hat zunächst eine sedierende Wirkung, die das Einschlafen erleichtert. Insgesamt zerstört Alkohol jedoch die Schlafarchitektur, und der Schlaf ist nicht erholsam. Alkohol kann den Tiefschlaf unterdrücken, da die erste Nachthälfte zum Alkoholabbau genutzt wird, und in der zweiten Nachthälfte aufgrund der Entzugssymptome (Alkohol ist ein Zellgift und macht körperlich abhängig) den Schlaf stören. Es kann dann zu Arousals und damit zu längeren Wachphasen, Albträumen und anderen psychovegetativen Symptomen kommen.

Substanzen und Medikamente sind also keine Lösung. Sie lindern nur die Symptome und beheben nicht die Ursache. Vor allem wenn Alkohol oder Drogen als »Medikamente« eingesetzt werden, ergibt sich eine große Suchtgefahr. Begünstigt werden dann dysfunktionale Kognitionen (»Ohne mein Bier kann ich nicht schlafen«) und auch dysfunktionale Verhaltensweisen wie regelmäßiger Alkoholkonsum.

Vorgehen

Substanzmissbrauch und -abhängigkeit sind sehr sensible Themen und werden in der Regel nicht gern offen besprochen. Daher ist es essenziell, dass Behandler keine Berührungsängste mit diesen Themen haben. Auch Suchtpatienten sind Patienten, die zwar Verantwortung für, jedoch keine Schuld an ihrer Erkrankung haben. Wichtig ist es, die Patienten dort abzuholen wo sie stehen, die Erkrankung weder herunterzuspielen noch dramatisch in den Vordergrund zu rücken. Das Abhängigkeitspotenzial soll

◻ **Tab. 3.16** Baustein: Sexualität

Indikationen	Unzufriedenheit mit der eigenen Sexualität, Spannungen diesbezüglich
Kontraindikationen	Nicht bekannt. Vorsicht bei Singles: Frustrationsgefahr!
Wirksamkeit	Sehr hohe Effektivität
Wirkprinzip	Psychoedukation, Entlastung durch Gespräche, klassische kognitive Verhaltenstherapie (kognitive Umstrukturierung, Verhaltensübungen)
Behandlungsvoraussetzungen	Unbefangener Umgang mit dem Thema Sexualität, Toleranz gegenüber ungewöhnlichen Sexualpraktiken
Behandlungsziel	Aufbrechen alter Gewohnheiten, die sich negativ auf die Entspannung und den Nachtschlaf auswirken; Nutzung sexueller Aktivitäten, um Entspannung herbeizuführen

bewusst gemacht werden, ohne zur Katastrophisierung oder zu Schuldgefühlen zu führen.

Es hat sich als günstig erwiesen, das Thema Gebrauch von Substanzen im Anamnesegespräch gemeinsam mit anderen möglicherweise heiklen Themen wie Sexualität abzufragen. Wenn diese Themen in der Routinediagnostik enthalten sind, fühlen sich Therapeuten oft sicherer. Dieses Selbstverständnis spürt schließlich auch der Patient.

> Sollte bei der Therapie von Schlafstörungen eine unentdeckte Abhängigkeitsproblematik bestehen, kann die gesamte Therapie hinfällig werden.

3.2.15 Baustein: Sexualität

Kurzüberblick (◻ Tab. 3.16)

Hintergrund

Sexualität ist für die meisten Menschen ein sehr sensibles Thema. Auf der einen Seite ist Sexualität wichtig und tut den Menschen gut, auf der anderen Seite ist sie jedoch auch äußerst störanfällig. Anamnestisch ist es daher immer erforderlich, nach dem Sexualleben und der Zufriedenheit diesbezüglich zu fragen.

Auch beim Thema Schlaf und Schlafstörungen spielt Sexualität eine große Rolle. Bei den meisten Paaren findet Sex nur im Bett statt. Daher existiert neben der Assoziation Bett = Schlaf häufig die Verknüpfung Bett = Sex. Wenn das aktuelle Sexualleben dann nicht zufriedenstellend ist, wird dieses Problem automatisch »mit ins Bett genommen«. Anspannung und Schlaflosigkeit können die Folge sein.

Zudem ist Sex eine körperliche Aktivität, die den Kreislauf in Schwung bringt und die Sekretion verschiedener Hormone bewirkt. Auch das kann sich hinderlich auf den Nachtschlaf auswirken. Dennoch können sexuelle Tätigkeiten dem Schlaf zuträglich sein. Ein Orgasmus schafft Entspannung, und man muss, um einen Orgasmus zu bekommen, entspannt und im Kopf frei sein. Wenn es einem Betroffenen also schwerfällt, abends abzuschalten und sich zu entspannen, kann Sex (oder Masturbation) hilfreich sein.

Vorgehen

Dieses sensible Thema sollte systemimmanent und sicher erörtert werden. Erste Informationen können beispielsweise mithilfe eines Fragebogens erhoben werden, den der Patient zu Hause alleine ausfüllen kann, um sich dem Thema zu nähern und auch mit dem Gedanken anzufreunden, dass dieser Bereich Gegenstand der Therapie werden könnte. Nehmen Sie eventuelle Schamgefühle des Patienten auf, und geben sie ihm Sicherheit. Sprechen Sie in einer entspannten Atmosphäre möglichst offen mit dem Patienten über seine Sexualität. Nennen Sie die Dinge beim Namen oder entwickeln Sie mit Ihrem Patienten eine individuelle Sprache, mit der sich beide Seiten wohl fühlen. Je sicherer der Behandler bei diesem Thema ist, desto wohler fühlt sich der Patient. Sexualität ist etwas völlig Normales, jeder tut es.

◻ Tab. 3.17 Baustein: Sinnvolle Ernährung

Indikationen	Ungesundes, insbesondere den Schlaf negativ beeinflussendes Essverhalten, mangelnde Ernährungsedukation
Kontraindikationen	Nicht bekannt
Wirksamkeit	Sehr gut nachgewiesen
Wirkprinzip	Aufklärung und Motivation zu gesunder Ernährung ermöglicht die Umsetzung eines schlafunterstützenden Essverhaltens
Behandlungsvoraussetzungen	Kenntnisse der Ernährungswissenschaft mit Schwerpunkt der Auswirkung auf die Schlafqualität
Behandlungsziel	Vermittlung von Basiswissen zum Thema Ernährung, Beseitigung faktisch falscher oder gesundheitsschädlicher Kognitionen, Umstrukturierung von dysfunktionalem Essverhalten

Falls die Sexualität des Patienten aktuell nicht zufriedenstellend ist, sollten – zumindest solange der Schlaf nicht besser wird – sexuelle Kontakte nicht mehr im Bett stattfinden. Gemeinsam mit dem Patienten können Sie Ideen und Strategien entwickeln, wie dieser zu einer erfüllten Sexualität außerhalb des Betts gelangen kann. Vorschläge, die der Patient aufgreifen kann, sind hier ebenso hilfreich wie das Erörtern möglicherweise auftretender Probleme.

Häufig ist innerhalb eines Paares der unterschiedliche Anspruch an die Quantität oder auch Qualität von Sex ein grundlegendes Problem. Meist verspürt ein Partner deutlich weniger Lust als der andere, was zu enormen Spannungen und Konflikten im Bett führen kann. Beispielsweise versucht ein Partner (A) häufig, den anderen (B) abends im Bett zu verführen. Dies kann bewirken, dass Partner B bereits mit einer erhöhten Grundspannung zu Bett geht, weil er befürchtet, Partner A gleich zurückweisen und seine resultierende Enttäuschung und schlechte Stimmung ertragen zu müssen. Es entstehen viele aversive Gefühle, die sogar eine Schlafstörung bedingen oder aufrechterhalten können. Empfehlen Sie also Ihrem Patienten, den Sex an einen anderen Ort und auch auf einem anderen Zeitpunkt im Alltag zu verlegen.

> ❯ Wichtig ist es hier, die Kommunikation zwischen beiden Partnern zu fördern. Hilfreich ist die Mitteilung der jeweiligen Bedürfnisse über Ich-Botschaften. Die Patienten müssen dazu animiert

werden, über Wünsche und Bedenken offen zu sprechen. Wenn das Sexualleben wieder gut funktioniert, kann das Bett auch wieder zum Ort des Geschehens gemacht werden.

Die Regeln der Schlafhygiene sehen vor, dass im Bett nur geschlafen werden sollte. Dies sollte für jeden Patienten individuell angepasst werden, da Sex ja auch hilfreich zur Entspannung sein kann. Ärger ist im Bett unbedingt zu vermeiden, da er enorme Anspannung verursacht und auch Personen, die üblicherweise einen guten Schlaf haben, nicht schlafen lässt.

Es ist möglich, einen entspannten Wachzustand mithilfe eines Orgasmus durch Masturbation zu erzeugen. Bei chronischen Schmerzpatienten kann sich das sogar positiv auf die Schmerzwahrnehmung auswirken, da eine Vielzahl von Hormonen ausgeschüttet wird. Bei Paaren mit einem regen und erfüllenden Sexualleben kann Sex bis zur körperlichen Erschöpfung auch eine Einschlafhilfe sein.

3.2.16 Baustein: Sinnvolle Ernährung

Kurzüberblick (◻ Tab. 3.17)

Hintergrund

Die früher herrschende Herangehensweise, anhand der Ernährungspyramide einen ausgewogenen Speiseplan zu erstellen ist, für unsere heutigen Bedürfnisse überholt. Die meisten Menschen müssen körperlich nicht mehr so hart arbeiten wie einst, und damit entfällt in diesen Fällen auch die Notwendigkeit, viele Kohlenhydrate aufzunehmen bzw. ist es auch nicht mehr nötig oder sogar ungesund, viel Fleisch zu essen.

Als einfache Strukturhilfe kann man sich einen Teller vorstellen, der zur Hälfte mit Obst und Gemüse bedeckt ist, zu einem Viertel mit kohlenhydratreichen (Reis, Nudeln oder Kartoffeln) und zu einem Viertel mit eiweißreichen Lebensmitteln (Milchprodukte, Fisch, Geflügel und auch rotes Fleisch). Hinzu kommt die Regel »Nimm 5«, die bedeutet, dass 5 Obst- oder Gemüsemahlzeiten am Tag verzehrt werden sollten.

Besonders zurückhaltend sollte mit Zucker umgegangen werden. In sehr vielen Lebensmitteln ist »versteckter« Zucker enthalten, den man so und v. a. nicht in derartig hohen Mengen erwarten würde: z. B. in Limonaden, Joghurt mit Fruchtzubereitung, Wurst, Fertiggerichten, Schokolade und Fruchtgummis. Der Löffel Zucker, der morgens in den Kaffee kommt, fällt vergleichsweise wenig ins Gewicht.

Fette sind für viele Funktionen des Körpers wichtig, daher sollte nicht völlig auf Fett verzichtet werden. Doch auch hier kommt es auf die Menge und die Art der Fette an. Viele »versteckte« und minderwertige Fette finden sich in Wurstwaren, industriell hergestellten Kuchen und Keksen, Schokolade und Fertiggerichten. Es sollten »gute« Fette konsumiert werden, die reich an ungesättigten Fettsäuren sind (etwa Omega-3-Fettsäuren), und z. B. auf Oliven- und Sonnenblumenöl zurückgegriffen werden..

Vorgehen

Gesunde Ernährung muss nicht kompliziert sein. Die Deutsche Gesellschaft für Ernährung e.V. propagiert 10 einfache Regeln für gesunde Ernährung (https://www.dge.de/ernaehrungspraxis/vollwertige-ernaehrung/10-regeln-der-dge/):

1. Die Lebensmittelvielfalt genießen

Vollwertiges Essen und Trinken beinhaltet eine abwechslungsreiche Auswahl, angemessene Menge und Kombination nährstoffreicher und energiearmer Lebensmittel. Wählen Sie überwiegend pflanzliche Lebensmittel. Diese haben gesundheitsfördernde Wirkung und unterstützen eine nachhaltige Ernährungsweise.

2. Reichlich Getreideprodukte sowie Kartoffeln

Brot, Getreideflocken, Nudeln, Reis, am besten aus Vollkorn, sowie Kartoffeln enthalten reichlich Vitamine, Mineralstoffe sowie Ballaststoffe und sekundäre Pflanzenstoffe. Verzehren Sie diese Lebensmittel mit möglichst fettarmen Zutaten. Mindestens 30 g Ballaststoffe, v. a. aus Vollkornprodukten, sollten es täglich sein. Eine hohe Zufuhr senkt die Risiken für verschiedene ernährungsmitbedingte Krankheiten.

3. Gemüse und Obst – Nimm »5 am Tag«

Genießen Sie 5 Portionen Gemüse und Obst am Tag, möglichst frisch, nur kurz gegart oder gelegentlich auch als Saft oder Smoothie – zu jeder Hauptmahlzeit und als Zwischenmahlzeit: Damit werden Sie reichlich mit Vitaminen, Mineralstoffen sowie Ballaststoffen und sekundären Pflanzenstoffen versorgt und verringern das Risiko für ernährungsmitbedingte Krankheiten. Bevorzugen Sie saisonale Produkte.

4. Milch und Milchprodukte täglich, Fisch ein- bis zweimal in der Woche, Fleisch, Wurstwaren sowie Eier in Maßen

Diese Lebensmittel enthalten wertvolle Nährstoffe, z. B. Kalzium in Milch, Jod, Selen und Omega-3-Fettsäuren in Seefisch. Entscheiden Sie sich bei Fisch für Produkte mit anerkannt nachhaltiger Herkunft. Im Rahmen einer vollwertigen Ernährung sollten Sie nicht mehr als 300– 00 g Fleisch und Wurst pro Woche essen. Fleisch ist Lieferant von Mineralstoffen und Vitaminen (B1, B6 und B12). Weißes Fleisch (Geflügel) ist unter gesundheitlichen Gesichtspunkten günstiger zu bewerten als rotes Fleisch (Rind, Schwein). Bevorzugen Sie fettarme Produkte, v. a. bei Fleischerzeugnissen und Milchprodukten.

5. Wenig Fett und fettreiche Lebensmittel

Fett liefert lebensnotwendige (essenzielle) Fettsäuren, und fetthaltige Lebensmittel enthalten auch fettlösliche Vitamine. Da es besonders energiereich ist, kann die gesteigerte Zufuhr von Nahrungsfett die Entstehung von Übergewicht fördern. Zu viele gesättigte Fettsäuren erhöhen das Risiko für Fettstoffwechselstörungen, mit der möglichen

Folge von Herz-Kreislauf-Erkrankungen. Bevorzugen Sie pflanzliche Öle und Fette (z. B. Raps- und Sojaöl und daraus hergestellte Streichfette). Achten Sie auf »unsichtbares« Fett, das in Fleischerzeugnissen, Milchprodukten, Gebäck und Süßwaren sowie in Fast-Food und Fertigprodukten zumeist enthalten ist. Insgesamt 60–80 g Fett pro Tag reichen aus.

6. Zucker und Salz in Maßen

Verzehren Sie Zucker und Lebensmittel bzw. Getränke, die mit verschiedenen Zuckerarten (z. B. Glukosesirup) hergestellt wurden, nur gelegentlich. Würzen Sie kreativ mit Kräutern und Gewürzen und wenig Salz. Wenn Sie Salz verwenden, dann sollte es mit Jod und Fluorid angereichert sein.

7. Reichlich Flüssigkeit

Wasser ist lebensnotwendig. Trinken Sie jeden Tag rund 1,5 Liter Flüssigkeit. Bevorzugen Sie Wasser – ohne oder mit Kohlensäure – und energiearme Getränke. Trinken Sie zuckergesüßte Getränke nur selten. Diese sind energiereich und können bei gesteigerter Zufuhr die Entstehung von Übergewicht fördern. Alkoholische Getränke sollten wegen der damit verbundenen gesundheitlichen Risiken nur gelegentlich und in kleinen Mengen konsumiert werden.

8. Schonende Zubereitung

Garen Sie die Lebensmittel bei möglichst niedrigen Temperaturen, soweit es geht, kurz, mit wenig Wasser und wenig Fett – das erhält den natürlichen Geschmack, schont die Nährstoffe und verhindert die Bildung schädlicher Verbindungen. Verwenden Sie möglichst frische Zutaten. So reduzieren Sie überflüssige Verpackungsabfälle.

9. Sich Zeit nehmen und genießen

Gönnen Sie sich eine Pause für Ihre Mahlzeiten und essen Sie nicht nebenbei. Lassen Sie sich Zeit, das fördert Ihr Sättigungsempfinden.

10. Auf das Gewicht achten und in Bewegung bleiben

Vollwertige Ernährung, viel körperliche Bewegung und Sport (30–60 Minuten pro Tag) gehören zusammen und helfen Ihnen dabei, Ihr Gewicht zu regulieren. Gehen Sie z. B. öfter einmal zu Fuß oder fahren Sie mit dem Fahrrad. Das schont auch die Umwelt und fördert Ihre Gesundheit.

Wichtig ist ein gutes Frühstück. Wenn morgens die Zeit oder der Appetit fehlt, sollte wenigstens etwas Obst gegessen werden. Nach spätestens 2 Stunden stellt sich ein natürliches Hungergefühl ein, das mit leichtverdaulichen Kohlenhydraten befriedigt werden kann. Achtung: Müsli hat viele Kalorien und ist gut geeignet für Personen, die körperlich schwer arbeiten. Oft sind fettreiche Nüsse enthalten. Müsli sollte von Menschen mit sitzenden Tätigkeiten also nur in Maßen gegessen werden, um Übergewicht zu vermeiden.

Für zwischendurch sind kleine Snacks wie Obst oder Gemüsesticks geeignet. Gerade von kognitiv schwer arbeitenden Personen und bei körperlich sehr anspruchsvollen Tätigkeiten darf zur Deckung des Energieverbrauchs zwischendurch gerne auch zu **einem** Stück Schokolade oder **ein paar** (2–3) Gummibärchen gegriffen werden, um den Blutzuckerspiegel zu stabilisieren.

Zum Mittagessen kann es Kohlenhydrate geben, auf Fett sollte weitestgehend verzichtet werden. Die Kohlenhydrate werden zur weiteren Leistungsfähigkeit benötigt und im besten Fall gleich wieder verbrannt. Fett hingegen liegt schwer im Magen, und die Fettverdauung erfordert eine hohe Durchblutung des Magen-Darm-Trakts. Ein Salat ist mitunter bis zur nächsten Mahlzeit nicht ausreichend. Der Blutzuckerspiegel sinkt, und man wird müde. Günstig sind beispielsweise

- Salat mit Brot,
- Suppe,
- ein belegtes Brot,
- ein leichtes Pasta-Gericht,
- Kartoffeln oder Reis mit Gemüse, Fisch,
- eher wenig Fleisch.

Ein Nachmittagsimbiss stabilisiert den Blutzuckerspiegel. Dabei darf es auch unter der Woche ab und zu ein Stück Kuchen sein. Es sollte daran gedacht werden, nicht zu spät Kaffee zu trinken, um die Koffeinwirkung nicht in die Einschlafphase zu verlagern.

Abends sollte nicht zu spät und eher kohlenhydratarm gegessen werden. Es gibt z. B. spezielle Abendbrote, die zum großen Teil aus Eiweiß statt aus Mehl bestehen. Ein Salat dazu füllt den Magen und stillt den Appetit.

◻ **Tab. 3.18** Therapeutische Wirkung von Licht

Indikationen	Morgendliche Müdigkeit oder Trägheit, Tagesmüdigkeit, Stimmungstiefs, mangelnde Müdigkeit am Abend
Kontraindikationen	Lichtempfindlichkeit oder -unverträglichkeit
Wirksamkeit	Sehr gut nachgewiesen
Wirkprinzip	Aufklärung über die Auswirkungen von Licht auf den Körper und die Stimmung, Erlernen von geeigneten Einsatzmöglichkeiten für Licht
Behandlungsvoraussetzungen	Kenntnis der Wirkung von Lichteinflüssen und deren gezielte Verwendungsmöglichkeiten
Behandlungsziel	Eigenständiges Einsetzen von natürlichem oder künstlichem Licht zum Erreichen des erwünschten Wachheits- oder Müdigkeitsgrades und zur Beeinflussung der Stimmung

> Prinzipiell sollte auf nichts verzichtet werden, was die Person gerne isst. Sofern es sehr fettige oder süße Dinge sind, sollte auf ein gut bekömmliches Maß geachtet werden. Übergewicht wirkt sich nachteilig auf den erholsamen Schlaf aus und ist ein Hauptrisikofaktor dafür, ein Schlafapnoe-Syndrom zu entwickeln.

Wichtig ist es, ausreichend zu trinken, möglichst vor 16:00 Uhr drei Viertel des Tagesbedarfs, also ca. 1,5 Liter Flüssigkeit. Gut geeignet sind sehr leichte Fruchtsaftschorlen, d. h., Wasser mit ca. 1/8 Fruchtsaftanteil. Mit dieser isotonischen Konzentration können die Mineralien besser vom Körper aufgenommen werden. Ebenfalls gut sind ungesüßte Tees und Wasser. Gegen Müdigkeit helfen auch Cola oder Mategetränke. Diese enthalten Zucker, Koffein und Kohlensäure, liefern Flüssigkeit und bringen den Kreislauf schnell wieder in Schwung. Die hohen Zuckergehalte dieser Getränke müssen jedoch beachtet werden.

3.2.17 Baustein: Therapeutische Wirkung von Licht

Kurzüberblick (◻ Tab. 3.18)

Hintergrund

Licht unterdrückt die Produktion von Melatonin, das den Schlaf-Wach-Rhythmus des Menschen maßgeblich beeinflusst. Es kann den Schlaf induzieren und aufrechterhalten. Tagsüber ist der Melatoninspiegel aufgrund des Tageslichts und des Biorhythmus, dem die Synthese des Hormons unterliegt, sehr gering. Eine oral eingenommene kleine Dosis Melatonin kann einen Menschen am Tag sehr müde machen und sogar den Schlaf einleiten. Abends bzw. nachts ist die natürliche Melatoninkonzentration im Körper deutlich höher.

Melatonin als Medikament gegen Schlafstörungen hat sich bislang, außer beim Jetlag- und beim Schichtarbeitersyndrom, als wenig wirksam erwiesen. Um mit einer Melatoningabe einen Einfluss auf die Schlafinduktion zu nehmen, müsste eine derart hohe Konzentration zugeführt werden, dass sehr unangenehme Nebenwirkungen hervorgerufen würden. Kosten und Nutzen stehen in keinem Verhältnis zueinander.

Im Herbst und Winter werden die Nächte länger und die Tage kürzer. Mit zunehmender Dunkelheit steigt die Melatoninfreisetzung im Körper. Das bedeutet, man fühlt sich müder und träge. Einige Säugetiere halten Winterruhe oder sogar Winterschlaf und haben sich auf diese Weise gut an die wechselnden Lichtbedingungen angepasst. Menschen dagegen müssen auch im Winter voll leistungsfähig bleiben. Die verbesserte Ausnutzung des Tageslichts sowie der Einsatz von künstlichem Licht können einen sehr gewinnbringenden Einfluss auf das Wohlbefinden haben, egal ob im Sommer oder im Winter.

Um den Melatoninspiegel auf natürliche Art ins Gleichgewicht zu bringen, kann der gezielte Einsatz von Licht genutzt werden. Auch die Stimmung, Müdigkeit und Wachheit und sekundär auch der

⬛ Tab. 3.19 Baustein: Exposition bei Albträumen

Indikationen	Albträume
Kontraindikationen	Psychotisches Erleben des Patienten
Wirksamkeit	Gut nachgewiesen
Wirkprinzip	Die Inhalte der Albträume werden individuell dekodiert und im täglichen Leben modifiziert
Behandlungsvoraussetzungen	Analysefähigkeiten
Behandlungsziel	Linderung der Albträume

Antrieb und die Motivation können durch bestimmte Helligkeitsnuancen und Lichtfarben beeinflusst werden. Licht lässt sich zur Therapie von Schlafstörungen und auch von affektiven Störungen einsetzen.

Vorgehen

❯ Die Aufklärung über die Bedeutung des Lichts für Leistungsfähigkeit am Tag und zur Steuerung der Müdigkeit am Abend, ist ein wichtiger Grundbaustein in jeder Therapie von Schlafstörungen.

Mit dem Patienten sollten hinsichtlich ihres Umgangs mit Licht die aktuellen Gewohn- und Gegebenheiten analysiert werden. Anschließend ist eine Ableitung neuer Verhaltensweisen im Alltag des Patienten möglich.

Anregungen für den Umgang mit Licht
— Abends das Licht dimmen, evtl. Beleuchtung mit Kerzen und Leuchten mit warmen Lichtfarben
— Morgens sich bewusst dem Licht aussetzen, Beleuchtung mit kalten Lichtfarben, helles Licht nutzen
— In Müdigkeitsphasen sich bewusst dem Licht aussetzen (z. B. im Mittagstief), das Büro/den Arbeitsplatz möglichst verlassen, auch an bewölkten Tagen reicht der Einfluss des Tageslichts aus, um einen Effekt zu erzielen
— Auch und v. a. im Winter tagsüber ins Licht schauen
— Ggf. Tageslichtlampen nutzen

— Auf die Farbe des Lichts achten:
  – warmes Licht trägt zur Entspannung bei, ist ggf. müdigkeitsinduzierend und gut gegen depressive Verstimmungen
  – kaltes Licht macht und hält wach
— Anwendung von Lichttherapie (z. B. jeden Morgen für 30 Minuten eine Lichtdusche nehmen)
— Lichtverhältnisse der Tageszeit und der beabsichtigten Stimmung bzw. Wachheit anpassen
— Nachts völlig auf Licht verzichten
— Bereits eine kurze Lichtexposition kann die Melatoninproduktion für Stunden hemmen und das Wiedereinschlafen verhindern
— Kinder sollten kein Nachtlicht verwenden
— Meist gibt es in einer Wohnung genug Lichtquellen zur Orientierung
— Kleine Lichtquellen beachten (LEDs an Fernseher, Telefon, Displays etc.)

Wie bei einem Arzneimittel sollte die patientenindividuelle Dosis bestimmt werden.

3.2.18 Baustein: Exposition bei Albträumen

Kurzüberblick (⬛ Tab. 3.19)

Hintergrund

Wie der Schlaf insgesamt, hat auch das Träumen eine Vielzahl von Funktionen. Trotz jahrhundertelanger Forschungsbemühungen wissen wir bis heute nicht viel über das Träumen und stützen theoretische Erklärungsversuche auf Hypothesen. Da sich trotz moderner Untersuchungs- und Bildgebungsverfahren das tatsächliche Traumgeschehen mit seinen Emotionen und dem bildhaften bzw. akustischen Erleben nicht nach außen übertragen lässt, ist man noch immer auf die Berichte der Träumenden angewiesen. Es existiert die Vermutung, dass Träume zwar vorrangig im REM-Schlaf stattfinden, jedoch berichteten Personen, die vor den REM-Phasen erweckt wurden, auch von Träumen. Sicher ist, dass im REM-Schlaf die semantische Gedächtniskonsolidierung und die Emotionsregulation stattfinden.

Je nach Persönlichkeit können Träume sehr lebhaft, farbig, sensualitäts- und ereignisreich erlebt werden. Einige Personen geben an, nie zu träumen. Es wird allerdings vermutet, dass sich diese Personen nur nicht an ihre Träume erinnern können.

Wenn wir gut schlafen und träumen, erwachen wir am nächsten Morgen erfrischt und emotional ausgeglichen. Erleben wir jedoch belastende, angsterfüllte oder stressreiche Träume, fühlen wir uns am nächsten Morgen so, als ob wir das Geträumte tatsächlich erlebt hätten.

Im Traum wird demnach alles verarbeitet, was uns persönlich in irgendeiner Form im Alltag berührt. Gegenstand belastender Albträume sind also Dinge, die uns auch im Alltag belasten. Diese Belastungsereignisse können u. U. viele Jahre zurückliegen oder auch hoch aktuell sein. Es ist möglich, dass wir tagsüber kaum einen oder keinen Bezug zu den Trauminhalten herstellen können, doch zumeist gibt es einen Bezug. In der Albtraumexposition wird nach einem hochindividuellen Bezug zwischen Traum und Erlebten des Betroffenen gesucht.

Vorgehen

Analysieren Sie die belastenden Träume gemeinsam mit Ihren Patienten sehr genau. Es gibt Träume, deren Inhalte so beeindruckend waren, dass sie nicht wieder vergessen werden. Meist verschwimmt jedoch die Traumerinnerung innerhalb weniger Minuten nach dem Erwachen. Deshalb ist es ratsam, ein Traumtagebuch einzusetzen, das der Betroffene neben dem Bett aufbewahrt und in dem er sofort nach dem Erwachen kurz notiert, wovon sein Traum gehandelt hat.

Analysieren Sie in der nächsten therapeutischen Sitzung die Trauminhalte sehr genau. Beispielsweise träumt Ihr Patient immer wieder davon, vor einem Löwen davonzulaufen, große Angst zu haben und während des Laufens nicht von der Stelle zu kommen. Suchen Sie Muster, bildhafte Vergleiche, Gefühle und Stellvertreter in Personen und Handlungen.

Versuchen Sie die Trauminhalte zu abstrahieren und auf den Alltag zu übertragen. Der im Beispiel vorkommende Löwe könnte der Vorgesetzte des Patienten sein, der vordergründig vielleicht sogar sehr nett ist, unterbewusst jedoch Druck erzeugt. Es gilt, derartige Stressoren im Alltag aufzudecken und sie dort zu verändern.

Stützen Sie sich dabei nicht zu sehr auf klassische oder historische Traumdeutungen. Diese sind meist sehr weit hergeholt, treffen eventuell auf den Einzelnen zu, sind jedoch oft nicht spezifisch. Jeder Traum hat seine individuelle Bedeutung für den Träumenden, die gemeinsam mit dem Patienten dekodiert werden sollte. Danach können Sie mithilfe der klassischen Methoden der kognitiven Verhaltenstherapie diese dysfunktionalen Denk- und Handelsweisen umstrukturieren und neu trainieren. Darauf folgen meist ruhigere Träume.

3.2.19 Baustein: Hypnotherapie

Kurzüberblick (◘ Tab. 3.20)

Hintergrund

Der Begriff Hypnose entstammt dem Altgriechischen und leitet sich von *hypnos* (Schlaf) ab. Daher ist es kaum verwunderlich, dass bei Schlafstörungen Hypnose als therapeutisches Mittel sehr wirksam sein kann. 1795 wurde Hypnotherapie mit Fokus auf klinische Aspekte erstmals von James Braid in Schottland erwähnt. Damals sprach man von einer »Konzentration der Aufmerksamkeit und Erhöhung der Einbildungskraft« (Braid 1844–1845). Diese Arbeit wurde von Milton H. Erickson (1901–1970) aufgegriffen und die Hypnotherapie in der Behandlung psychischer Störungen etabliert (Erickson 1954). Erikson wird bis heute als »Vater« der modernen Hypnotherapie bezeichnet.

◘ Tab. 3.20 Baustein: Hypnotherapie

Indikationen	Insomnie, Albträume, Pavor nocturnus
Kontraindikationen	Psychotisches Erleben des Patienten oder akute Manie
Wirksamkeit	Gut nachgewiesen, je nach Suggestibilität des Patienten
Wirkprinzip	Angriffspunkt ist das Unterbewusstsein; so lassen sich nichtwahrgenommene Anspannungen aufgreifen, und es kann zur Entspannung verholfen werden
Behandlungsvoraussetzungen	Kenntnisse der Hypnotherapie
Behandlungsziel	Lösen von unbewusster Anspannung, Korrektur unterbewusster Dysfunktionen

Die klinische Wirkung der Hypnose beruht auf einer Trance-Induktion und auf Imaginationen. Dabei werden die Patienten in eine **Tiefen**entspannung versetzt, die mit vollem Bewusstsein oft nicht erreicht werden kann. Trotz Trance sind die Patienten wach und ansprechbar. Es werden vor dem inneren Auge Ruhebilder geschaffen, bei denen der Patient möglichst alle Gedanken, Gefühle und damit auch jegliche Anspannung fallen lassen soll. Gelingt die Trance-Induktion, ist der Patient entspannt. Dieser Zustand fördert die Veränderungsbereitschaft eines Menschen. Deshalb wird die Hypnotherapie sehr breitflächig eingesetzt, um grundlegende Lebensveränderungen zu unterstützen, z. B. in der Raucherentwöhnung, bei Abhängigkeitserkrankungen oder Persönlichkeitsstörungen. Zunehmend werden Elemente der Hypnotherapie auch unterstützend in der allgemeinen Psychotherapie von affektiven und Angststörungen, bei psychosomatischen Beschwerden und Schmerz, bei Essstörungen, Zwangsstörungen, Belastungsstörungen und natürlich auch bei Schlafstörungen eingesetzt. Dabei fördert die Hypnotherapie die Kreativität und bietet Zugang zu neuen Lösungsansätzen.

Mit dem Übergang in die Trance wird das Bewusstsein zurückgestellt, und die Patienten geben einen Großteil der Kontrolle ab. Daher ist die Hypnotherapie v. a. dann geeignet, wenn oberflächlich keine Interventionsmöglichkeiten bestehen. Vielen Betroffenen fällt es schwer, lange gepflegte Gewohnheiten aufzugeben oder zu verändern. Oft sind sie der Meinung, dass das nicht möglich sei. Mithilfe der Hypnotherapie können Patienten spüren lernen, dass es doch Möglichkeiten gibt. Daher ist diese Methode auch bei sehr zwanghaften Patienten geeignet, die nach Perfektion streben.

Für die zugrundeliegende Trance-Induktion sind die Suggestibilität des Patienten und eine vertrauensvolle Beziehung zwischen dem Patienten und dem Therapeuten die wichtigsten Voraussetzungen. Dabei sollte die Hypnotherapie nicht isoliert als Therapieäquivalent eingesetzt werden, sondern in eine umfassende Therapie eingebettet werden.

Während der Trance vollziehen sich in unterbewussten Strukturen Veränderungen und Erweiterungen. Das heißt, der Patient wird nur merken, dass sich etwas anders anfühlt, und er kann möglicherweise nicht genau benennen, was passiert ist und was sich verändert hat. Eine Nachbesprechung der Trance ist wichtig. Es ist jedoch nicht nötig und auch eher von Nachteil, das Geschehen während der Trance ausführlich zu analysieren. Entlassen Sie Ihren Patienten zwar in einem »aufgeräumten« Zustand aus der Sitzung, ermöglichen Sie aber auch eine längere Nachwirkung der Übung. Diese kann nur dann eintreten, wenn es noch offene interne Prozesse gibt, die weiterlaufen können. In der nächsten Sitzung kann alles Geschehene ausführlich besprochen und in den Alltag integriert werden.

Vorgehen

Da Sie Ihren Patienten zu diesem Zeitpunkt schon gut kennengelernt haben, sollen und können Sie die Trance sehr individuell gestalten. Lesen Sie möglichst nicht ab, Sie können nichts falsch machen. Diese Einführung in einen Entspannungszustand ist der Ausgangspunkt für vertiefende Entspannungsinstruktionen und die Nutzung der Trance.

Unter dem Einsatz von Suggestion wird der Patient systemimmanent zur Tiefenentspannung angeleitet. Dies erfolgt mittels Kommunikation zwischen Patient und Therapeut. Der Therapeut hilft dem Patienten durch verbale Unterstützung, in einen Trance-Zustand zu gelangen. Oft reichen wenige hypnotherapeutische Sitzungen aus, um einen Effekt zu erzielen. Es sollte langsam und stufenweise vorgegangen werden. »Üben« Sie zunächst mit Ihrem Patienten, in den Trance-Zustand zu gelangen, und geben Sie ihm die Möglichkeit, Vertrauen in diese Technik aufzubauen. Dabei wird folgendermaßen vorgegangen:

▪▪ Trance-Induktion

Die folgenden Phasen sind zur Vorbereitung der eigentlichen Hypnotherapie notwendig:

▪ Rapport

Der Rapport dient dem Aufbau einer vertrauensvollen Beziehung zwischen Patient und Therapeut. Da die Hypnotherapie nur als ein möglicher Baustein in die Therapie von nichtorganischen Schlafstörungen eingebettet ist, sollte die Beziehung vor der Aufnahme der hypnotherapeutischen Techniken bereits gefestigt sein.

▪ Fokussierung

An dieser Stelle sollte die Aufmerksamkeit des Patienten gebunden werden, um sie Schritt für Schritt weg vom Alltag und hin zum internalen Geschehen zu wenden. Eine gute Vorbereitung für diesen Vorgang sind Achtsamkeitsübungen.

▪ Vertiefung

Die Internalisierung sollte für eine gewisse Zeit aufrechterhalten werden, um sie zu stabilisieren. Das bedeutet, der Patient sollte nicht bei jeder kleinsten Ablenkung (z. B. Geräusch von einem vorbeifahrenden Auto) aus dieser konzentrativen Übung herausgerissen werden. Dies kann durch Weiterführung der Achtsamkeit nach innen geschehen oder ganz klassisch durch Zahlen oder Imaginationen auf reizarme Vorstellungen. Nutzen Sie dabei Bilder und Metaphern, die zum Patienten passen und mit denen er sich identifizieren kann.

▪ Ratifikation

Bei der Ratifikation verweist der Therapeut auf das veränderte Bewusstsein des Patienten. Hier sollte der Therapeut beispielsweise suggerieren, dass der Patient völlig entspannt ist, sich die Augen nicht mehr öffnen lassen oder keine Schmerzen mehr

spürbar sind etc. Der Patient soll ruhig und gleichmäßig weiteratmen, die Entspannung spüren und aufrechterhalten.

▪▪ Nutzung der Trance

In dieser Phase setzt die eigentliche Hypnotherapie ein. An diesem Punkt ist es wichtig, die genaue Dynamik bzw. Ursache der Schlafstörung zu kennen. Nun können Sie Ihren Patienten dazu anleiten, die Blockaden zu lösen, die im klaren Bewusstseinszustand nicht zugänglich sind. Dies kann ganz allgemein die Erreichung und Aufrechterhaltung der Tiefenentspannung sein (»Sehen Sie, wie entspannt Sie sind«), oder es können auch dysfunktionale Gewohnheiten und Denkweisen bearbeitet werden.

Trance

Suggerieren Sie Ihrem Patienten das Folgende:

- Sein Bett ist ein Ort der Ruhe und Entspannung, und er wird an diesem Abend im Bett in dieselbe Tiefentspannung fallen.
- Auch wenn noch Aufgaben zu erledigen sind (Aufräumen, E-Mails schreiben etc.), kann er sich entspannen. Bieten Sie ihm eine authentische Phantasiereise in sein eigenes Heim an, in der er entspannt ist, und in der es Wäsche- oder Geschirrberge gibt, und er dennoch entspannt ist.
- Er kann auch nach einem Streit entspannt sein und einschlafen.
- Die konkreten Inhalte seiner Albträume können auf bestimmte Art und Weise verändert werden. Bieten Sie diese Veränderung in einer authentischen Phantasiereise an.
- Er kann sich sicher sein, den Herd ausgeschaltet und die Tür abgeschlossen zu haben.
- Er kann den Spannungszustand aushalten, der entsteht, wenn er eine Aufgabe nicht perfekt erledigt hat.

Die angebotenen Phantasiereisen sind zuvor genau zu erarbeiten und im bewussten Zustand auf Stimmigkeit zu überprüfen. In

Trance können diese Reisen bis tief in das Unterbewusstsein vordringen und dort nachhaltig wirken.

▪▪ Reorientierung

Nach der Nutzung der Trance muss diese Schritt für Schritt zurückgenommen werden. Der Patient soll wieder im Hier und Jetzt ankommen und sich örtlich und zeitlich orientieren. Planen Sie für diese Phase ausreichend Zeit ein.

Nutzen Sie für die Instruktion der einzelnen Schritte möglichst Ihre eigenen Worte. Sprechen Sie ruhig und gleichmäßig in Ihrem Dialekt, mit Ihrer Stimmmelodie und Ihrer Lautstärke. Da Ihr Patient Sie kennt, wäre er irritiert, wenn Sie auf einmal völlig anders sprechen würden. Nachstehend finden Sie ein Beispiel für die Instruktion.

Reorientierung nach Trance

Instruieren Sie Ihren Patienten wie folgt:

- Nehmen Sie eine bequeme Körperhaltung ein, lehnen Sie sich zurück und erlauben Sie Ihren Augen, sich zu schließen. Vielleicht geht das gleich jetzt, vielleicht auch erst später.
- Spüren Sie Ihren Atem, wie Sie ein- und ausatmen.
- Spüren Sie, wie der Sessel Sie trägt, spüren Sie die Berührung mit dem Sessel, dem Boden, Ihrer Kleidung und Ihren Schuhen (kann noch ausgebaut werden).
- Hören Sie in die Stille. Was können Sie trotzdem hören?
- Riechen Sie in den Raum. Was riechen Sie?
- Schmecken Sie den Geschmack auf Ihrer Zunge. Was schmecken Sie?
- Spüren Sie in Ihren Körper hinein, spüren Sie die gleichmäßige Atmung und die Entspannung. Spüren Sie, wie schwer der Sessel sie trägt.
- Alle Gedanken sind erlaubt. Sie dürfen kommen und gehen.
- Spüren Sie die Entspannung, spüren Sie wie …

3.2.20 Baustein: Albtraummodifikation

Kurzüberblick (◻ Tab. 3.21)

Hintergrund

Der Begriff Albtraum (syn. Alptraum) entstammt dem Altdeutschen und bedeutet Elfentraum. In der christlichen Kirche wurden Elfen ebenso wie Geister, Dämonen und der Teufel als böse bezeichnet. Als »guter Christ« hatte man also naheliegenderweise Angst vor diesen Gestalten. Daher wurde mit der Zeit ein Albtraum mit einem Angsttraum gleichgesetzt.

Ein Albtraum ist ein Traumerleben, das von stark negativen Gefühlen wie Angst, Wut, Trauer, Scham, Ekel, Kontrollverlust, Verzweiflung, Überraschung oder Verachtung geprägt ist. Dabei erscheint er als sehr real. Oft kann der Träumende im Traumerleben nicht zwischen Traum und Wirklichkeit unterscheiden.

Da mit dem Übergang in die verschiedenen Schlafphasen normalerweise eine totale Hemmung der Skelettmuskulatur eintritt, kann während des Schafes keine echte Bewegung stattfinden. Die Umsetzung der im Kortex repräsentierten Bewegungsvorstellungen wird in den thalamischen Strukturen gehemmt und somit unterbrochen.

Beim Schlafwandeln ist diese Hemmung nicht vollständig ausgeprägt. Daher können bei manchen Träumenden trotzdem Bewegungen auftreten. Typischer ist dies für das Kindesalter, meist verschwindet das Schlafwandeln mit zunehmendem Alter, und Erwachsene sind deutlich seltener betroffen. Je nach Schlafumgebung kann Schlafwandeln gefährlich werden. Daher sollte diese an mögliche nächtliche »Ausflüge« angepasst und abgesichert werden. Schlafwandler berichten am nächsten Morgen, weniger ausgeruht zu sein, Träume mit Schlafwandeln werden jedoch meist nicht als emotional belastende Albträume erlebt.

Träume und auch Albträume treten meist während des REM-Schlafs und somit üblicherweise in der zweiten Nachthälfte und in den Morgenstunden auf (idiopathische Albträume). Wenn Albträume nach Traumatisierungen vorkommen, werden diese posttraumatische Albträume genannt. Diese können im Gegensatz zu idiopathischen Albträumen während der gesamten Nacht, auch im NREM-Schlaf, auftreten. Ein weiterer Unterschied

◘ Tab. 3.21 Baustein: Albtraummodifikation

Indikationen	Albträume
Kontraindikationen	Psychotisches Erleben des Patienten
Wirksamkeit	Gut nachgewiesen
Wirkprinzip	Die belastenden Träume werden verändert, sodass sie nicht mehr belastend sind
Behandlungsvoraussetzungen	Kenntnisse der Albtraummodifikation
Behandlungsziel	Weniger belastendes Träumen, Reduktion der Anzahl belastender Träume

besteht darin, dass die Trauminhalte in idiopathischen Albträumen fiktiv sind, wogegen die Inhalte in posttraumatischen Albträumen tatsächlich erlebt wurden. Der Traum dient dann dem Wiedererleben und der Emotionsregulation (posttraumatische Wiederholung). Traumarbeit kann ein sehr wichtiger Bestandteil der Traumatherapie sein.

Beide Albtraumarten führen gleichermaßen zu einer mangelnden Erholung in der Nacht. Zudem könnten Insomnien entstehen, die Patienten können Angst vor dem Zubettgehen haben, weil sie befürchten, wieder schlecht zu träumen. Auch wenn die Träume nicht real sind und tagsüber schnell wieder vergessen werden, können sie zu einer deutlichen Beeinträchtigung der Lebensqualität und zu Folgesymptomen führen und auch chronifizieren.

Vorgehen

Zunächst muss ein konkreter Albtraum zur Bearbeitung ausgewählt und möglichst detailreich rekonstruiert werden. Bei der Wahl des Traums sollten Sie darauf achten, dass es ein für den Betroffenen ganz individueller Traum mit einem typischen Verlaufsmuster und möglichst typischen Elementen ist. Je beispielhafter der ausgewählte Traum ist, desto besser kann auf andere Trauminhalte generalisiert werden. Günstig ist es hier, wenn der Betroffene über einen längeren Zeitraum ein Traumtagebuch geführt hat, das genutzt werden kann.

Wenn Sie einen konkreten Albtraum ausgewählt haben, arbeiten Sie die als negativ und charakteristisch bewerteten Elemente möglichst vollständig heraus. Stellen Sie das genaue Traumerleben dar und vergewissern Sie sich, dass es der Patient nachts so erlebt hat, wie Sie es schildern.

Erarbeiten Sie anschließend gemeinsam mit Ihrem Patienten alternative Traumelemente und -inhalte. Diese Alternativen sollten emotional deutlich weniger oder möglichst gar nicht emotional belastend sein. Zudem sollten sie zum Patienten passen, sodass er sich damit identifizieren kann.

Erproben Sie diese Alternativen anschließend in einer Imagination. Dabei können mögliche Unstimmigkeiten identifiziert und angepasst werden. Modifizieren Sie so lange alternative Handlungsabläufe und Elemente, bis sie sich für den Patienten stimmig anfühlen. Zur besseren Vertiefung des Traumgeschehens kann eine Trance induziert werden und somit das Unterbewusstsein zugänglicher gemacht werden.

Es folgt die Übungsphase im Alltag. Leiten Sie Ihren Patienten zur selbstständigen Durchführung an. Nutzen Sie verschiedene Medien, wie ein Skript des alternativen Traums, eine Tonaufnahme, Bilder etc. Die Übungen sollten in den Alltag eingebettet werden, um es dem Patienten so leicht wie möglich zu machen, regelmäßig zu üben.

3.3   Nachsorge und Rückfallprophylaxe

Um den Therapieerfolg nachhaltig zu sichern, sind eine sukzessive ausschleichende Nachsorge und eine Rückfallprophylaxe nötig. Die Therapie ist nicht dann zu Ende, wenn die Symptome verschwunden sind, sondern erst dann, wenn sich der Patient dazu in der Lage sieht, auch in künftigen Stresszeiten mit Puffern auf die Stressoren reagieren und v. a. Gelerntes wieder anwenden zu können.

Nachsorge und Rückfallprophylaxe sind zwei verschiedene Therapiephasen.

3.3.1 Nachsorge

Die Nachsorge schließt sich unmittelbar an die eigentliche Behandlung der Symptomatik an. In dieser Phase sollen die gelernten Fähig- und Fertigkeiten gefestigt und insbesondere im Alltag verankert werden. Es werden nur noch wenige neue Inhalte angeboten. In den Sitzungen werden das aktuelle Befinden und die Umsetzung der wirksamen Strategien besprochen. Es findet quasi die Feinjustierung der Methoden im Alltag statt. Dazu sollten die Sitzungen in länger werdenden Abständen abgehalten werden, sodass die Unterstützung des Therapeuten nicht plötzlich wegfällt, sondern sich ausschleicht. Diese Phase darf und sollte sich über mehrere Monate erstrecken.

Der Schlaf ist ein sensibler Stress- und Stimmungs-Seismograph. Bei Personen, die unter Schlafstörungen leiden oder gelitten haben, ist der Schlaf besonders störungsanfällig. Daher können auch nach eigentlich erfolgreicher Therapie immer noch Schwankungen auftreten. Diese sollten so gut wie möglich gestützt werden. Wichtig ist es, die Patienten auf diese Schwankungen vorzubereiten, sodass sie es nicht als katastrophal empfinden, wenn der Schlaf plötzlich wieder schlechter wird. Diese Möglichkeit besteht immer, gerade wenn sich Lebensumstände der Betroffenen ändern und die erlernten Strukturen nicht mehr funktionieren.

Das Ende einer Therapie zu bestimmen, ist bei Patienten mit Schlafstörungen oft nicht leicht. Viele Patienten haben die Erwartung, nach der Therapie wieder einen völlig »normalen« Schlaf zu erlangen. Die Definition von »normalem« Schlaf umfasst eine große Bandbreite von (Un-)Möglichkeiten. Daher ist es wichtig, die Patienten zu Beginn und während der Therapie zu realistischen Zielen hinzuführen. Dies betrifft v. a. die Schlafdauer und nächtliches Erwachen. Psychoedukation ist hier das Mittel der Wahl.

Im Anschluss an die Therapie empfiehlt sich zudem eine sog. Booster-Session, zu der sich Therapeut und Patient einige Monate nach Therapieende erneut treffen, um den aktuellen Stand zu besprechen und eventuell in Vergessenheit geratene Themen aufzufrischen.

3.3.2 Rückfallprophylaxe

Die Rückfallprophylaxe sollte nach der Akutbehandlung in verschiedene Sitzungen eingebaut und therapiebegleitend abgehandelt werden. Dazu ist es nötig, immer wieder zu resümieren und dem Patienten zu verdeutlichen, welches die persönlichen Frühwarnsignale für einen möglichen Rückfall sein könnten und welche Strategien helfen. Günstig ist es, hierfür zwei Hierarchien aufzustellen:

- Primär muss der Betroffene erste Symptome der Schlafstörungen erkennen können und sich auch bewusst sein, wie deren Entwicklung weitergeht bzw. welche Symptome folgen werden. Daraus resultiert die Erkenntnis, wann es allerhöchste Zeit ist, gegenzusteuern.
- Sekundär sollten die für den Betroffenen hilfreichen Strategien aufgelistet werden. Hier kann eine Unterteilung, welche Strategien wirksam, aber niedrigschwellig sind, sinnvoll sein. Diese helfen begleitend im Alltag, und aus der Therapieerfahrung kann sich der Betroffene darauf einstellen, mit welcher Wahrscheinlichkeit und in welchem zeitlichen Rahmen sie wirken werden. Die andere Kategorie ist die der tatschlichen Notfallstrategien.

> ❯ Wichtig ist, dass die Aufmerksamkeit für problematische Symptome geschärft wird und die Strategien sicher beherrscht werden.

Dabei sind der Phantasie des Therapeuten und des Patienten keine Grenzen gesetzt: Es könnte ein »Notfallkoffer« für schlechte Nächte gepackt werden, in dem sich eine CD mit Entspannungsgeschichten, Kräutertee etc. befinden, oder es könnte ein Hinweiszettel am Computerbildschirm angebracht werden, der daran erinnert, regelmäßige Pausen zu machen. Auch ein Kärtchen im Geldbeutel, das darauf hinweist, sich regelmäßig etwas Gutes zu tun, ist eine Möglichkeit. Derartige Eselsbrücken sollten individuell angepasst und hilfreich sein, und es bietet sich an, sölche Methoden bereits in der Nachsorgephase zu erproben.

3.4   Schwierige Therapiesituationen

Im Verlauf einer psychotherapeutischen Behandlung kann es immer wieder zu Situationen kommen, die der Patient oder auch der Therapeut als unangenehm und schwierig empfinden. Dies gilt besonders für das Gebiet der Schlafstörungen, da hier, wie bereits beschrieben, bei der Mehrzahl der Patienten ein großes theoretisches Vorwissen besteht und der Gang zum Therapeuten nicht selten das letzte Mittel für die Betroffenen ist. Basierend auf der mehrjährigen Berufserfahrung der Autorin wurden die häufigsten Problemkonstellationen aufgegriffen, um Fachkollegen, Ärzte und interessierte Laien für solche Situationen zu sensibilisieren.

3.4.1   Unrealistische Ziele

Viele Patienten wollen den »alten« Schlaf zurück, den sie vor der Zeit ihrer Schlafstörung hatten. Sie erwarten nach der Therapie, wieder jede Nacht 7–8 Stunden ruhig durchschlafen zu können, um am nächsten Tag ausgeschlafen und fit zu sein. Das ist zwar eine schöne Vorstellung, aber bei dem Pensum, das die meisten Betroffenen zu erledigen haben, und auch aus anderen Gründen, meist nicht machbar. Es ist wichtig, gemeinsam mit den Patienten realistische Ziele für die Behandlung zu definieren. Oft sind auch Zwischenziele oder einzelne Etappen hilfreich, um primär die drängendsten Probleme zu lösen und anschließend über die nächsten Schritte nachzudenken. Das maßgebliche Ziel der Therapie ist es, den Leidensdruck weitest möglich zu senken. Dies muss bzw. kann nicht immer Symptomfreiheit bedeuten.

3.4.2   Ungeduldiger Patient

Die Therapie von Schlafstörungen ist eher langwierig. Erste Therapieerfolge können im Einzelfall sehr schnell, manchmal nach nur wenigen Sitzungen mit einer herausfordernden Schlafrestriktion, erzielt werden. In der Regel stellen sich die Therapieerfolge jedoch allmählich ein, indem sich im Wochenverlauf immer mehr gute Nächte abzeichnen. Wichtig ist es, diese manchmal nur sehr kleinen Erfolge hervorzuheben und sie immer wieder sichtbar zu machen. Die

Patienten sollten bereits beim Erstgespräch darauf hingewiesen werden, dass sich ihre Situation nicht kurzfristig ändern wird.

Therapeuten sollten zudem auf den Schlafmittelgebrauch ihrer Patienten achten. Es ist für Betroffene sehr verführerisch zu wissen, dass mit der Einnahme einer einzigen kleinen Tablette das Schlafproblem für die aktuelle Nacht »gelöst« ist. Mittels Psychoedukation über Psychopharmaka und Schlafarchitektur muss ihnen bewusst gemacht werden, wie sich diese Medikamente tatsächlich auswirken. Ziel des Behandlers sollte es sein, die Betroffenen so zu sensibilisieren, dass sie die Notwendigkeit und auch das angestrebte lohnende Ergebnis der Behandlung erkennen und diese durchhalten. Das Behandlungsziel ist immer die langfristige Linderung des Leidensdrucks und der Symptome. Durch Medikamente kann dies nicht erreicht werden.

3.4.3   Patient, der alles weiß und alles probiert hat

Da Schlafstörungen meist einen chronischen Verlauf haben und viele Betroffene in der Vergangenheit vorzugsweise pharmakologisch behandelt wurden, sind zahlreiche Patienten – wie bereits dargelegt – sehr gut über die Störung informiert. In einer Psychotherapie geht es zwar auch darum, den Patienten zur Selbsthilfe zu animieren, der Therapeut kann dem Patienten aber nur dann zu einem besseren Schlaf verhelfen, wenn dieser in der Therapie aktiv mitarbeitet bzw. die vorgeschlagenen Veränderungen tatsächlich im Alltag umsetzt. Häufig berichten Patienten, diese oder jene Technik bereits erfolglos erprobt zu haben, und wollen »nun endlich etwas Neues erfahren«. Leider können Schlafstörungen nicht kurzfristig gelindert werden. Meist erfordert es viel Geduld, bis sich erste Verbesserungen einstellen. Im Gegensatz zur Selbsthilfe wird der Patient in der Psychotherapie fortlaufend motiviert, die vorgeschlagenen Interventionen über einen längeren Zeitraum konsequent einzusetzen. Wichtig ist es, dem Patienten die aktuellen und nachfolgenden Therapieschritte transparent darzulegen, sodass keine falschen Erwartungen auftreten. Oft begleiten die Therapie Themen, die nicht primär mit den Schlafstörungen zu tun haben, wie Stressmanagement, Mobbing, Konflikte,

Arbeits- oder Partnerschaftsprobleme. Die Therapie kann dann sehr weit vom eigentlichen Thema wegrücken. Es ist jedoch notwendig, diese Begleitsymptome zu bearbeiten, da es sich mit Sorgen nicht gut schlafen lässt. Dennoch darf der rote Faden durch die Therapie nicht verlorengehen und muss für den Patienten stets sichtbar bleiben.

3.4.4 Patient, der die Kompetenz des Therapeuten infrage stellt

Da die Patienten oft über ein breites und tiefgründiges Wissen über Schlafstörungen verfügen, kommt es vor, dass die Kompetenz des Therapeuten infrage gestellt wird. Es gibt ständig neue Heil- und Hilfsmittel gegen Schlafstörungen, die – gut vermarktet – teuer an die Kunden gebracht werden sollen. Darunter befinden sich Kräuterpräparate, Spezialkissen oder -decken, Schlafgetränke und vieles mehr. Als wissenschaftlich arbeitender Therapeut ist es nicht möglich, den Überblick über diese Vielzahl an Angeboten zu behalten. Viele Patienten reagieren zunächst enttäuscht, wenn der Therapeut nicht alles kennt, wovon der Patient berichtet. Daher sollte gemeinsam geprüft werden, welche Heil- und Hilfsmittel tatsächlich sinnvoll und welche eher Geldschneiderei sind. Hier richtet sich der Appell an den Therapeuten: Seien Sie offen für Neues! Ein Therapeut kann auch von seinen Patienten lernen.

3.4.5 Keine Besserung des Befindens

Patienten sind es gewohnt, mit ihrer Schlafstörung zu leben und den gesamten Alltag darauf abzustimmen. Wenn die Schlafstörung nun wegfällt, fehlt plötzlich auch ein wichtiger Lebensinhalt. Paradoxerweise ist es trotz der bekundeten Hilfsbedürftigkeit für einige Betroffene sehr schwer, gewohnte dysfunktionale Verhaltens- und Denkweisen aufzugeben, auch wenn sie der Behandlung der Schlafstörung im Wege stehen. Daher ist es wichtig, die Patienten immer wieder für alle kleinen Therapieerfolge zu sensibilisieren und sie diese wahrnehmen zu lassen. Dysfunktionales Verhalten kann durch selbstfürsorgliches Verhalten ersetzt werden, um das Wohlbefinden des Patienten zu stärken.

Viele Betroffene haben neben der tatsächlichen Schlafstörung eine Schlafwahrnehmungsstörung. Das bedeutet, dass die Patienten ihren Schlaf viel schlechter einschätzen, als dieser tatsächlich ist. Mithilfe von Tagebüchern, die regelmäßig über den gesamten Verlauf der Therapie geführt werden, können die Veränderungen dokumentiert werden und somit auf den Therapieerfolg aufmerksam machen.

Ein sehr häufig beobachtetes Phänomen ist, dass die Patienten trotz des enormen Leidensdrucks das Erlernte nicht konsequent und dauerhaft umsetzen. Sie erwarten bei kurzzeitigem Einsatz der Methoden einen unmittelbaren Therapieerfolg und sind ungeduldig. Sowohl für den Patienten als auch für die Einschätzung des Therapeuten ist es wichtig, den Methoden »eine Chance zu geben« und sie über den vereinbarten Zeitraum anzuwenden. Die eingesetzten Techniken sollten so modifiziert werden, dass sie gut in den Alltag der Patienten passen und diese nicht überfordern.

Es kann auch vorkommen, dass ein Patient erwartet, vom Therapeuten geheilt zu werden. Er hat möglicherweise kein Verständnis und vielleicht auch keine Motivation dafür, selbst tätig zu werden. In diesem Fall muss kontinuierlich deutlich gemacht werden, dass eine Psychotherapie nicht wie eine Tablette wirkt, die eingenommen werden kann und mit der dann für immer gut und ohne Nebenwirkungen geschlafen wird. Es ist wichtig, die mangelnde Selbstwirksamkeit in diesen Patienten zu motivieren. Mit den ersten selbstgesteuerten Erfolgen wird diese gezielt weiter verstärkt.

Es gibt Menschen, denen es schwerfällt, sich zu öffnen. In diesen Fällen sollte seitens des Therapeuten nicht gedrängt werden, es bedarf hier der Zeit. Zumeist öffnen die Betroffenen sich, wenn sie bereit dafür sind. Bis dahin wird der Therapieerfolg keinesfalls geschmälert, sie können trotzdem fortlaufend von der Therapie profitieren, etwa indem die offenkundigen Probleme sachlich besprochen und Methoden einstudiert werden.

Bei nichtentdecktem Substanzmissbrauch oder einer Abhängigkeitserkrankung greifen die angebotenen Therapieelemente kaum. Sollte sich also trotz sorgfältiger Kontrolle aller Begleiterscheinungen kein Therapieerfolg einstellen, muss dieser Punkt noch einmal genauer überprüft werden.

Grundsätzlich ist es immer wichtig, über den Substanzkonsum gut informiert zu sein und diesen im Therapieverlauf nicht aus dem Blick zu verlieren. Schamgefühlen wegen des Konsums kann nur mit Vertrauen entgegengewirkt werden. Therapeuten unterliegen einer strengen Schweigepflicht, die den Patienten in solchen Fällen noch einmal erläutert werden kann. Es muss deutlich werden, dass sich ohne absolute Offenheit bei diesem Thema kein Therapieerfolg einstellen wird.

Viele Patienten haben einen Vorrat an Schlafmitteln zu Hause, die bei Überdosierung oder falscher Kombination von Präparaten sehr gefährlich sein können. In diesem Punkt empfiehlt sich eine konservative Haltung: lieber einmal mehr fragen als einmal zu wenig.

> ❯ **Die Schlaflosigkeit kann so belastend sein, dass die Patienten suizidal werden. Daher ist die aktuelle Suizidalität immer zu erfragen und keinesfalls zu unterschätzen! Wenn akute Suizidalität vorliegt, sollte eine Einweisung erfolgen bzw. der Notarzt gerufen werden.**

Literatur

Borbély AA, Baumann F, Brandeis D et al (1981) Sleep deprivation; effect on sleep stages and EEG power density in man. Electroencelphalogr Clin Neurophysiol 51: 483–493

Braid J (1844–1845) Magic, mesmerism, hypnotism, etc., historically and physiologically considered. Medical Times vol XI, pp 203–204, 224–227, 270–273, 296–299, 399–400, 439–341

Crönlein T (2013) Schlafstörungen: Ein Gruppentherapieprogramm für den stationären Bereich. Hogrefe, Göttingen

DGSM (Deutsche Gesellschaft für Schlafforschung und Schlafmedizin) (2009) S3-Leitlinie nicht-erholsamer Schlaf/Schlafstörungen. Somnologie 13 (1):4–160 (http://www.dgsm.de/downloads/akkreditierung_ergebnisqualitaet/S3-Leitlinie_Nicht_erholsamer_Schlaf-Schlafstoerungen.pdf)

Ellis A (1979) Handbook of rational-emotive therapy (dt). Urban & Schwarzenberg, München

Erickson MH (1954) Special techniques of brief hypnotherapy. J Clin Exp Hypnosis 2: 109–129

Sanavio E (1988) Pre-sleep cognitive instructions and treatment of onset-insomnia. Behav Res Ther 26: 451–459

Hayes SC, Strosahl KD, Wilson KG (1999) Acceptance and commitment therapy: an experiential approach to behavior change. Guilford, New York

Jacobson E (2002) Entspannung als Therapie. Progressive Relaxation in Theorie und Praxis. Klett-Cotta, Stuttgart

Kabat-Zinn J, Massion AO, Kristeller J et al (1992) Effectiveness of a meditation-based stress reduction program in the treatment of anxiety disorders. Am J Psychiatry 149(7): 936–943

Kanfer HK, Reinecker H, Schmelzer D (2000) Selbstmanagement-Therapie, 3. Aufl. Springer, Berlin Heidelberg New York

Linehan MM (1987) Dialectical behavior therapy: a cognitive behavioral approach to parasuicide. J Pers Disord 1(4): 328–333

Meibert P, Michalak J, Heidenreich T (2006) Achtsamkeitsbasierte Stressreduktion – Mindfulness-Based Stress Reduction (MBSR) nach Kabat-Zinn. In: Heidenreich T, Michalak J (Hrsg) Achtsamkeit und Akzeptanz in der Psychotherapie, 2. Aufl. DGVT, Tübingen

Müller T, Paterok B (2010) Schlaftraining: Ein Therapiemanual zur Behandlung von Schlafstörungen, 2. Aufl. Hogrefe, Göttingen

Rodenbeck A, Hajak G (2001) Neuroendocrine dysregulation in primary insomnia. Rev Neurol 157(11 Pt 2): 57–61

Schulte W, Tölle R (1971) Psychiatrie. Springer, Berlin, Heidelberg New York

Segal ZV, Williams JMG, Teasdale JD (2002) Mindfulness-based cognitive therapy for depression: a new approach to preventing relapse. Guilford, New York

Spielman AJ, Saskin P, Thorpy MJ (1987) Treatment of chronic insomnia by restriction of time in bed. Sleep 10(1): 45–56

Steinberg H, Hegerl U (2014) Johann Christian August Heinroth on sleep deprivation as a therapeutic option for depressive disorders. Sleep Med 82(1): 43–51

Evaluation

© Springer-Verlag Berlin Heidelberg 2016
C. Marx, *Nichtorganische Schlafstörungen*,
DOI 10.1007/978-3-662-50272-3_4

Die Evaluation der in ▶ Kap. 3 ausführlich dargestellten Therapiebausteine wurde im Rahmen der Studie *Die Dynamik der Schlafstörungen* vorgenommen. Ziel der Studie war die Entwicklung und Evaluierung eines ökonomischen Diagnostik- und Therapiemanuals für nichtorganische Schlafstörungen, das in einem breiten Spektrum zum Einsatz kommen kann. Besonderer Fokus wurde auf die Praxistauglichkeit gelegt. Zentrales Mittel war die Prüfung des Dynamikmodells der Schlafstörungen (▶ Abb. 2.1). Anhand dieses Modells lassen sich defizitäre Schlafbereiche aufdecken, und gemeinsam mit dem Patienten kann ein Störungsmodell entwickelt und daraus ein Therapierational für das Durchbrechen des Teufelskreises der Schlafstörungen entwickelt werden.

4.1 Studiendesign

Bei der zugrundeliegenden Studie handelt es sich um eine randomisierte, kontrollierte klinische Interventions- vs. Wartekontrollgruppen-Studie. Das Studiendesign beinhaltete ursprünglich 5 Messzeitpunkte, zu denen von den Probanden mittels Internet gesteuerte Fragebögen ausgefüllt wurden:

- t0: 1 Woche vor Interventionsbeginn,
- t1: 6 Wochen nach Studieneinschluss,
- t2: 12 Wochen nach Studieneinschluss bzw. nach Beendigung der Intervention,
- t3: 24 Wochen nach Studieneinschluss,
- t4: 36 Wochen nach Studieneinschluss.

Damit betrug der Follow-up-Zeitraum insgesamt 6 Monate nach Beendigung der Intervention.

Da die meisten Patienten trotz Vorliegen einer Schlafstörung ohne spezifische kognitive Verhaltenstherapie auskommen mussten, wurde eine -Wartekontrollgruppe ohne Intervention gewählt. Ein Teil der Probanden wurde aufgrund von psychischen Störungen in der Klinik und Poliklinik für Psychiatrie vorstellig und erfüllte somit eine Diagnose einer psychischen Erkrankung (nach ICD-10). Diesbezüglich wurden sie stationär bzw. ambulant behandelt. Diese Faktoren wurden bei der Auswertung der Ergebnisse kontrolliert (Einsicht in die Patientenakten bzw. Epikrisen) oder mithilfe des strukturierten klinischen Interviews nach DSM IV (SKID I, Wittchen et al. 1997) auf eventuell vorliegende psychische

Störungen untersucht und in einer entsprechenden Gruppenzuordnung ausgewertet. Aufgrund der Stichprobengröße wurde davon ausgegangen, dass sich die Effekte bezüglich unterschiedlicher Primärdiagnosen und der Standardbehandlung psychischer Störungen ausmitteln.

Es wurden Probanden eingeschlossen, die alle Diagnosekriterien einer (nichtorganischen/primären) Insomnie (nach ICD-10 bzw. DSM IV) erfüllten und subjektiv aufgrund der Schlafsymptomatik litten. Die Probanden durften zusätzlich die Diagnosekriterien anderer psychischer Störungen erfüllen.

Ausschlusskriterien waren

- illegaler Substanzkonsum aktuell,
- Alkoholmissbrauch bzw. -abhängigkeit aktuell,
- Einnahme von Benzodiazepinen und benzodiazepinähnlichen Substanzen länger als 7 Tage,
- somatische Erkrankungen, die die Symptome vollständig erklärten,
- andere Erkrankungen, die den Patienten durch die Teilnahme an der Studie gefährden,
- Selbst- oder Fremdgefährdung.

Alle erhobenen Daten wurden kodiert und pseudonymisiert in einer Datenbank gespeichert, die Ergebnisse wurden ebenfalls pseudonymisiert veröffentlicht. Die Daten wurden doppelt und unabhängig auf Plausibilität geprüft.

In regelmäßigen Abständen wurde das Procedere der Studie überprüft und ggf. angepasst. Alle Probandenunterlagen wurden kodiert und pseudonymisiert und werden verschlossen für 10 Jahre aufbewahrt.

Weiterhin wurde gemäß *S3-Leitlinie* (DGSM 2009) die Diagnose für gestörten Schlaf nach dem in ◘ Abb. 4.1 dargestellten Algorithmus erhoben.

Zur Erstellung des eingesetzten Fragebogens wurde zunächst in der Literatur recherchiert, welche erprobten und validierten Fragebögen es zum Thema Schlaf und Schlafqualität gibt. Dabei fiel auf, dass nur wenige validierte Fragebögen zum Thema Schlaf existieren. Zur Erstellung des *Sleep Quality Inventory* (SLEEP QUI) wurde der bereits etablierte Fragebogen *Pittsburgh Schlafqualitätsindex* (PSQI, Buysse et al. 1989) einbezogen. Der ist PSQI ist ein international anerkannter Fragebogen zur Erfassung der Schlafqualität und ermittelt für einen Zeitraum von 4 Wochen retrospektiv die Häufigkeit schlafstörender

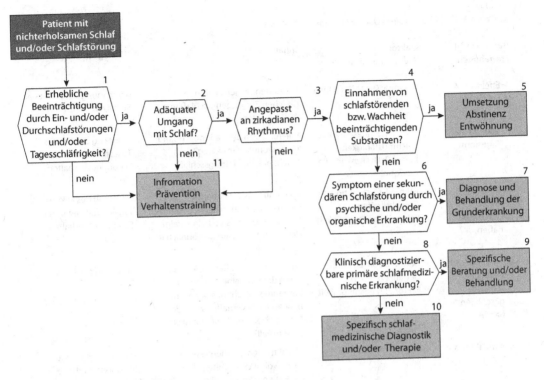

Abb. 4.1 Nichterholsamer Schlaf: klinischer Algorithmus (DGSM 2009)

Ereignisse, die Einschätzung der Schlafqualität, die gewöhnlichen Schlafzeiten, Einschlaflatenz und Schlafdauer, die Einnahme von Schlafmedikamenten sowie die Tagesmüdigkeit. Daneben wurden zahlreiche nichtvalidierte Fragebögen einbezogen, die in der Regel von Schlaflaboren zur Patientenbefragung eingesetzt werden. Basierend auf diesen Daten und dem zugrundeliegenden Modell der Dynamik der Schlafstörungen wurden die eingesetzten Fragen generiert. Dabei entstanden insgesamt 10 Bereiche (Tab. 4.1).

Neben den spezifischen Inhalten der jeweiligen Kategorie zielten die Fragen darauf ab, die entsprechenden Therapiebausteine für die Intervention auszuwählen.

Mit 156 kompletten Datensätzen wurde der Fragebogen einer Faktorenanalyse unterzogen. Dabei konnten 9 Faktoren extrahiert werden, die theoretisch-inhaltlich so für den Fragebogen vorgesehen wurden. Daneben enthält der Fragebogen Items zur soziodemographischen Herkunft der Teilnehmer.

Weiterhin wurden Cronbachs Alpha, die interne Konsistenz und die Retest-Reliabilität berechnet. Diese Berechnungen wurden ausschließlich an den Daten der Wartekontrollgruppe durchgeführt, da hier keine interventionsbedingte Veränderung der Antworten zu erwarten war.

Die interne Konsistenz mit Cronbachs Alpha ($= 0{,}560$) ist erwartungsgemäß als schlecht zu bewerten, da die eingeschlossenen 26 Items sehr verschiedene Bereiche erfassen und nicht nur ein Konstrukt. Die Retest-Reliabilität über 3 Messzeitpunkte hinweg ist mit Werten von $p = 0{,}844^{**}$, $p = 0{,}827^{**}$ und $p = 0{,}666^{**}$ als sehr gut zu bewerten.

4.2   Stichprobe

Da es sich um eine rein explorative Studie handelt, zu deren Outcome-Kriterien keine vorangegangenen Untersuchungen existieren, wurde keine Fallzahlberechnung vorgenommen.

◘ Tab. 4.1 Bereiche des *Sleep Quality Inventory* (SLEEP QUI)

Bereich im Fragebogen	Faktor der Faktorenanalyse	Inhalt	Hintergrund
1. Effektive Schlafzeit	Faktor 5: Gestörter Schlaf	Es wurden Fragen zu den üblichen Zubettgeh-, Schlaf- und Aufstehzeiten gestellt	Berechnung der effektiven Schlafzeit
2. Allgemeine Tagesform	Faktor 1: Eingeschränkte Leistungsfähigkeit Faktor 2: Dysfunktionale Gewohnheiten	Wie fühlt sich der Patient/Proband für gewöhnlich im Alltag? Macht er einen Mittagsschlaf?	Erfassung des Faktors Tagesmüdigkeit und von Schonungsverhalten
3. Wenn Sie schlecht geschlafen haben …?	Faktor 2: Dysfunktionale Gewohnheiten Faktor 7: Tagesmüdigkeit	Wie fühlt sich der Patient/Proband wenn er (einmal) schlecht geschlafen hat? bzw. Welches Verhalten zeigt der Patient/Proband gewöhnlich in diesem Fall?	Erfassung des Faktors Tagesmüdigkeit und von Schonungsverhalten
4. Wenn Sie seit 4 Wochen schlecht geschlafen haben …?	Faktor 3: Sorgen und Gedanken Faktor 7: Tagesmüdigkeit	Wie fühlt sich der Patient/Proband, wenn der über einen längeren Zeitraum schlecht geschlafen hat? bzw. Welches Verhalten zeigt der Patient/Proband für gewöhnlich in diesem Fall?	Erfassung des Faktors Sorgen
5. Aktivitäten am Tag	Faktor 4: Aktivitäten	Wie aktiv ist der Patient/Proband für gewöhnlich im Alltag? Trägt der Patient/Proband aktiv zu seiner Entspannung bei?	Erfassung des Faktors Schonungsverhalten, Sorgen und Anspannung
6. Vor dem Schlafen gehen …	Faktor 6: Anspannung	Wie fühlt und verhält sich der Patient/Proband für gewöhnlich vor dem **Schlafen**gehen?	Erfassung des Faktors Schonungsverhalten und Anspannung
7. Wenn Sie abends zu Bett gehen …	Faktor 3: Sorgen und Gedanken	Wie fühlt und verhält sich der Patient/Proband für gewöhnlich beim **Zubett**gehen?	Erfassung des Faktors Sorgen
8. Ihr Schlaf …	Wurde nicht in die Berechnung einbezogen, da qualitative Daten	Wie beschreibt der Patient/Proband seinen Schlaf?	Erfassung der subjektiven Schlafqualität und des Faktors Sorgen
9. Ihr Schlafzimmer …	Faktor 8: Beschaffenheit Schlafzimmer	Wie beschreibt der Patient/Proband sein Schlafzimmer?	Erfassung der Schlafhygiene im Schlafzimmer
10. Ihr Bett …	Faktor 9: Beschaffenheit Bett	Wie beschreibt der Patient/Proband sein Bett?	Erfassung der Schlafhygiene im Bett

Aufgrund von Erfahrungswerten in Studien mit ähnlichem Design wurde eine Stichprobengröße von N = 100 (50 Probanden je Gruppe) angestrebt. Aus organisatorischen und v. a. zeitlichen Gründen konnten bis zum Zeitpunkt der Berechnungen lediglich N = 61 Probanden eingeschlossen werden. Davon waren 11 Probanden männlich (18%) und 50 Probanden weiblich (82%). Der Altersdurchschnitt lag bei 43,3 Jahren, wobei die jüngste Probandin 22 Jahre und der älteste Proband 74 Jahre alt waren.

Zur Berechnung der Fragebogenqualität und zur Modellprüfung konnten Daten von N = 45 Probanden genutzt werden. Zur Hypothesenprüfung

◘ Tab. 4.2 (Primär-)Diagnosen der Probanden[a]

Diagnose	IG (N = 21)	Relative Häufigkeit	KG (N = 19)	Relative Häufigkeit
Unipolare Depression	14	66,6	7	36,8
Bipolare Störung	1	4,8	2	10,5
Angststörungen	1	4,8	2	10,5
Abhängigkeitsstörungen	1	4,8	1	5,3
Essstörungen	0	0	1	5,3
Dissoziative Störungen	0	0	1	5,3
Primäre Insomnie	6	28,6	10	52,6

[a] F-Wert 238,14, p-Wert 0,00.
IG Interventionsgruppe, *KG* Wartekontrollgruppe.

konnten N = 40 komplette Datensätze mit jeweils einer Prä- und einer Post-Messung (direkt vor und nach der Intervention, parallel laufend in der Wartekontrollgruppe) sowie eine Follow-up-Messung nach 6 Monaten (ebenfalls parallel laufend in der Wartekontrollgruppe) genutzt werden. Die Dropout-Rate beträgt über alle Teilnehmer und Gruppen insgesamt 34,4%. Bekannte Gründe zum Dropout sind die Beendigung des tagesklinischen bzw. stationären Aufenthalts. Trotz des Angebots, an der Intervention weiterhin teilzunehmen, entschieden sich einige Teilnehmer dagegen. In 5 Fällen konnte die Teilnahme aufgrund mangelnder neurokognitiver Fähigkeiten nicht fortgesetzt werden, die zum einen aufgrund des hohen Alters der Teilnehmer und wegen deutlicher kognitiver Defizite aufgrund psychiatrischer Grunderkrankungen erklärbar sind, zum anderen wegen mangelnder intellektueller Fähigkeiten.

In der Interventionsgruppe konnten letztendlich 21 komplette Datensätze (davon 18 von weiblichen und 3 von männlichen Probanden) und in der Wartekontrollgruppe 19 komplette Datensätze (davon 16 von weiblichen und 3 von männlichen Probanden) extrahiert werden. Davon wurden N = 6 Probanden über die im Hause angesiedelte Tagesklinik, ein stationärer Patient und 33 Probanden über Aushänge rekrutiert. Das durchschnittliche Alter beider Gruppen lag bei 41,8 Jahren, wobei die jüngste Probandin 21 Jahre und die älteste Probandin 71 Jahre

alt waren. In ◘ Tab. 4.2 werden weitere Analysen der Stichprobe dargestellt.

Folgende (eventuell auch grundlegende) psychische Störungen konnten diagnostiziert werden, wobei 4 Personen die Diagnosekriterien von 2 bzw. 3 Diagnosen erfüllten. Diese verteilten sich auf die beiden Gruppen, wie in ◘ Tab. 4.2 dargestellt. Es ist ersichtlich, dass sich in der Interventionsgruppe doppelt so viele depressive Probanden befanden wie in der Wartekontrollgruppe. Primäre Insomnie trat dagegen deutlich seltener in der Interventionsgruppe auf.

4.3 Statistische Analyse

Die Haupt-Outcome-Kriterien der Studie waren
- eine signifikante Erhöhung der effektiven Schlafzeit,
- ein Rückgang des Zutreffens der Diagnosekriterien der Insomnie und v. a.
- eine subjektive Besserung des Befindens der Probanden.

Diese Veränderungen sollten signifikant größer sein als in der Kontrollgruppe.

Zunächst wurden für alle Fragestellungen Signifikanzprüfungen für den Prä-post-Vergleich mittels Varianzanalysen (ANOVA, *analysis of variance*, allgemeines lineares Modell) und Kovarianzanalysen

(ANCOVA, *analysis of covariance*) mit Messwiederholung berechnet. Dies wurde zunächst separat jeweils für die Interventionsgruppe sowie die Wartekontrollgruppe durchgeführt und für die Variablen »effektive Schlafzeit«, »Bettliegezeit« und »effektive Bettliegezeit« berechnet. Zusätzlich wurde der Prä-post-Vergleich der effektiven Schlafzeit der Interventionsgruppe mittels t-Test auf Signifikanz geprüft. Anschließend wurden jeweils die Ergebnisse beider Gruppen miteinander verglichen. Im zweiten Schritt wurden die Kovariaten Alter, Geschlecht, höchster Bildungsabschluss und Primärdiagnose in die Berechnung der Varianzen einbezogen.

Das Vorliegen einer Schlafstörung wurde anhand der dargestellten Symptomatik im SLEEP QUI kategorisiert und in Ein- und Durchschlafstörungen sowie Früherwachen eingeteilt. Zusätzlich wurde ein Score für das Vorliegen einer komplexen Schlafstörung durch Addition der einzelnen Schlafstörungen für jeden Messzeitpunkt und jeden Probanden gebildet. Die Veränderungen zwischen den Messzeitpunkten und die Gruppenunterschiede wurden analog den o. g. Berechnungen mittels ANOVA und ANCOVA mit Messwiederholung auf Signifikanz geprüft.

Das subjektive Wohlbefinden wurde in den verschiedenen Bereichen »frisch und erholt«, »Tagesmüdigkeit«, »Sorgen und Gedanken« sowie »Anspannung und Unruhe« separat betrachtet und ebenfalls mittels Varianzanalysen mit Messwiederholung auf Signifikanz geprüft.

Das Signifikanzniveau wurde auf 5% festgelegt.

4.4   Programm

Die Intervention fand in einer offenen Gruppe im rollierenden System satt. Das heißt, die Probanden, die der Interventionsgruppe zugeordnet waren, konnten, sobald ein Platz in der Gruppe frei war, unmittelbar mit der Intervention beginnen. Probanden, die nicht zur Interventionsgruppe gehörten, konnten zwischenzeitlich alle anderen angebotenen Therapiemaßnahmen in Anspruch nehmen (TAU, *treatment as usual*), aber nicht die in den Ausschlusskriterien dargestellten Handlungen unternehmen (Einnahme von Drogen, Benzodiazepinen und bezodiazepinähnlichen Substanzen, Alkoholmissbrauch).

An einer Gruppensitzung konnten maximal 6 Probanden teilnehmen, eine Sitzung dauerte ca. 60 Minuten.

Die Inhalte der Intervention basierten auf dem Homöostaseprinzip (Abschn. 2.2.1). Daher war dies ein Theoriebaustein, der regelmäßig wiederholt wurde.

In jeder Sitzung wurde ein Theoriebaustein bearbeitet. Dabei dauerte die Theorie maximal 15 Minuten, eher 10 Minuten bzw. noch kürzer. Die Theoriebausteine wurden einfach, klar und gut verständlich dargeboten und mittels Grafiken, Aufzeichnungen und Auflistungen am Flipchart untermalt. Es wurde anschließend immer erfragt, ob von den Teilnehmern alles verstanden wurde bzw. ob Fragen dazu auftraten.

4.5   Wissenschaftliche Fundierung

Der Leitfaden zur Dynamik der Schlafstörungen wurde unter Berücksichtigung der folgenden Programme erstellt:

Theoretische Quellen zur Erstellung des Therapieleitfadens

- *Schlafstörungen bewältigen: Anleitung zur Selbsthilfe* (Backhaus u. Riemann 1996)
- *Mein Buch vom guten Schlaf: Endlich wieder richtig schlafen* (Zulley 2010)
- *Schlaftraining: Ein Therapiemanual zur Behandlung von Schlafstörungen* (Müller u. Paterok 2010)
- *Praxis der Schlafmedizin: Schlafstörungen bei Erwachsenen und Kindern Diagnostik, Differenzialdiagnostik und Therapie* (Stuck et al. 2009)
- *Schlafstörungen im Kindes- und Jugendalter: Ein Therapiemanual für die Praxis* (Fricke u. Lehmkuhl 2006)
- *Alpträume* (Pietrowsky 2010)

Diese Werke wurden inhaltlich analysiert, und theoretisch und klinisch nützliche Informationen zu den Theorie- und Behandlungsbausteinen zusammengefasst. Weiterhin wurden Arbeitsblätter und

Schaubilder anhand bekannter Theorien zur Ätiologie von Depressionen, Angststörungen und anderen Achse-I-Störungen entwickelt (z. B. nach Turowsky u. Barlow 2003; Roemer u. Borkovec 1993; Wilken 2003).

4.6   Ergebnisse

Die effektive Schlafzeit der Probanden aus der Interventionsgruppe konnte im Verlauf der Untersuchung hoch signifikant verlängert werden. Insgesamt berichteten die Probanden nach der Intervention einen Anstieg der effektiven Schlafzeit um durchschnittlich ca. 130 Minuten. Mit einer Effektstärke von 0,41 ist dies ein robustes Ergebnis und vergleichbar mit den Effektstärken anderer psychotherapeutischer Interventionen wie z. B. von Morin et al. (1994), die bei einer Kombination verschiedener Techniken eine Effektstärke von 0,42 angaben. Rein psychotherapeutische Interventionen sind einer kombinierten Therapie aus Psychotherapie und medikamentöser Behandlung mit einer Effektstärke von 0,75 unterlegen (Morin et al. 1994). Rein pharmakologische Behandlungen der Schlafstörung zeigen sehr hohe Effektstärken in der Zunahme der effektiven Schlafzeit von bis zu 0,84 (Riemann u. Perlies 2009). Diese war jedoch in anderen Kategorien, wie die der Selbsteinschätzung der Schlafqualität, im Vergleich mit der kognitiven Verhaltenstherapie deutlich unterlegen (Smith et al. 2002). Die hochsignifikante Veränderung der effektiven Schlafzeit innerhalb der Interventionsgruppe konnte sich jedoch nicht signifikant von der Veränderung der effektiven Schlafzeit der Wartekontrollgruppe abheben.

Eine Ursache hierfür könnte sein, dass auch die Daten von Probanden, die an nur einer Interventionssitzung teilgenommen haben, in die Berechnungen einbezogen wurden. Dies schmälert den Kontrast zwischen Interventions- und Wartekontrollgruppe deutlich.

Eine weitere Ursache ist möglicherweise im TAU zu finden. Probanden der Wartekontrollgruppe hatten eventuell schlafanstoßende Antidepressiva erhalten oder waren durch den Eintritt in die Studie selbstständig motiviert, an ihren Schlafgewohnheiten zu arbeiten. Eine begleitende ambulante Psychotherapie, z. B. einer Depression, könnte ebenfalls einen Anstoß gegeben haben, dysfunktionale Gedanken und Gewohnheiten aufzugeben (Riemann et al. 2007).

Ziel der Intervention war die Linderung bzw. Beseitigung der Schlafstörungen. Um dies zu definieren, wurden die jeweiligen Diagnosekriterien für Einschlafstörungen, Durchschlafstörungen und Früherwachen geprüft und zunächst zu einem Summenscore zusammengefasst (Einschlafstörung + Durchschlafstörung + Früherwachen). Anhand der erhobenen Daten konnte insgesamt ein hochsignifikanter Rückgang der Insomnie-Symptome über den Untersuchungszeitraum hinweg ermittelt werden. Diese Symptomreduktion konnte jedoch nicht im Kontrast zur Wartekontrollgruppe gezeigt werden. Zur Prüfung, welche der untersuchten Insomnieformen die meiste Varianz aufklärt, wurden diese im Folgenden getrennt betrachtet. Über beide Gruppen hinweg hat eine signifikante Reduktion der Symptomatik der Einschlafstörungen und des Früherwachens stattgefunden. Die sehr schwer zu lindernden Durchschlafstörungen (Stuck et al. 2011) konnten über beide Gruppen hinweg nicht signifikant reduziert werden.

Das subjektive Befinden einer Person setzt sich aus vielen Aspekten zusammen. Bereits beim Begriff der Gesundheit postuliert die WHO, dass Gesundheit nicht nur die Abwesenheit von Krankheit bedeute, sondern »ein Zustand des vollständigen körperlichen, geistigen und sozialen Wohlergehens« sei (WHO 1946). Anhand der mit dem eingesetzten Fragebogen SLEEP QUI gewonnenen Informationen konnte kein umfassendes Abbild von subjektivem Wohlbefinden erfasst werden. Daher wurden in dieser Studie die gewonnenen schlafbezogenen Daten zur Klärung dieser Frage herangezogen: Es wurde untersucht, inwiefern die Probanden ein »frisches und erholtes Gefühl« nach dem Aufstehen hatten, ob sie weniger »Müdigkeit am Tage« verspürten, über weniger »Sorgen und Gedanken« sowie weniger »Anspannung und Unruhe« berichteten. Es zeigte sich ein tendenzieller Anstieg des »frischen und erholten Gefühls« nach dem Aufstehen sowie eine signifikante Abnahme der Tagesmüdigkeit. Bei den Faktoren »Sorgen und Gedanken« sowie »Anspannung und Unruhe« bildeten sich im Prä-post-Vergleich keine Veränderungen ab.

Im Gruppenvergleich zeichnete sich ab, dass die Tagesmüdigkeit über beide Gruppen hinweg tendenziell abgenommen hatte. Die Varianzaufklärung dieser Berechnungen wurde jedoch deutlicher von der Interventionsgruppe erbracht. Bei den anderen Gruppenvergleichen ergaben sich keine Veränderungen.

4.7 Methodenkritik

Die Erstellung des Leitfadens und die zugrunde liegende Evaluationsstudie hatte das spezielle Anliegen, praxisorientiert zu sein. Ausdrücklich erlaubt und erwünscht waren neben der Erfüllung der Diagnosekriterien einer nichtorganischen Insomnie (F51.0 nach ICD-10-GM) psychische Störungen der Achse I und Achse II. Bis zu 75% der von psychischen und somatischen Erkrankungen Betroffenen berichten Schlafstörungen als ein Symptom bzw. als erstes und sehr belastendes Symptom (Roth et al. 2007). Daher wurden nicht nur Probanden mit primärer Insomnie einbezogen, sondern auch Personen mit anderen psychischen und körperlichen Begleit- oder Primärerkrankungen. Diese Zusatzdiagnosen wurden zwar kontrolliert, konnten jedoch aufgrund der geringen Stichprobe nicht jeweils gesondert betrachtet werden. Es ist möglich, dass Probanden mit bestimmten Komorbiditäten besonders von der Intervention profitierten, während dies für andere mit anderen Komorbiditäten nicht oder weniger zutraf. Bisherige Behandlungsansätze und Studien schlossen Patienten mit einer komorbiden psychischen Störung aus (Crönlein et al. 2007; Müller u. Paterok 2010).

Da die kleine Stichprobe randomisiert den Untersuchungsbedingungen zugeordnet wurde, war es schwer, zwei homogene Gruppen zu bilden. So waren in der Interventionsgruppe deutlich mehr depressive Probanden, die aufgrund von depressiven Symptomen wie Antriebsmangel und Freudverlust möglicherweise zunächst weniger von der Intervention profitieren konnten (Sotsky et al. 1991).

Ein genereller Kritikpunkt ist die geringe Stichprobengröße. Aufgrund organisatorischer Schwierigkeiten beim Ausführen der Studie, die weitgehend im Zeitmangel lagen, konnte die geplante Stichprobengröße von N = 100 nicht erreicht werden. Daher konnten insgesamt keine kategorialen Kontrollvariablen gebildet werden, da einige Kategorien schmal oder gar nicht besetzt gewesen wären. Somit hätten derartige Berechnungen keine Aussagekraft gehabt. In einer fortführenden größeren Studie sollten daher die Variablen Zusatzdiagnose, Dauer der Erkrankung und Medikamenteneinnahme in die Berechnungen einbezogen werden.

Beim ausführenden Studienpersonal wurde ebenfalls die Praxisnähe gesucht. In Kliniken leiten meist Psychologen im Praktikum die psychotherapeutischen Gruppen. Zur besseren Umsetzbarkeit der Studie wurden hier als Gruppenleiterinnen Diplomandinnen des Studiengangs Psychologie mit Schwerpunkt klinischer Psychologie und großem psychotherapeutischem Interesse eingesetzt. Diese wurden von einer psychologischen Psychotherapeutin in fortgeschrittener Ausbildung unterstützt und supervidiert. Dabei wurden die einzelnen Sitzungen intensiv vor- und nachbesprochen, sodass ein einheitlicher Qualitätsmaßstab angewendet wurde. Zudem wurden die Gruppenleiter angehalten, Stundenprotokolle zu führen, um ggf. Störungen und Besonderheiten besser nachvollziehen zu können.

Intraindividuelle Unterschiede beim Abhalten einer Interventionssitzung können jedoch nicht ausgeschlossen werden. Daher ist es möglich, dass die Probanden von einzelnen Gruppenleiterinnen mehr profitierten als von anderen. Ein erfahrener Psychotherapeut hätte möglichweise deutlichere Effekte erzielen können. Eine Studie zur Konfrontationsbehandlung von Patienten mit Agoraphobie zeigte jedoch, dass unerfahrene Kollegen keine schlechteren Psychotherapeuten sein müssen (Hahlweg et al. 2004). Oftmals werden Defizite aufgrund mangelnder Erfahrung durch intensive Vorbereitung, Kreativität in der Umsetzung und unvoreingenommene Herangehensweise ausgeglichen.

Zwischen den einzelnen Teilnehmern der Interventionsgruppe bestand z. T. eine große Variation in der Anzahl der wahrgenommenen Interventionssitzungen. So wurden alle Probanden eingeschlossen, bei denen 1–14 Sitzungsteilnahmen dokumentiert werden konnten. Zunächst war geplant, nur die Probanden in die Berechnungen einzuschließen, die an mindestens 5 Sitzungen teilgenommen hatten. Neuere Studien aus den USA haben jedoch gezeigt, das bereits eine CBTI-Sitzung (*cognitive behavioral therapy for insomnia*) Effekte haben kann (Mitchell et al. 2012).

Aufgrund der gewünschten Praxisnähe und wegen der ohnehin schon kleinen Stichprobe wurden alle Probanden eingeschlossen, die jemals an einer Sitzung teilgenommen hatten. Dies könnte die Effektstärke insgesamt verkleinert haben und macht ein Abgrenzen von der Wartekontrollgruppe schwierig. Es sind weiterführende Berechnungen mit diesen Daten möglich, indem z. B. eine Elitegruppe bestimmt wird, die sehr adhärent an der Intervention teilgenommen hat. Damit zeigt sich möglicherweise ein deutlicherer Kontrast zur Wartekontrollgruppe. Diese Ergebnisse wären jedoch aufgrund der geringen Stichprobengröße schwer generalisierbar. In einer weitergehenden Studie muss dieser Faktor an einer größeren Stichprobe besser kontrolliert werden. .

4.8   Fazit und Ausblick

Mit der Evaluation dieses Leitfadens konnte gezeigt werden, dass Betroffene von nichtorganischen Schlafstörungen mittels multimodaler kognitiver Verhaltenstherapie aus der komplexen Dynamik einer solchen Störung ausbrechen können. Damit kann eine Linderung und auch Beseitigung der Symptomatik erzielt werden. Weiterhin konnte gezeigt werden, dass es möglich ist, vorliegende Versorgungs- und Praxisbedingungen in einer manualisierten Psychotherapie aufzugreifen. So können die Bedürfnisse der Betroffenen und der Behandler zugunsten einer guten Umsetzbarkeit der Therapie einbezogen werden.

Dieser Leitfaden wurde aus fundierten Theorien und jahrelanger Erfahrung im Umgang mit Menschen mit Schlafstörungen entwickelt. Dabei spielte die Praxisnähe eine besondere Rolle. Die besten Theorien nützen nichts, wenn sie nicht praktisch anwendbar sind. Mit einem breiten Spektrum und einer flexiblen Nutzbarkeit der einzelnen Therapiebausteine können viele Betroffene im Alltag erreicht werden. Zudem müssen die Behandler keine ausgesprochenen Experten sein, um sich dem Thema Schlaf und Schlafstörungen spezifisch zuwenden zu können. Mit einer guten Vernetzung werden deutlich mehr Betroffene erreicht. Aufgrund der nachgewiesenen Wirksamkeit der einzelnen Techniken kann den Patienten gezielter, schneller und nachhaltiger geholfen werden.

Es sollen alle am System beteiligten Behandler, also nicht nur Psychologen, Psychotherapeuten und Psychiater, sondern v. a. auch Haus- und Fachärzte für den Umgang mit Schlafstörungen sensibilisiert werden. In der täglichen Praxis sehen sie gehäuft solche Fälle und sind erste Ansprechpartner für Patienten mit schlechtem Schlaf. Die Behandler sollten dann die Behandlungsoptionen kennen und gut abwägen können. Mit einer vorschnellen Verordnung von Medikamenten zugunsten einer kurzfristigen Linderung kann die Symptomatik noch verschlimmert werden.

Weitere intensive Psychotherapiestudien sind äußerst wünschenswert, um den pharmakologischen Entwicklungen eine gute Alternative entgegensetzen zu können. Die Pharmakotherapie hat enge Grenzen, kann nur am Symptom arbeiten und nicht die Ursachen der Störungen beheben. Diese liegen meist in dysfunktionalen Denkansätzen, Wertvorstellungen und Gewohnheiten, gegen die bislang nur eine gezielte Psychotherapie nachhaltig hilft.

Literatur

Backhaus J, Riemann D (1996) Schlafstörungen bewältigen: Informationen und Anleitung zur Selbsthilfe. Beltz Psychologie, Mannheim

Buysse DJ, Reynold CF, Monk TH et al (1989) The Pittsburgh Sleep Quality Index: a new instrument for psychiatric practice and research. Psychiatry Res 28(2): 193–213

Crönlein T, Geisler P, Zulley J, Hajak G (2007) Verhaltenstherapeutisches Kurzzeitprogramm bei Insomnien: Zwischenauswertung zur Langzeitevaluation. Somnologie (Suppl 1): 4

DGSM (Deutsche Gesellschaft für Schlafforschung und Schlafmedizin) (2009) S3-Leitlinie nicht-erholsamer Schlaf/Schlafstörungen. Somnologie 13 (1):4–160 (http://www.dgsm.de/downloads/akkreditierung_ergebnisqualitaet/S3-Leitlinie_Nicht_erholsamer_Schlaf-Schlafstoerungen.pdf)

Fricke L, Lehmkuhl G (2006) Schlafstörungen im Kindes- und Jugendalter: Ein Therapiemanual für die Praxis. Hogrefe, Göttingen

Hahlweg K, Feigenbaum W, Schröder B et al (2004) Klinische Brauchbarkeit der Konfrontationstherapie für agoraphobische Patienten: Einfluss syndromaler Komorbidität und therapeutischer Erfahrung. Z Klin Psychol Psych 33(2): 130–138

Mitchell MD, Gehrman P, Perlis M, Umscheid CA (2012) Comparative effectiveness of cognitive behavioral therapy for insomnia: a systematic review. BMC Fam Pract 25: 13–40

Morin CM, Culbert JP, Schwartz SM (1994) Nonpharmacological interventions for insomnia: a meta-analysis of treatment efficacy. Am J Psychiatry 151: 1172–1180

Müller T, Paterok B (2010) Schlaftraining: Ein Therapiemanual zur Behandlung von Schlafstörungen, 2. Aufl. Hogrefe, Göttingen

Pietrowsky R (2010) Alpträume. Hogrefe, Göttingen

Riemann D, Perlis ML (2009) The treatments of chronic insomnia: a review of benzodiazepine receptor agonists and psychological and behavioral therapies. Sleep Med Rev 13: 205–214

Riemann D, Spiegelhalder K, Vorderholzer U et al (2007) Primäre Insomnien: Neue Aspekte der Diagnostik und Differentialdiagnostik, Äthiologie und Pathophysiologie sowie Psychotherapie. Somnologie 11: 57–71

Roemer L, Borkovec, TD (1993) Worry: unwanted cognitive activity that controls unwanted somatic experience. In Wagner DM, Penueboker JW (eds) Handbook of psychopathology, 2nd edn. Plenum, New York

Roth T, Roehrs T, Pies R (2007) Insomnia: pathophysiology and implications for treatment. Sleep Med Rev 11: 71–79

Smith MT, Perlis ML, Park A et al (2002) Comparative meta-analysis of pharmacotherapy and behavior therapy for persistent insomnia. Am J Psychiatry 159(1): 5–11

Sotsky SM, Glass DR, Shea MT et al (1991) Patient predictors of response to psychotherapy and pharmacotherapy in the NIMH treatment of depression collaborative research program. Am J Psychiatry 148(8): 997–1008

Stuck BA, Mauerer JT, Schredl M, Weeß HG (2009) Praxis der Schlafmedizin. Springer, Berlin Heidelberg New York

Stuck BA, Mauerer JT, Schredl M et al (2011) Praxis der Schlafmedizin, 2. Aufl. Springer, Berlin Heidelberg New York

Turowsky J, Barlow DH (1996) Generalisiertes Angstsyndrom. Lehrbuch der Verhaltenstherapie. Springer, Berlin Heidelberg New York

WHO (World Health Organization) (1946) Verfassung der Weltgesundheitsorganisation. New York

Wilken B (2003) Methoden der Kognitiven Umstrukturierung. Kohlhammer, Stuttgart

Wittchen HU, Zaudig M, Frydrich T (1997) SKID-I. Strukturiertes klinisches Interview für DSM-IV. Achse I: Psychische Störungen. Hogrefe, Göttingen

Zulley J (2010) Mein Buch vom guten Schlaf: Endlich wieder richtig schlafen. Goldmann, München

Serviceteil

© Springer-Verlag Berlin Heidelberg 2016
C. Marx, *Nichtorganische Schlafstörungen*,
DOI 10.1007/978-3-662-50272-3

Patientenbericht Herr A. – Abhängigkeit von Hypnotika und Depression

■ ■ Anamnese

Akut berichtete Symptomatik   Der Patient berichtet, seit dem Eintritt in den Ruhestand vor ca. 10 Jahren unter massiven Ein- und Durchschlafstörungen zu leiden. Er stehe dann immer wieder auf und empfinde das Wachsein als sehr belastend. Wenn es gar nicht anders ginge, nehme er bis zu 2 Schlaftabletten, da nur eine Tablette oft keine Wirkung mehr zeige. Morgens komme er dann nicht aus dem Bett. Dies verstärke seine depressive Symptomatik. An den Tagen nach den schlechten Nächten sei er sehr gereizt, er wolle niemanden sehen und könne sich zu nichts aufraffen. Die Depression bestehe seit der Wende im Jahr 1989 und sei bislang ausschließlich medikamentös behandelt worden. Der Patient fürchte, bald gar nicht mehr schlafen zu können, da die Schlaftabletten immer weniger Wirkung zeigten. Er habe zudem Angst, immer tiefer und unkontrollierbar in die Depression zu rutschen. An Tagen, nachdem er gut geschlafen habe, fühle er sich »topfit«, er habe gute Laune und könne alles machen.

Biographische Anamnese   Herr A. kam 1947 zur Welt und blieb Einzelkind. Zum leiblichen Vater bestehe kein Kontakt. Herr A. habe ihn nie kennengelernt. Die Mutter sei bei der Geburt des Patienten 19 Jahre alt gewesen und 2011 verstorben. Als die Mutter 1959 den Stiefvater heiratete, sei Herr A. nicht mehr mit der Mutter ausgekommen. Er habe die meiste Zeit seiner Kindheit bei den Großeltern verbracht. Dies sei sein großes Glück für ihn gewesen, da die Großmutter eine zwar strenge, aber liebevolle Frau gewesen sei. Zum Stiefvater habe nie ein gutes Verhältnis bestanden.

Die Kindergartenzeit habe Herr A. als sehr schöne Zeit in Erinnerung. Auch in der Schule sei er gut eingebunden gewesen und habe mit den Anforderungen keine Probleme gehabt. Dort habe er regulär seinen Abschluss gemacht und anschließend eine Lehre als Mechaniker angetreten. Bis kurz nach der Wende sei er als Instandhaltungsmechaniker bei einer Wohnungsfirma tätig gewesen. Diese Arbeit habe ihm sehr viel Spaß gemacht, da er selbstständig arbeiten konnte und viel Wertschätzung für seine Arbeit erfahren habe. Anschließend habe er verschiedene Hausverwalter- und Hausmeistertätigkeiten ausgeübt. Die letzte Arbeitsstelle sei für ihn sehr belastend gewesen. Er habe sich der Willkür seines Chefs ausgeliefert gefühlt. Daher sei Herr A. sehr froh gewesen, als er in den Ruhestand gehen konnte.

Herr A. habe mit Anfang 20 geheiratet und eine sehr schöne und stabile Beziehung. Das Paar sei sehr aktiv, viel mit dem Fahrrad unterwegs und erledige das Meiste gemeinsam. Mit dem Eintritt in das Rentenalter habe sich die Beziehung neu formen müssen, was relativ gut geglückt sei. Es gebe einen gemeinsamen 42-jährigen Sohn und auch bereits eine Enkelin.

■ ■ Soziale Anamnese

Herr A. habe seit der Wende immer wieder nichtzufriedenstellende und beängstigende Erlebnisse bei seinen Arbeitsstellen gehabt. Er habe keine Kontrolle über verschiedene Situationen verspürt und Angst gehabt, seinen Job zu verlieren. Er habe immer wieder jüngere Vorgesetzte bekommen, und diese hätten seine eigene Beförderung verhindert. Herr A. habe immer fair sein wollen und sich daher oft für Kollegen eingesetzt. Das sei ihm jedoch von niemandem gedankt worden.

Somatische Anamnese   Keine körperlichen Beschwerden bekannt.

Medikamentenanamnese   Die mit dem zunehmenden Kontrollverlust und der Missachtung seiner Leistungen entstandene depressive Störung sei bislang ausschließlich medikamentös behandelt worden: Herr A. bekomme Quetiapin (0-0-1) sowie Lithium (1-0-2).

Diese Medikation lässt auf eine bipolare Störung schließen, die weder mit der Anamnese noch mit der berichteten und beobachteten Symptomatik bestätigt werden kann. Herr A. berichtet, diese Diagnose noch nie gehört zu haben und auch nicht über seine Medikation aufgeklärt worden zu sein. Zudem habe er keine Wirkung der Medikamente bezüglich seiner depressiven Symptome feststellen können. Er sei in Kombination mit einer depressiven Episode immer wieder reizbar, kenne aber keine euphorischen Phasen.

Bei Bedarf solle Herr A. Nitrazepam einnehmen. Die Nitrazepam-Gaben hätten sich sehr gehäuft, und oft reiche eine Tablette pro Nacht nicht mehr aus. Es ist also bereits eine Toleranzentwicklung erkennbar.

▪▪ Diagnostik

Psychopathologischer Befund Herr A. ist wach, in allen Qualitäten orientiert und aufmerksam. Konzentration und Gedächtnis erscheinen deutlich eingeschränkt. Eine mnestische Störung ist nicht erkennbar. Der klinische Eindruck und das sprachliche Ausdrucksvermögen weisen auf eine im Durchschnitt liegende Intelligenz hin. Es gibt keine Hinweise auf früheres oder gegenwärtiges psychotisches Erleben. Das Denken ist formal geordnet, inhaltlich jedoch auf die Depression und die Schlafstörung eingeengt. Der Affekt erscheint deutlich niedergeschlagen, ängstlich, traurig, jedoch nicht suizidal. Der Antrieb ist deutlich vermindert, und der Patient wirkt insgesamt wenig motiviert. Herr A. berichtet von ständigen Zukunfts- und Krankheitsängsten. Weitere Ängste seien nicht vorhanden. Es lassen sich keine Zwänge erkennen. Der Patient berichtet über ausgeprägte Ein- und Durchschlafstörungen.

Der Patient rauche nicht und trinke nur gelegentlich Alkohol (1–2 Bier). Er nehme fast täglich Benzodiazepine ein. Der Patient wirkt unsicher und antwortet sehr ausführlich auf Fragen. Er schildert umfassend seine Probleme. Der Patient ist sehr zuverlässig und sympathisch. In den bisherigen Sitzungen wirkte der Patient ideenlos, jedoch offen und interessiert hinsichtlich der Lösung seiner Problematik.

Verhaltensanalyse
- **Mikroebene (nach SORKC-Schema)**
  - Situation: abends vor dem Zubettgehen Unruhe, Anspannung, Grübeln.
  - Organismusvariablen: erhöhter Muskeltonus, Patient hat schon als Kind schlecht geschlafen.
  - Reaktion:

  - Kognition: »Ich komme schon wieder nicht zur Ruhe. Was ist, wenn ich wieder nicht einschlafen kann? Meine Depression wird dann wieder schlimmer. Ich will nicht süchtig werden.«
  - Emotion: ängstlich, kraftlos.
  - Physiologische Merkmale: erschöpft, angespannt.
  - Motorische Merkmale: unruhig und fahrig.
- Konsequenzen: Benzodiazepineinnahme, Patient schläft morgens länger.
  - Kurzfristig: Patient kann sich entspannen und einschlafen bzw. holt morgens den fehlenden Nachtschlaf nach.
  - Langfristig: Suchtgefahr, fehlende Tagesstruktur, Patient liegt zu lange im Bett, erhält depressive Symptomatik aufrecht.
- Kontingenz: fast täglich, sonst starke Einschlafstörungen.

- **Übergeordnete Bedingungsanalyse**
- Prädisposition: Patient hat schon als Kind schlecht geschlafen, in der Kindheit keine Geborgenheit erfahren, häufiger Kontrollverlust.
- Auslösende Bedingungen: Umbruch in der Arbeitswelt nach der Wende, zeitgleich Beginn der Depression.
- Aufrechterhaltende Bedingungen: kein Aufbau einer Tagesstruktur, Wirksamkeitserleben des Benzodiazepins.
- Verhaltensdefizit: Schlafphasenverzögerung bis in den späten Vormittag.
- Verhaltensexzesse: Patient schläft vormittags lange, nimmt bis zu 2 Schlaftabletten ein.
- Ressourcen: Reflexionsfähigkeit, Motivation, Unterstützung durch Ehefrau.

- **Diagnosen**
- F 51.0 Nichtorganische Insomnie
- F 33.1 Rezidivierende depressive Episode, gegenwärtig mittelgradige Schwere
- F 13.88 Sonstige psychische und Verhaltensstörung
- F 13.1 Verhaltensstörungen durch Sedativa und Hypnotika, schädlicher Gebrauch

▪▪ Therapie

Therapieziele   Folgende Therapieziele werden gemeinsam mit dem Patienten erarbeitet und formuliert:

- Linderung der Schlafstörung, schnelles Einschlafen,
- Verzicht auf Hypnotika,
- Einführung einer Tagesstruktur mit selbstfürsorglicher Gestaltung,
- Reduktion der ängstlichen und der depressiven Symptomatik, Stabilisierung auf einem guten Niveau,
- Reduktion von Anspannung und Unruhe,
- Lernen, Freude zu empfinden und wieder am Leben teilzuhaben.

▪ Prognose

Herr A. verfügt über eine hohe Veränderungsmotivation, ist pünktlich und arbeitet aktiv in der Therapie mit, daher ist ein guter Therapieerfolg zu erwarten.

Therapieplan   Zu Beginn der Therapie erfolgen der Aufbau einer komplementären Beziehung sowie entlastende Gespräche. Wiederholte Verhaltensanalysen und Stimmungs-, Benzodiazepinkonsum- und Schlafprotokolle dienen als Grundlage für die Erarbeitung eines überzeugenden Störungsmodells (einschließlich Funktionalität der Symptomatik in der heutigen Beziehung) auch vor dem biographischen Hintergrund. Dabei soll diagnostisch genauer ergründet werden, inwiefern tatsächlich eine bipolare Störung vorliegt, welche die aktuelle Medikation erforderlich machen würde.

Im Vordergrund der Therapie stehen die Linderung der Schlafstörungen und die Abstinenz von Benzodiazepinen. Die Einschlafprobleme sollen zunächst mithilfe von Schlaf- und Verhaltensprotokollen genau analysiert werden. Begleitend werden psychoedukative Bausteine zur Schlafhygiene, zur Architektur des Schlafes und den damit verbundenen Fehlerwartungen eingebaut. Bedingungen, die dazu führen, dass der Patient nicht einschlafen kann, sollen genau analysiert und entsprechende individuelle Gegenmaßnahmen angeboten werden (Bewegung, gesunde Ernährung, Tagesstruktur, Stressreduktion, Massagen etc.). Zur Reduktion der stets begleitend auftretenden Anspannung und Unruhe werden physiologische und psychische Entspannung durch progressive Muskelrelaxation, angewandte Entspannung (nach Öst) bzw. autogenes Training erlernt, deren Umsetzung in Übungseinheiten im Alltag erfolgt.

Allgemein wird eine Erhöhung der interpersonellen Kontrollüberzeugung durch Erweiterung des eigenen Verhaltensspielraums angestrebt. Ebenso soll ein Zuwachs von Gefühlen der Selbstkompetenz durch ein Sich-Erlauben einer klareren Grenzsetzung erzielt werden, welche als Strukturierungshilfen angewendet werden können. Dies soll die Abstinenz von den Benzodiazepinen unterstützen und festigen. Es erfolgt eine Anleitung zu Genuss, positiver Aktivierung und Unterhaltung sozialer Kontakte.

Die Durchführung von Rollenspielen mit Rollentausch dient einerseits diagnostischen Zwecken und soll andererseits zur Verbesserung der sozialen Fähigkeiten, insbesondere der Selbstbehauptungs- und Abgrenzungsfähigkeit, dienen. Es sollen beim Zulassen kleiner persönlicher Schwächen neue positive Lernerfahrungen gemacht werden. Unterstützend sollen beruhigende und verhaltenssteuernde Selbstinstruktionen erarbeitet werden. Des Weiteren ist es das Ziel, eine Reduktion von Selbstunsicherheit und Perfektionismus zu erreichen sowie Schuldgefühle durch kognitive Umstrukturierung (nach Beck) zu reduzieren. Vor allem die Techniken der Entkatastrophisierung und der Realitätsprüfung haben hierbei besondere Bedeutung.

Kontinuierliche Rückmeldungen über aktualisiertes Problemverhalten in der Therapie sind ein fester Bestandteil. Im gesamten Therapieprozess soll auf Autonomie und Übernahme von Eigenverantwortung fokussiert werden. In den abschließenden Stunden erfolgen ein Zukunftsausblick sowie die Erarbeitung der Rückfallprophylaxe, auch vor dem Hintergrund der bereits erlebten depressiven Episode.

Der Patient möchte lernen, seine Störung anzunehmen und sein katastrophisierendes Bild von Schlafstörungen zu wandeln. Er will sein Selbstvertrauen stärken und insbesondere die Kognitionen modifizieren, die sein depressives Erleben und hartnäckige Ängste mitverursachen. Er möchte lernen, sich von negativen Gedanken zu distanzieren und diese aus einer beobachtenden Perspektive zu überprüfen. Dafür soll die Selbstaufmerksamkeit des Patienten geschult werden.

Es wurden mit Hinblick auf die Dauer und Ausprägung der Störung 45 Einzelsitzungen in wöchentlich einmaliger Frequenz beantragt.

Therapieverlauf Trotz großer Skepsis des Patienten gegenüber Psychologen ist der komplementäre Beziehungsaufbau gut gelungen. Zunächst erfolgt eine gründliche Diagnostik hinsichtlich der bipolaren Störung. Dazu werden standardisierte Diagnosemanuale genutzt und in Gesprächen ein umfassender klinischer Eindruck gewonnen. Es kann noch immer kein Anhalt für eine bipolare Störung gefunden werden. Vielmehr stellt sich heraus, dass der Patient Lithium wegen der Empfehlung eines Bekannten erhalten und bei seiner Psychiaterin erbeten hatte. Diese habe es verordnet, ohne genauer nachzufragen.

Herr A. ist mit Psychoedukation gut erreichbar. Biorhythmus und Schlafarchitektur werden ihm ausführlich erklärt. Dies bewirkt eine große Motivation, die Benzodiazepine abzusetzen. Weitere Therapiebausteine sind: therapeutischer Einsatz von Licht, selbsfürsorgliche (euthyme) Therapie, Achtsamkeit, Stimuluskontrolle und Schlafhygiene. Daneben wird biographische Arbeit geleistet und der Patient mittels entlastender Gesprächen validiert.

Nach Rücksprache mit der Psychiaterin werden Lithium und Quetiapin ausgeschlichen. Herr A. berichtet, sich tagsüber weniger schläfrig zu fühlen. Er schwärmt von einer neuen Lebensqualität. Er habe gedacht, die Symptome der Trägheit und Benommenheit seien altersbedingt. Nun könne er noch einmal »durchstarten«.

Im Verlauf der Therapie dokumentiert der Patient selbstständig und eigenmotiviert kontrolliert seinen Benzodiazepinkonsum. Je nach der Stimmung im Alltag verzichtet Herr A. immer öfter auf das Medikament, bis er nur es noch vor aufregenden Ereignissen (Weihnachten, Besuch, Urlaub) nutzt. Es stellt sich eine Selbstverstärkung durch die Dokumentation des Erfolgs ein. Für jede Nacht ohne Benzodiazepin trägt sich Herr A. einen roten Punkt in den Kalender ein. Mit fortlaufender Therapie benötigt er nur noch einmalig eine halbe Nitrazepam-Dosis pro Monat. Das bedeutet, dass nicht nur die Häufigkeit des Konsums sehr deutlich reduziert werden konnte, sondern auch eine geringere Dosis bei Bedarf Wirkung zeigt.

Patientenbericht Herr K. – Schichtarbeit und Schlafstörungen

▪▪ Anamnese

Akut berichtete Symptomatik Herr K. berichtet, als Altenpfleger im Schichtdienst zu arbeiten. Grundsätzlich bereite ihm die Arbeit viel Freude, die unterschiedlichen Arbeitszeiten empfinde er jedoch als sehr belastend. Prinzipiell arbeite er lieber in der Frühschicht, da er ohnehin immer zeitig wach sei. An den Abenden vorher sei er jedoch aus der Befürchtung heraus, am nächsten Morgen zu verschlafen, so aufgeregt, dass er gar nicht erst einschlafen könne. Morgens und am Vormittag sei der Patient erstaunlich fit, er könne sich gut konzentrieren und sei leistungsfähig. Am Nachmittag setze dann jedoch eine tiefe Erschöpfung ein, und Herr K. könne sich kaum noch wach halten. Er versuche, einen Mittagsschlaf zu vermeiden, manchmal sei dies jedoch nicht möglich. Abends sei der Patient um 21:00 Uhr »zum Umfallen müde«. Je nach Schichteinteilung sei dieser Zustand extrem belastend.

Zudem habe der Patient seit längerer Zeit Angst vor anhaltendem Alleinsein, da er trotz stetiger Bemühungen keine dauerhafte Beziehung zu einer Frau aufrechterhalten könne. Dies wolle er im Verlauf der Therapie überwinden und Beziehungen ohne Angst eingehen und gestalten können. Sein geringes Selbstwertgefühl sowie die mangelnde Erfahrung im Umgang mit emotionaler Nähe und Gefühlen kann er bereits selbst als wichtige Störungsursachen benennen.

Die Schlafstörungen von Herrn K. seien gekennzeichnet durch frühzeitiges Erwachen, Durchschlafprobleme sowie Schwierigkeiten, wieder einzuschlafen. Wenn er wachliege, mache er sich oft Gedanken über Konflikte und Probleme aus Vergangenheit und Gegenwart und sorge sich, am nächsten Tag nicht fit genug für die Arbeit zu sein und deshalb bei seinem Arbeitgeber negativ aufzufallen. Häufig blicke er auf die Uhr, um die noch bleibende Zeit abzulesen, und versuche dann angestrengt, wieder einzuschlafen. In den nächtlichen Wachphasen fühle er sich deprimiert, einsam, körperlich und emotional angespannt

und schnell reizbar. Tagsüber sei er erschöpft, vermindert konzentrations- und aufnahmefähig, seine Gedanken würden hauptsächlich um negative Themen und die Sorge kreisen, auch in der nächsten Nacht nicht richtig schlafen zu können.

Biographische Anamnese Herr K., 34 Jahre alt, ist das zweite Kind seiner Eltern. Seine Mutter (+27), zu Lebzeiten Ingenieurökonomin, sei eine temperamentvolle, gesellige und labile Frau gewesen und im Laufe seiner Kindheit in den Alkoholismus abgerutscht. Diese Erfahrung sei für den Patienten bis heute sehr prägend gewesen. Sein Vater (+30), berenteter Maschinenbauingenieur, sei ein ruhiger, ausgeglichener, handwerklich begabter Mann, der versucht habe, Normalität in das Leben der Familie zu bringen. Der Patient habe eine 4 Jahre ältere Schwester, die er als ehrgeizig, zuverlässig und aufopferungsvoll beschreibt und zu der er während der Kindheit und Pubertät kein gutes Verhältnis gehabt habe. Später jedoch sei sie zu seiner engsten Bezugsperson geworden. Die Beziehung zum Vater sei über die Jahre gut geblieben.

Herr K. habe keine nennenswerten Erinnerungen an seine Kindergartenzeit. Die Familie habe viel unternommen, die gemeinsamen Aktivitäten hätten jedoch mit dem Beginn der Alkoholsucht der Mutter aufgehört. Wenn die Mutter im Anschluss an einen Alkoholexzess 1–3 Wochen lang nicht mehr auf die Beine gekommen sei, sei die Oma mütterlicherseits gekommen, um sie zu pflegen. In der Schulzeit habe der Patient z. T. Mobbing-Erfahrungen gemacht, und er habe sich nie ganz zugehörig gefühlt. Der Patient habe die Realschule abgeschlossen und anschließend eine Ausbildung zum Anlagenmonteur absolviert und ein Jahr in diesem Beruf gearbeitet. Dann habe er seinen Zivildienst ableisten müssen und Freude an der Altenpflege gefunden. Anschließend habe er die Ausbildung zum Krankenpfleger durchlaufen und arbeite seitdem in diesem Beruf. 2006 sei seine Mutter verstorben.

Soziale Anamnese Als Krankenpfleger sei er aktuell in Vollzeit tätig und mehrheitlich zufrieden, er verspüre aber hin und wieder eine zeitliche Belastung. Herr K. sei momentan ledig und sehne sich nach einer glücklichen Partnerschaft. Er habe bis jetzt keine längere tiefgehende Beziehung geführt und fühle bei diesem Lebensaspekt große Unsicherheit und Angst. Das langjährige Single-Dasein sei eine seiner Hauptbelastungen, ebenso wie die fehlende Möglichkeit, seine Sexualität auszuleben. Seit 12 Jahren leide er an den meisten Tagen der Woche unter frühzeitigem Erwachen, einer Durchschlafstörung und der geringen Erholsamkeit seines Schlafes. Vor Aufnahme der Therapie habe sich diese Symptomatik so zugespitzt, dass der Patient seither regelmäßig nur 2–4 Stunden pro Nacht schlafe.

In den ersten Gesprächen konnten der Schichtdienst als Altenpfleger und der familiäre Hintergrund als Hauptursachen aktueller Probleme sowie der Schlafstörung identifiziert werden.

Somatische Anamnese Rücken- und Nackenverspannungen, sonst keine körperlichen Befunde.

Medikamentenanamnese Der Patient begann anlässlich seiner zunehmend belastenden Schlafstörung und körperlichen Verspannung eine Therapie. In seiner Verzweiflung hatte er sich vom Arzt ein Medikament zur Linderung der Schlafstörung sowie der körperlichen Verspannung im Rücken- und Nackenbereich verschreiben lassen, welches jedoch nicht wirkte.

▪▪ Diagnostik

Psychopathologischer Befund Zum Aufnahmegespräch erscheint ein gepflegter und sportlich gekleideter Mann. Herr K. wirkt im Erstkontakt schüchtern und zurückhaltend, jedoch auch erschöpft, hilfesuchend, ratlos und unsicher. Bei Fragen reagiert der Patient aufgeschlossen und motiviert. Die Mnestik erscheint ungestört. Es gibt deutliche Anzeichen von Einschränkung der Aufmerksamkeit und Konzentration. Der formale Gedankengang wirkt ungestört, ist inhaltlich eingeschränkt auf das Single-Dasein, Zukunftsangst, Schlafstörungen und den Verlust der Gesundheit. Eine aktuelle oder retrospektive Suizidalität konnte glaubhaft verneint werden. Der Patient

berichtet, aktuell häufiger (fast täglich) Alkohol und täglich Nikotin und Koffein zu konsumieren.

Verhaltensanalyse
- **Mikroebene (nach SORKC-Schema)**
  - Situation: Patient liegt nachts im Bett wach, muss aber morgens aufstehen
  - Organismusvariablen: geringes Selbstwertgefühl, evtl. Prädisposition für Abhängigkeitserkrankungen
  - Reaktion:
    - Kognition: »Ich schaffe es schon wieder nicht, durchzuschlafen, morgen werde ich völlig erschöpft sein, ich bin allein, ich bin nicht liebenswert, ich schaffe es nicht, ich bin hilflos.«
    - Emotion: sorgenvoll, ängstlich, verärgert, reizbar, unruhig, deprimiert.
    - Physiologische Merkmale: erschöpft, angespannt, müde, unruhig.
    - Motorische Merkmale: Patient bleibt wach im Bett liegen, schont sich tagsüber.
  - Konsequenzen: Patient ist tagsüber erschöpft, steigende Anspannung (körperlich und emotional).
  - Kontingenz: fast täglich, sonst starke Einschlafstörungen.

- **Übergeordnete Bedingungsanalyse**
  - Prädisposition: Alkoholismus und Tod der Mutter, fehlende Konfrontationserfahrung.
  - Auslösende Bedingungen: Einsamkeit, Schichtarbeit, berufliche Unsicherheit durch zwischenzeitliche Umorientierung.
  - Aufrechterhaltende Bedingungen: Einsamkeit, Schichtarbeit.
  - Verhaltensdefizite: Entspannung, aktive Freizeitgestaltung, soziale Interaktion, Sexualität.
  - Verhaltensexzesse: Patient liegt im Bett und grübelt, macht sich sorgenvolle Gedanken.
  - Ressourcen: Familie, Reflexionsfähigkeit.

- **Diagnosen**
  - F 51.2 Nichtorganische Störung des Schlaf-Wach-Rhythmus

- F 41.2 Angst und depressive Störung, gemischt
- Insbesondere F10.1 Schädlicher Gebrauch von Alkohol

▪▪ Therapie

Therapieziele Folgende Therapieziele wurden gemeinsam mit dem Patienten erarbeitet und formuliert:

- einen Schlaf-Wach-Rhythmus finden, der Erholung und Regeneration zulässt,
- den schädlichen Alkoholkonsum einschränken,
- Stabilisierung der Stimmung auf einem guten Niveau,
- sich für eine tiefgründige längere Beziehung öffnen.

▪ Prognose

Herr A. verfügt über eine hohe Veränderungsmotivation, ist pünktlich und arbeitet aktiv in der Therapie mit, daher ist ein guter Therapieerfolg zu erwarten. Herr K. ist sportlich sehr aktiv, was als Ressource gut genutzt werden kann. Zudem verfügt er über eine gute Disziplin und ernährt sich gesund.

Therapieplan Der Patient erhält zu Beginn der Psychotherapie eine ausführliche Psychoedukation zum Thema Schlaf, Schlafhygiene, depressivem Erleben und Angst. Schlafverhindernde Faktoren im Leben des Patienten sollen identifiziert und modifiziert werden. Zur Entspannung und Stressreduktion soll der Patient mit Entspannungsmethoden vertraut gemacht werden. Mithilfe dieser Maßnahmen soll einerseits die Wahrnehmungsfähigkeit des Patienten für Belastungs- und Anspannungssituationen weiter gefördert werden, andererseits soll er eigene Methoden zur Spannungsregulation im Alltag an die Hand bekommen.

Weitere Ressourcen für eine Entspannung am Tage und auch während der Arbeit sollen, v. a. als Alternative zum Alkoholkonsum, gefunden werden.

Zur Verbesserung seiner Kommunikationsmöglichkeiten sollen die Ausdrucks- und Konfrontationsfähigkeit des Patienten u. a. durch Rollenspiele mit anschließendem Video-Feedback erhöht werden. So kann auch hinsichtlich der Angst vor negativer Außenwirkung operationalisiert werden.

Auch die Schulung im Umgang mit den eigenen Gedanken und Emotionen soll dazu beitragen, das Selbstvertrauen und Selbstbewusstsein des Patienten zu stärken.

Zum Aufbau effektiver Techniken zur Wahrung eigener Grenzen sowie zur Förderung selbstakzentuierten Verhaltens soll ein Selbstsicherheitstraining (nach Ullrich und Ullrich de Muynck) in Verbindung mit In-vivo-Aufgaben mit zunächst hohen Anteilen automatischer Selbstverstärkung eingesetzt werden.

Mit kognitiven Therapiemethoden soll an einer Korrektur des persönlichen Anspruchsniveaus des Patienten gearbeitet und die Annahme von Hilfsangeboten erleichtert werden.

Kognitive Therapiemethoden werden eingesetzt zur Modifikation der dysfunktionalen Wahrnehmungs- und Bewertungsmuster in sozialen Situationen, zur Realitätsprüfung bestehender sozialer Ängste, zur Aufweichung der bestehenden Selbstwertüberzeugungen sowie zur Reduktion überhöhter persönlicher Leistungsansprüche.

Basierend auf einem Gedankentagebuch soll die Registrierung und Korrektur von Fehlinterpretationen (dysfunktionale Überschätzung der Bedeutung der Gedanken und Überschätzung der Konsequenzen der durch die Gedanken verursachten Angst) durch kognitive Therapie erfolgen.

Der Patient soll angeleitet werden, die Inhalte der sich aufdrängenden automatischen Gedanken zu erforschen. Dependente Schemainhalte bzw. dysfunktionale Selbstkonzeptanteile sollen mittels kognitiver Verfahren (nach Beck) modifiziert werden.

Mithilfe von Verhaltens- und Konsumtagebüchern soll der tatsächliche Alkoholkonsum aufgedeckt und dokumentiert werden. Je nach Bedarf werden diesbezüglich Kontroll- und Abstinenzstrategien angeboten.

Es wurden im Hinblick auf die Ausprägung der Störung 25 Einzelsitzungen in wöchentlich einmaliger Frequenz sowie 5 Probatorikstunden beantragt.

Therapieverlauf Zunächst wird mit dem Patienten eine stabile therapeutische Beziehung aufgebaut, in der die Therapeutin als Modell für einen stetigen, sicheren und wertschätzenden Umgang miteinander fungiert. Der Patient kann sich gut auf diese Beziehung einlassen, erscheint zuverlässig und pünktlich und hält trotz beruflicher Verpflichtungen die vereinbarten Termine ein.

Während des Beziehungsaufbaus wird gemeinsam ein individuelles biopsychosoziales Störungsmodell erarbeitet. Dabei werden erworbene Verhaltensmuster, v. a. im Hinblick auf den mangelhaften Schlaf – sowohl in Qualität als auch in Quantität – und die Lebensumstände von Herrn K., das Alleinsein, betrachtet. Zudem wird der Zusammenhang von Kognitionen, Emotionen und Verhalten in verschiedenen Situationen anhand von Tagebüchern analysiert.

Begleitend werden dem Patienten psychoedukative Elemente angeboten, da er falsche Vorstellungen vom Schlaf hat. Er denkt, man müsse durchschlafen und brauche in einem 24-Stunden-Zyklus mindestens 8 Stunden Schlaf. Dem Patienten wird ausführlich die Schlafarchitektur erklärt und erläutert, wie Substanzen, v. a. Alkohol, den Schlaf beeinflussen. Dies erscheint ihm schlüssig, weshalb er nun nur noch Wein zum Genuss und nicht mehr als Einschlafhilfe trinkt. Der Konsum geht von einer halben Flasche täglich auf eine halbe Flasche wöchentlich zurück. Da der Patient beim Weintrinken meist geraucht hatte, verringert sich parallel dazu der Nikotinkonsum.

Besonders intensiv werden die Bettliegephasen analysiert und besprochen. Dabei werden verschieden Rhythmen ausprobiert. Da Herr K. im Schichtdienst arbeitet, können nicht immer gleiche Ruhephasen eingeräumt werden. Am Ende wird Herrn K. ein biphasischer Schlaf vorgeschlagen, bei dem er, neben einer Hauptschlafphase nachts, bei Früh- und Spätschicht eine weitere Ruhephase am Tage einbaut. Je nach Schicht findet diese am späten Vormittag bzw. am frühen Nachmittag statt. Dies ermöglicht es dem Patienten, abends bis ca. 22:00/23:00 Uhr wach zu bleiben und dann ohne längere Unterbrechungen bis 4:00 oder 5:00 Uhr durchzuschlafen. Insgesamt fühlt sich Herr K. damit viel wohler und fitter. Nach einer Nachtschicht erweist sich ein biphasischer Schlaf ebenfalls als günstig. So schläft Herr K. zeitnah nach dem Nachtdienst ca. 4 Stunden und dann noch einmal ca. 1–2 Stunden vor dem Wiederantritt des Nachtdienstes.

Neben der gezielten Therapie der Schlafstörung wird mit Herrn K. ein soziales und emotionales Kompetenztraining durchgeführt. Dabei wird auf die instabile Kindheit eingegangen, in der Herr K. wenig Geborgenheit und Stabilität erfahren durfte. Dies kann als eine Hauptursache der Schafstörung identifiziert werden. Herr K. »musste« bereits als Kind wachsam sein, da seine Mutter zwar nicht sehr häufig, jedoch regelmäßig zusammenbrach.

Angewendete Therapiebausteine: Psychoedukation, Schlafrestriktion, Schichtarbeit, paradoxe Intervention, Psychohygiene, Schlafhygiene, Achtsamkeit, Einfluss des Denkens, soziale Rhythmustherapie, Alkohol und Drogen, therapeutischer Einsatz von Licht.

Zur Erreichung der anderen Therapieziele wurde ein Flirttraining durchgeführt.

Patientenbericht Frau G. – Insomnie und chronische Depression

▪▪ Anamnese

Akut berichtete Symptomatik Zum Erstkontakt erscheint eine sehr gepflegte und modisch gekleidete Frau. Den Termin habe sie auf Empfehlung ihres Neurologen erbeten. Von anderer Seite habe die Patientin wenig Unterstützung und Hilfe bezüglich ihres Vorhabens erhalten.

Seit ca. 30 Jahren leide Frau G. unter Depressionen und sehr belastenden Schlafstörungen. Diese seien gekennzeichnet durch frühzeitiges Erwachen, Durchschlafprobleme sowie Schwierigkeiten, wieder einzuschlafen. Vor allem in den Wintermonaten verstärke sich diese Symptomatik, und Frau G. verliere jedes Jahr mehr die Hoffnung und werde »lebensmüde«.

Ihr Psychiater habe ihr immer wieder Medikamente zur Linderung der inneren Unruhe, der depressiven Symptomatik und auch der Schlafstörungen verschrieben. Diese hätten jedoch mit der Zeit immer weniger Wirkung gezeigt. Sowohl die Schlafstörungen als auch die Depressionen seien bislang ausschließlich medikamentös behandelt worden.

Biographische Anamnese Die Patientin sei in der Nachkriegszeit als Wunschkind ihrer Eltern geboren worden. Die Mutter (+30), zu Lebzeiten Verkaufsstellenleiterin, sei eine sehr sparsame, altmodische, verklemmte und weltfremde Frau gewesen, zu welcher sie keine gute Beziehung gehabt habe. Es seien kaum gute, offene Gespräche mit ihr möglich gewesen. Die Mutter sei zudem depressiv gewesen und habe Suizidgedanken gehabt. Der Vater der Patientin (+41), zu Lebzeiten Gastwirt, sei ein gutmütiger, ängstlicher und liebevoller Mann gewesen, zu dem sie eine gute, vertrauensvolle Beziehung gehabt habe. Er sei der Mutter gegenüber dominant gewesen, während sich die Mutter stets unterordnete. Ihr Bruder (+7), verheirateter Rentner, sei freundlich und habe in der Familie die Rolle des erfolgreichen, konformen Sohnes eingenommen. Seit 3 Jahren sei die Beziehung zu ihm freundschaftlich. Beide Eltern seien unzufrieden in ihren Berufen und wenig zu Hause gewesen, weshalb Frau G. als Kind häufig alleine gewesen sei. Pflichtbewusstsein und Sparsamkeit hätten das Leben der Familie geprägt. Ihre frühe Kindheit habe sie hauptsächlich unter der Obhut der Mutter verbracht, sie habe oft an Angina gelitten.

In der Schule sei die Patientin schüchtern und zurückhaltend gewesen und eher eine Außenseiterin, sie sei jedoch nicht gemobbt worden. Über Sexualität sei in der Familie nicht gesprochen worden, aus Angst schwanger zu werden, habe sie sexuelle Kontakte bis zum Alter von 20 Jahren vermieden. Sie habe die Vermutung, dass ihr erster Partner sie aufgrund ihrer problematischen Einstellung zur Sexualität verlassen habe. Nach dem Abitur habe Frau G. die Fachhochschule für eine Ausbildung zur Diplom-Betriebsleiterin besucht und den meisten Teil ihres Berufslebens als Sachbearbeiterin gearbeitet, zuletzt von 1991–2013 bei der Stadtverwaltung. Die zeitliche Belastung sei normal gewesen, Zufriedenheit jedoch nicht vorhanden. 2013 sei die Patientin in Rente gegangen, sie habe seither viel Zeit und kaum Verpflichtungen. Um sich zu beschäftigen, habe sie vor 2 Jahren eine ehrenamtliche karitative Tätigkeit angenommen, sie fühle aber, im Gegensatz zu früher, kaum freudvolle Motivation für Aktivitäten.

Zu ihrem langjährigen Lebenspartner und Ehemann (+4) habe sie ein enges, vertrauensvolles Verhältnis, welches zeitweise unharmonisch und stressbelastet gewesen sei. Ihre gemeinsame Tochter (35 Jahre alt) sei ein Wunschkind gewesen und eine sensible Spätentwicklerin. Zu ihr habe sie eine gute, enge Bindung.

Psychische Anamnese Vor ca. 30 Jahren habe die Patientin begonnen, unter einer depressiven Verstimmung und einer Schlafstörung zu leiden. Das die Störungen verstärkende Ereignis sei die Wende im Jahr 1989 gewesen. Diese habe starke Verunsicherung in ihr hervorgerufen. Zudem seien Stress mit ihrem Partner, ein unerfüllter Wunsch nach einem zweiten Kind und der Tod ihrer Eltern hinzugekommen. Auch die Sorge um das Wohlergehen der Tochter habe sie einen großen Teil ihrer Zeit beschäftigt.

Vor 20 Jahren habe sie aufgrund der Depression eine Therapie begonnen, die abgebrochen worden sei. 2002 habe sie an einer 6-wöchigen psychosomatischen Rehabilitationsmaßnahme teilgenommen. Diese habe ihr sehr gut getan.

Wegen der Verstärkung ihrer Schlafstörung habe sich die Patientin im Juni 2015 in einem Schlaflabor untersuchen lassen. Dort habe sie besser geschlafen, jedoch auch keinen Tiefschlaf gehabt. Aktuell leide sie an den meisten Tagen der Woche unter Schwierigkeiten einzuschlafen, durchzuschlafen und wiedereinzuschlafen sowie unter frühzeitigem Erwachen. Ihr Schlaf sei nicht erholsam und phasenweise von besonders belastenden Albträumen geprägt. Oftmals werde sie gar nicht richtig müde. Wenn Frau G. nachts wach liege, grüble sie und mache sich Gedanken über Themen und Probleme aus Alltag und Vergangenheit. Gelegentlich wende sie autogenes Training an, um wieder ruhig zu werden und einschlafen zu können, jedoch ohne Erfolg. Unregelmäßige Bettzeiten, Arbeitszeiten oder ungünstige Schlafbedingungen können bislang als Ursachen ausgeschlossen werden.

Tagsüber fühle sich die Patientin niedergeschlagen, traurig, lustlos, antriebslos und zwinge sich nur noch, durch ihren Alltag zu gehen. In ersten Gesprächen kann bereits der familiäre Hintergrund (sowohl der Ursprungsfamilie als auch der eigenen) als Hauptursache aktueller Probleme sowie der Schlafstörung im Speziellen identifiziert werden. Frau G. findet bisher keinen Weg, um u. a. mit dem Stress und der Unzufriedenheit über ihre Ehe und der Sorge um den Werdegang ihrer Tochter umzugehen. Die Patientin äußert außerdem, noch stark mit dem Tod ihrer Eltern zu kämpfen zu haben, da u. a. nie aufarbeitende, klärende Gespräche über die Beziehungen in der Familie und insbesondere über die Depressivität der Mutter geführt worden seien. Wenn sie abends und nachts wachliege, leide sie unter dem Kreisen der Gedanken um die genannten Themen. Tagsüber sei sie erschöpft, unkonzentriert, vermindert aufnahmefähig und depressiv.

Im Moment verfügt die Patientin aus therapeutischer Sicht nicht über ausreichend Selbstvertrauen und Fertigkeiten in der Bewältigung ihrer depressiven Symptome, Ängste und Konflikte. Mehrere Anläufe, die Probleme mit ausgewählten Methoden selbstständig zu beheben, scheiterten.

Somatische Anamnese Appetitlosigkeit, Magenschmerzen, Bandscheibenvorfälle.

Frau G. hat vor ca. 5 Jahren einen Bandscheibenvorfall erlitten, der mithilfe von Physiotherapie behandelt worden sei. Sie habe ab und zu noch Rückenschmerzen. Da sie jedoch nicht mehr arbeite, könne sie sich dann ausruhen, und die Schmerzen seien erträglich. Sie habe sich damals gegen eine Operation entschieden, worüber sie heute sehr froh sei. Als junge Frau habe sie oft Kreislaufprobleme gehabt. Diese seien mit dem Alter zurückgegangen. Andere körperliche Beschwerden bestünden nicht.

Medikamentenanamnese Ebenso lange wie die Schlafstörung begleite die Patientin eine Depression, gegen welche sie bisher nur medikamentös behandelt worden sei. Derzeit nehme sie das Antidepressivum Escitalopram (SSRI) ein, was jedoch keine Wirkung zeige.

Außerdem nehme sie wöchentlich zweimal das Medikament Zolpidem ein. In einer guten Nacht schlafe sie dann ca. 6 Stunden, meist jedoch höchstens 3–4 Stunden.

▪▪ Diagnostik
Psychopathologischer Befund Zum Aufnahmegespräch kommt eine gepflegte, altersentsprechend wirkende Frau. Sie erscheint im Erstkontakt erschöpft, hilfesuchend, ratlos, unsicher und doch aufgeschlossen, sympathisch und motiviert. Im Kontaktverhalten wirkt die Patientin adäquat. Im Bewusstsein ist die Patientin wach und klar, zu allen Qualitäten orientiert. Die Mnestik erscheint ungestört. Auffassung und Konzentration zeigen sich leicht eingeschränkt. Das Denken ist geordnet, kein Hinweis auf inhaltliche Denkstörungen. Im Affekt ist die Patientin voll moduliert, sie gibt eine niedergeschlagene Stimmungslage mit starker Grübelneigung an. Inhaltlich schildert sie Gedankenkomplexe bezüglich der Single-Tochter, ihrer Zukunftsangst, der Schlafstörungen und des Verlusts der Gesundheit. Es werden keine Angaben zu Wahrnehmungsstörungen

gemacht, auch Ich-Störungen werden verneint. Die Psychomotorik ist unauffällig, das Abstraktionsvermögen intakt. Es bestehen soziale Ängste und keine Panikattacken. Die Patientin berichtet von Zwangshandlungen in Form von leicht ausgeprägten Kontrollzwängen. Ansonsten liegen keine Zwangshandlungen und Zwangsgedanken vor. Es bestehen zirkadiane Besonderheiten und ausgeprägte Schlafstörungen. Motivation und Antrieb sind deutlich eingeschränkt, es kommt zu sozialem Rückzug mit Leidensdruck. Es bestehen deutliche Appetenzstörungen mit Libido- und Appetitverlust. Es gibt keine Hinweise auf Fremd- oder Eigengefährdung. Aktuelle Suizidalität kann glaubhaft verneint werden, ebenso der Konsum illegaler Substanzen. Frau G. trinke zu bestimmten Anlässen oder im Urlaub ein Glas Sekt oder einen Cocktail, Nikotin habe sie noch nie konsumiert. Sie trinke täglich, jedoch nur am Morgen, Kaffee.

Verhaltensanalyse
- **Mikroebene (nach SORKC-Schema)**
- Situation: Patientin kann abends im Bett nicht einschlafen, liegt wach, steht morgens zu früh auf, muss alleine in der Wohnung sein.
- Organismusvariablen: Patientin fällt aus der »Norm«, hat viel Phantasie, ist verträumt und hat großes Urvertrauen in die Menschen, sie wird dafür von den Eltern und der Gesellschaft kritisiert → geringes Selbstwertgefühl.
- Reaktion:
  - Kognition: »Ich schaffe es schon wieder nicht, einzuschlafen. Ich schaffe es schon wieder nicht, überhaupt zu schlafen. Alles geht schief. Ich habe Angst alleine. Ich fühle mich so hilflos. Ich habe auf nichts Lust, nichts macht mir Freude. Wo liegt der Sinn?«
  - Emotion: deprimiert, sorgenvoll, ängstlich, unruhig.
  - Physiologisch: erschöpft, angespannt, müde, unruhig.
  - Verhalten: Patientin bleibt wach im Bett liegen, schont sich tagsüber, Rückzug aus Konfrontationssituationen.

- Konsequenzen: Patientin ist tagsüber erschöpft, nachts nicht ausreichend müde, steigende Anspannung (körperlich und emotional).
- Kontingenz: fast täglich, sonst starke Einschlafstörungen.

- **Übergeordnete Bedingungsanalyse**
- Prädisposition: Depression, mangelnde gelebte Emotionalität und Nähe mit den Eltern, Tod der Eltern, fehlende Konfrontationserfahrung.
- Auslösende Bedingungen: Wende, Tod der Eltern, unerfüllter Kinderwunsch, Disharmonie in der Ehe, Sorge um die Tochter.
- Aufrechterhaltende Bedingungen: fehlende Konfrontationsfähigkeit, kein angemessener Zugang auf und Umgang mit Gedanken und Gefühlen.
- Verhaltensdefizite: Entspannung, aktive Freizeitgestaltung, soziale Interaktion, Sexualität.
- Verhaltensexzesse: Patientin liegt wach im Bett und grübelt, macht sich sorgenvolle Gedanken, sieht fern.
- Ressourcen: Familie, Reflexionsfähigkeit, große Motivation.

- **Diagnosen**
- F 51.0 Nichtorganische Insomnie
- F 34.1 Dysthymie

■ ■ Therapie
Therapieziele Folgende Therapieziele wurden gemeinsam mit der Patientin erarbeitet und formuliert:
- Linderung der Schlafstörung, um die belastenden Grübelphasen nicht mehr zu haben und am Tag erholt und fit zu sein,
- Reduktion der ängstlichen und v. a. depressiven Symptomatik und Stabilisierung auf einem guten Niveau,
- Reduktion der Anspannung und Unruhe,
- Aufbau von sozial kompetenten Kontakten zu Freunden, der Tochter und dem Ehemann, um eigene Bedürfnisse äußern und ggf. einfordern zu können,

- selbstbewusster werden und sich in sozialen Beziehungen wohl fühlen,
- tagsüber leistungsfähiger werden,
- lernen, Freude zu empfinden und wieder am Leben teilzuhaben.

■ Prognose

Frau G. verfügt über eine hohe Veränderungsmotivation, ist pünktlich und arbeitet in der Therapie aktiv mit, daher ist ein guter Therapieerfolg zu erwarten.

Therapieplan Zu Beginn der Therapie erfolgen der Aufbau einer komplementären Beziehung sowie entlastende Gespräche. Wiederholte Verhaltensanalysen und Stimmungs- und Schlafprotokolle dienen als Grundlage für die Erarbeitung eines überzeugenden Störungsmodells (einschließlich Funktionalität der Symptomatik in der heutigen Beziehung), auch vor dem biographischen Hintergrund. Im Vordergrund der Therapie stehen die Linderung der Depression und der Schlafstörungen sowie der Abbau der Angstproblematik. Die Durchschlafprobleme sollen zunächst mithilfe von Schlaf- und Verhaltensprotokollen genau analysiert werden. Begleitend werden psychoedukative Bausteine zur Schlafhygiene, zur Architektur des Schlafes und den damit verbundenen Fehlerwartungen eingebaut. Bedingungen, die dazu führen, dass die Patientin nicht einschlafen kann, sollen genau analysiert und entsprechende individuelle Gegenmaßnahmen angeboten werden (Bewegung, gesunde Ernährung, Tagesstruktur, Stressreduktion, Massagen etc.).

Zur Reduktion der stets begleitenden Anspannung und Unruhe werden physiologische und psychische Entspannung durch progressive Muskelrelaxation, angewandte Entspannung (nach Öst) bzw. autogenes Training erlernt, deren Umsetzung in Übungseinheiten im Alltag erfolgt. Allgemein wird eine Erhöhung der interpersonellen Kontrollüberzeugung durch Erweiterung des eigenen Verhaltensspielraums angestrebt. Ebenso soll ein Zuwachs von Gefühlen der Selbstkompetenz durch das Sich-Erlauben einer klareren Grenzsetzung (z. B. gegenüber dem Ehemann und der Tochter) erzielt werden, welche als Strukturierungshilfen angewendet werden können. Es erfolgt eine Anleitung zu Genuss, positiver Aktivierung und Unterhaltung sozialer Kontakte.

Die Durchführung von Rollenspielen mit Rollentausch dient einerseits diagnostischen Zwecken und soll andererseits zur Verbesserung der sozialen Fähigkeiten, insbesondere der Selbstbehauptung gegenüber Familienmitgliedern, dienen. Es sollen beim Zulassen persönlicher Schwächen neue positive Lernerfahrungen gemacht werden. Unterstützend sollen beruhigende und verhaltenssteuernde Selbstinstruktionen erarbeitet werden. Des Weiteren ist es das Ziel, eine Reduktion von Selbstunsicherheit zu erreichen sowie Schuldgefühle durch kognitive Umstrukturierung (nach Beck) zu reduzieren. Vor allem die Techniken der Entkatastrophisierung und der Realitätsprüfung haben hierbei besondere Bedeutung. Zur Reduzierung der sozialen Ängste sollen außerdem kontinuierlich konfrontative Methoden/*risk taking* eingesetzt werden. Dies geschieht mittels einer Sorgenkonfrontation (Exposition in sensu), welche gemeinsam mit der Patientin erarbeitet und durchgeführt wird. Im Anschluss erfolgen Konfrontationen in vivo, wobei bisher offen vermiedene Situationen aufgesucht und Rückversicherungsverhalten eingestellt werden.

Kontinuierliche Rückmeldungen über aktualisiertes Problemverhalten sind ein fester Bestandteil in der Therapie. Im gesamten Therapieprozess soll auf Autonomie und Übernahme von Eigenverantwortung fokussiert werden. In den abschließenden Stunden erfolgen ein Zukunftsausblick sowie die Erarbeitung der Rückfallprophylaxe.

Es werden im Hinblick auf die Ausprägung der Störung 45 Einzelsitzungen in wöchentlich einmaliger Frequenz sowie 5 Probatorikstunden beantragt.

Therapieverlauf In der ersten Phase der Therapie finden zunächst nahezu ausschließlich entlastende Gespräche statt. Es erfolgt ein komplementärer Beziehungsaufbau. Die Patientin hat im Laufe ihres Lebens immer wieder hören und spüren müssen, dass sie sich anpassen müsse und nicht so sein dürfe, wie sie ist. In der Therapie hier ist die Patientin richtig, genauso wie sie ist. Sie fällt nicht aus der Norm. Eigenschaften, die üblicherweise als Schwächen bezeichnet wurden, können in der Therapie als Stärken herausgearbeitet werden. Zunächst werden alte Träume, Wünsche und Bedürfnisse hervorgeholt, und es wird besprochen, was davon erreicht wurde und was nicht. Die Patientin ist sehr verbittert: »Ich habe doch schon alles verpasst. Hätte ich doch mal … « An dieser Stelle setzt die erste kognitive Umstrukturierung an. Viele Dinge, die verpasst erscheinen, können jetzt im Ruhestand nachgeholt werden. Dinge, die tatsächlich verpasst wurden (z. B. ein zweites Kind) dürfen nun endlich betrauert und somit auch verarbeitet werden. Frau G. orientiert sich neu und benötigt erstmals nach 30 Jahren über die Wintermonate hinweg keine Antidepressiva. Es erfolgt eine Neuorientierung, eine Lockerung dysfunktionaler Muster und Schemata. Es kann eine deutliche Reduktion der depressiven Symptomatik erzielt und Zuversicht, Hoffnung und Aktivität aufgebaut werden.

Während der ersten Therapiephase wird die deutlich ausgeprägte Schlafsymptomatik bereits angestoßen, sie steht jedoch zunächst nicht im Fokus der Therapie. Durch die Linderung der depressiven Symptomatik können die abendlichen und nächtlichen Grübelphasen reduziert und z. T. mit schönen Gedanken und Plänen bestückt werden. Dies hat zur Folge, dass Frau G. keine Angst mehr hat, zu Bett zu gehen und dort wach zu liegen. Dies wiederum fördert die Entspannung. Der parallel stattfindende Aktivitätsaufbau (Anschaffung eines kleinen Hundes) erhöht den abendlichen Schlafdruck, und die Einschlaflatenz verkürzt sich von durchschnittlich 120 Minuten auf 20 Minuten. Die ausgeprägten Durchschlafstörungen bestehen jedoch weiterhin.

Bei der Analyse der Schlafgewohnheiten stellt sich heraus, dass Frau G. eine deutlich verlängerte Bettliegezeit aufweist. Sie geht meist gegen 22:000 Uhr zu Bett und steht morgens (auch aufgrund des depressiven Morgentiefs) häufig erst gegen 10:00 Uhr auf. Die Bettliegezeit beträgt somit 12 Stunden. Über eine Bettliegerestriktion von zunächst 24:00 Uhr bis 7:00 Uhr kann der Schlafdruck weiter erhöht und die Effizienz der Bettliegezeit erhöht werden. Da Frau G. unter nächtlichem Blasendruck leidet, wird ein Urologe zur Beratung einbezogen, der jedoch keinerlei organische Begründung für den erhöhten nächtlichen Harndrang finden kann. Der Blasendruck hat also eine psychische Ursache. Daher wird mit der Patientin trainiert, den Blasendruck auszuhalten und wieder einzuschlafen. Zum Ende der Therapie beträgt die effektive Schlafzeit 6–7 Stunden.

Zusätzlich werden folgende Therapiebausteine angewendet: therapeutischer Einsatz von Licht, Psychoedukation, kognitive Arbeit, gesunde Ernährung, Achtsamkeit und Genusstherapie. Frau G. versucht, mehr Entspannung durch Phantasiereisen zu erlangen. Dies gelingt ihr v. a. beim Hören von Musik. Da Frau G. sozial eher zurückgezogen gelebt hat, wird der Aufbau sozialer Kontakte unterstützend hinzugezogen. Frau G. findet großes Vergnügen bei Unternehmungen mit Freundinnen. Mithilfe von sozialem Kompetenztraining und Rollenspielen gelingt die Emanzipation gegenüber dem Ehemann. Sie kann anschließend Bedürfnisse klar formulieren und, wenn nötig, auch einfordern. Sie verbringt insgesamt weniger Zeit mit dem Ehemann und fährt auch mit Freundinnen weg bzw. startet Unternehmungen.

Es kommen regelmäßig Ängste auf, dass die Symptomatik wiederkommen bzw. sich verstärken könnte. Im Rahmen der Rückfallprophylaxe kann Frau G. ein »Notfallkoffer« mit nützlichen Übungen und Verhaltensweisen für den Fall einer erneuten Symptomverschlimmerung mitgegeben werden. Insgesamt fühlt sich Frau G. deutlich besser.

Stichwortverzeichnis

Stichwortverzeichnis